医院护理管理工作规范

《现代医院管理与等级评审指南》丛书

总主编　祝益民

主　编　岳丽青　李旭英

副主编　严谨　周阳

湖南科学技术出版社·长沙

1

图书在版编目（CIP）数据

医院护理管理工作规范 / 岳丽青主编. -- 长沙 ：
湖南科学技术出版社，2024.7（2024.11重印）
（现代医院管理与等级评审指南 / 祝益民总主编）
ISBN 978-7-5710-2668-4

Ⅰ．①医… Ⅱ．①岳… Ⅲ．①医院－护理－管理
Ⅳ．①R47

中国国家版本馆 CIP 数据核字(2024)第 014590 号

YIYUAN HULI GUANLI GONGZUO GUIFAN
医院护理管理工作规范

总 主 编：祝益民
主　　编：岳丽青
副 主 编：李旭英　严 谨　周 阳
出 版 人：潘晓山
责任编辑：李　忠
出版发行：湖南科学技术出版社
社　　址：长沙市芙蓉中路一段 416 号泊富国际金融中心
网　　址：http://www.hnstp.com
湖南科学技术出版社天猫旗舰店网址：
　　　　　http://hnkjcbs.tmall.com
邮购联系：0731-84375808
印　　刷：湖南天闻新华印务有限公司
　　　　　（印装质量问题请直接与本厂联系）
厂　　址：长沙市望城区雷锋大道银星路 8 号湖南出版科技园
邮　　编：410219
版　　次：2024 年 7 月第 1 版
印　　次：2024 年 11 月第 4 次印刷
开　　本：740mm×1000mm　1/16
印　　张：22
字　　数：480 千字
插　　页：1 页
书　　号：ISBN 978-7-5710-2668-4
定　　价：58.00 元

序

2023 年是贯彻落实党的二十大精神的开局之年，是卫生健康事业高质量发展的关键之年。护理工作是卫生健康事业的重要组成部分，护理服务质量与人民群众的健康和安全密切相关。近年来，护理工作坚持以人民为中心，护士护理水平和服务能力不断提高，在协助诊疗、救治生命、促进健康、和谐医患关系等方面做出了不可替代的贡献。

"十四五"时期，我国全面推进健康中国建设，推动医院高质量发展，对护理工作提出了新的要求，为护理事业发展带来了新的机遇，也为护理事业的快速发展创造了新的条件。在这个跨越式发展的关键时期，加强护理管理，推动护理工作规范化、精细化、科学化发展，成为现代护理管理者的重要任务。

2011 年，原湖南省卫生厅组织专家编著了《湖南省医院护理工作规范》，该规范既是各级医院护理工作的蓝本，也是各级卫生行政部门对医院护理工作进行监督管理的重要依据，为规范湖南省护理工作，保障患者安全起到了重要作用。随着社会经济、医疗技术的快速发展以及我国医疗卫生服务体制改革的深入推进，护理管理工作面临新的机遇与挑战。为进一步满足现代护理管理的需要，在湖南省卫生健康委员会医政处的指导下，湖南省护理基础质量控制中心组织专家对《湖南省医院护理工作规范》进行了修订。本次修订保留了经典内容，同时根据最新的国家政策、文件、标准、指南和规范等，紧跟时代步伐，在内容上及时更新，在结构上不断完善，增加了老年科、日间手术中心、全科医学科、Ⅰ期临床试验研究中心（室）等新型护理单元的设置、布局与管理要求，同时紧密结合医疗质量安全改进目标的要求，完善了导管相关感染预防与控制等内容。总的来说，本规范具有三个特点：一是紧密贴近临床，二是利于实际操作，三是综合指导性强。

期待本书的出版，为规范各级医疗机构临床护理行为，促进湖南省护理工作高质量发展及卓越医院服务的深入推进提供有效参考。

湖南师范大学教授、博士生导师

中华医学会科学普及分会主任委员

湖南省卫生健康委员会党组副书记、副主任

祝益民

2024 年 3 月

前　言

　　"十四五"时期是推动我国卫生健康事业高质量发展的关键时期。为提高人民群众的健康水平，湖南省卫生健康委员会各级领导，根据《全国护理事业发展规划（2021—2025 年)》《湖南省护理事业发展规划（2021—2025)》的要求，结合湖南省护理工作实际，组织编写了这本《医院护理管理工作规范》，以期为湖南省护理工作的科学化、规范化开展及为推动湖南省护理工作的行业发展，促进护理服务贴近患者、贴近临床、贴近社会提供指导依据。

　　原《湖南省医院护理工作规范》作为湖南省护理工作的蓝本，自 2005 年定稿使用以来，历经两次修订与再版，不断完善，对湖南省护理工作步入标准化、规范化、制度化轨道，提高护理质量、保障患者安全发挥了重要的指导作用。但随着我国社会经济的不断发展、现代医院管理制度的不断完善、医学科学水平的迅速提升、医药卫生体制改革的不断深入及护理工作与管理方法的不断创新等，原书的内容已不能满足临床护理工作的需要。为此，湖南省卫生健康委员会医政处组织护理基础质量控制中心专家，认真总结临床实践经验，广泛征求意见，以《湖南省医院护理工作规范》（2011 版）为基础，编写了《医院护理管理工作规范》。

　　本书的编写坚持以国家有关医疗卫生管理法律法规和管理规定为依据，指导湖南省护理工作者依法执业；以国家卫生健康委员会和国家中医药管理局下发的工作目标，作为护理工作的行动指南；以行业指南、共识和标准为重要依据，提升专业服务的标准；坚持以"患者为中心"、以"人民健康为中心"，强化"人民至上、生命至上、健康至上、安全至上"的理念，把满足人民群众多样化护理需求作为出发点和落脚点，推动建立完善的护理管理体系。力求通过本书的指导，不断夯实基础护理，提高专科护理水平，充分发挥护理工作在保障患者安全，确保治疗效果，减轻患者痛苦，促进患者康复中的作用。

本书涵盖医院护理管理组织体系，医院护理人力资源管理，医院护理单元布局、设置与管理要求，医院护理工作制度，临床护理工作流程，护理风险管理，医院感染预防与控制，医疗机构护理文书管理规范，护理管理工作记录，以及最新的法律法规。本书临床指导性和操作性强，既是各级医院规范护理工作的蓝本，也是各级卫生行政部门对医院护理工作进行监督管理的重要依据，适用于县级以上（含县级）综合医院、专科医院、疗养院和工矿医院，县级以下医院也可参照执行，同时也适用于各医学院校护理专业学生使用。

在编写本书的过程中，湖南省卫生健康委员会各级领导亲自指导与关心，得到了各位编者所在单位的鼎力支持，编者付出了辛勤劳动，在此一并表示感谢。

但因护理管理涉及的知识面广，管理工作复杂，编者能力所限，不足之处在所难免，请各位读者批评指正。

中南大学主任护师、教授、博士生导师
湖南省护理基础质量控制中心主任
中南大学湘雅医院护理部主任
岳丽青
2024 年 3 月

目录

§1

医院护理管理体系

§1.1 医院护理管理组织

一、护理行政管理组织

(一)护理行政管理组织

根据医院的功能与任务,建立完善的护理管理组织体系。三级医院根据医院管理实际情况,实行院长(分管院长)领导下的护理部主任—科护士长—护士长三级管理或护理部主任—护士长二级管理;二级医院实行护理部主任(或总护士长)—护士长二级管理(图1-1)。

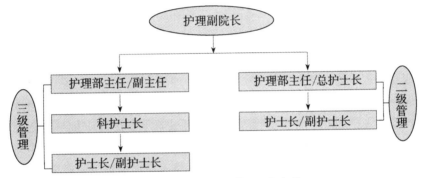

图1-1 护理部行政管理组织架构

500张病床以上(含500张)的医疗机构要配备具有护理专业背景的护理副院长。护理管理岗位设置见表1-1。

表1-1 医院护理管理岗位设置

部门	岗位名称	设置数量
护理部	护理副院长	500张床位及以上医院设护理副院长1名
护理部	主任	二级、三级医院设主任1名
	副主任	300~499张床位医院设副主任1~2名 500张床位及以上的医院设副主任2~3名
	科护士长	三级医院根据规模大小设科护士长若干名
	干事	根据护理部主任、副主任设置情况设干事若干名
护理单元	护士长	各医院根据工作需要进行设置。一般30张床位以上的护理单元,或床位虽不足30张,但业务特殊的护理单元或护士人数达到10人及以上的护理单元,设护士长1名;手术室、危重症医学科、产房、急诊科、消毒供应中心等设置护士长
	副护士长	床位数超过60张或有2个以上护理单元的科室,可设置副护士长
护理教学管理组织		有条件的医院根据教学工作需要设临床护理学教研室,实行分管教学副院长领导下的护理部主任/临床护理学教研室主任(总护士长)—护士长—教学护士管理

二、护理管理委员会

二级及以上医疗机构应设立护理管理委员会，二级以下医疗机构应结合实际指定分管护理管理工作的部门或指定专人负责护理管理工作。护理管理委员会应由人事、财务、医务、护理、医院感染管理、后勤、医学装备、信息及其他相关部门主要负责人组成，主任委员由医疗机构主要负责人或者分管护理工作的负责人担任。护理管理委员会主要职责是认真贯彻护理管理相关法律法规、技术规范及标准；研究制订本单位护理工作发展规划等；定期研究护理工作发展中的疑难问题，并提出解决方案和支持保障措施；研究确定其他护理工作发展的重要事宜。

医疗机构护理工作日常管理机构设在护理部，在护理管理委员会的指导下，负责落实护理管理工作，具体由护理质量与安全管理委员会和护理专业发展委员会执行。

（一）护理质量与安全管理委员会

【设置】

护理部成立护理质量与安全管理委员会。由护理部主任或分管护理质量的副主任负责，护理部主任/副主任、科护士长、护理单元护士长及主管护师以上业务骨干组成。根据医院的规模、专科特点，护理质量与安全管理委员会可设若干个护理质量与安全管理小组，如护理单元/特殊护理单元护理管理小组、基础护理管理小组、专科护理管理小组、护理安全管理小组、护理满意度管理小组以及根据医院实际情况设定的护理管理小组等。

【职责】

（1）在护理副院长的领导下，根据上级卫生行政部门有关工作要求，结合本院实际情况，健全护理质量管理组织，制订全院护理质量管理工作计划并组织实施。

（2）指导各护理质量与安全管理小组履行对本专项护理质量的指导、监督、评价等职责。

（3）制订和修改护理质量指标体系，建立科学的护理质量评价标准，确立质量控制方法，使用科学的质量管理工具，确保护理质量持续改进。

（4）定期或不定期地组织各专项质量与安全管理小组，对相关护理质量进行检查、督导，评价和分析改进，并督促整改落实。

（5）负责患者满意度调查，不断提高服务质量。

（6）对护理不良事件及投诉进行监测、分析、整改、追踪、反馈和持续改进，并按规定公开相关信息。

（7）将护理质量评价的结果纳入绩效考核体系。

（二）护理专业发展委员会

【设置】

护理部成立护理专业发展委员会。由护理部主任或指定分管的副主任负责，科护士长、护士长及主管护师以上业务骨干组成。根据医院的规模、功能及专科特点，护理专业发展委员会可设若干个小组，如护理教育管理小组、护理人才培养小组、护理文化建设小组、护理科研管理小组等。

【职责】

（1）在护理部主任的领导下，根据上级卫生行政部门有关工作要求，结合本院实际情况，制订全院护理专业发展规划，并组织实施。

（2）指导各小组履行对专项工作的指导、监督、评价和发展等职责。

（3）负责全院护理人员的在职教育，包括护士的新入职培训、岗前培训、分层级培训、分岗位培训、专科护士培训及护理管理人员的培训。制订培训方案，实施学分制管理，评价培训效果，并动态分析改进。

（4）负责实习护生、进修人员及专科护士培训管理；制订临床护理教学及培训的考核和评价标准，督导、考核教学和培训质量。

（5）结合国内外护理新进展及护理工作中的难点问题，组织护理人员进行科学研究；开展新业务、新技术。

（6）建立护理人才培养管理体系，帮助护士规划职业生涯，促进护理专业发展。

（7）开展多种形式的护理文化体育活动，提升护士职业素养。

§1.2　医院护理管理人员职务

本节主要介绍医院各级护理管理人员任职资格与岗位职责。

一、护理副院长

【任职资格】

（1）护理学专业毕业，具有副主任护师以上专业技术职称。

（2）德才兼备，从事护理工作 10 年以上，有护理部主任 3 年及以上工作经历，并具有 6 年以上护理管理工作经历。

【岗位职责】

（1）在院长领导下，主管全院护理工作，同时可兼管与护理工作关系密切的相关工作。

（2）根据医院的总体发展目标，规划全院护理工作、护理学科发展和护理队伍建设；指导护理部制订并审定医院护理工作中长期规划和年度工作计划，督促、检查护理部各项工作的组织、落实情况。

（3）定期听取护理部工作汇报，了解护理管理系统的组织管理效能；指导护理部对全院护理工作行使领导、管理职权，确保护理管理目标的实现和各项任务的完成。

（4）不定期深入临床一线，了解危重患者护理、专科护理、基础护理等工作情况，对危重患者护理进行指导，必要时组织危重疑难患者的护理会诊；有针对性地组织护理行政与业务查房，针对问题采取有效措施，促进护理质量持续改进。

（5）定期参加护理部、护士长例会，与护理部共同商议护理工作；对重点工作进行布置和强调，及时解决护理工作中存在的疑难问题。

（6）负责或参与护士的晋升、晋级与聘用工作，合理调配护理人力资源，指导和审定医院护理岗位设置和人员编制；指导医院相关部门完善护士的分层管理、合理使用和考核机制。

（7）组织及协调护理与医院行政、后勤、医技等各部门合作的有关事宜，负责护理设备、用品等申报计划的审核，确保医院各项护理工作的落实，保证护理工作高效运转。

（8）指导护理部开展护理继续教育及职业道德教育，负责护士外出学习、进修的审批。

（9）指导和审核护理新技术、新业务的开展。

（10）关心关爱护理队伍建设，维护护士的合法权益。

二、护理部主任

【任职资格】

（1）护理学专业毕业，三级医院护理部主任需具有副主任护师及以上专业技术职称，二级医院护理部主任需具有主管护师以上专业技术职称。

（2）德才兼备，经相关管理岗位培训合格，从事护理管理工作5年以上。

【岗位职责】

（1）在院长及分管院长领导下，全面负责医院护理工作，履行护理行政管理、护理业务管理等职责。

（2）拟订护理工作中长期规划和年度工作计划，经分管院长审批后组织实施。

（3）做好护理学科建设，研究护理工作中存在的问题，提出改进措施并落实。

（4）建立健全各项护理工作制度、职责、流程、规范、标准等。

（5）定期组织护士长会议及护理质量分析讨论会，促进护理质量持续改进。

（6）深入临床，对疑难危重患者的抢救、护理进行指导。

（7）负责护士的在职教育、培训、科研及新业务、新技术的开展，不断提高护理服务质量和学术水平。

（8）负责全院护士的调配，合理使用护理人力；主持护士聘用的业务技术考核，并向医院提出护士晋升、晋级、奖励、处罚、调动等建议。

（9）建立健全护理人员绩效考核标准。根据护士岗位、工作量、护理质量、患者满意度、护理难度、技术要求、贡献度等要素对护理单元及护理管理者进行绩效考评。

（10）关心关爱护士的工作、生活和学习情况，依法维护护士的合法权益。

（11）承担教学任务的医院，落实临床教学计划。

三、护理部副主任

【任职资格】

（1）护理学专业毕业，三级医院护理部副主任具有副主任护师及以上专业技术职称，二级医院护理部副主任具有主管护师以上专业技术职称。

（2）德才兼备，经相关管理岗位培训，从事护理管理工作4年以上。

【岗位职责】

（1）在护理分管院长和护理部主任的领导下开展工作。

（2）全面负责所分管的相关工作。

（3）针对所分管工作，对科护士长、护士长的工作进行评估、督导、分析、改进和提升，实现目标管理，促进学科发展。

四、科护士长

【任职资格】

（1）护理学专业毕业，具有主管护师及以上专业技术职称。

（2）德才兼备，经相关管理岗位培训，从事护理管理工作3年以上。

【岗位职责】

（1）在护理部主任（副主任）领导下开展工作，结合分管护理单元情况制订护理工作计划并组织实施。及时传达、布置医院和护理部下达的各项工作任务，督促和指导护士长工作。

（2）对护理单元工作进行督导检查，定期召开护理质量分析和讨论会，发现问题及时汇报与整改，并进行效果追踪；定期评价与考核护理单元护士长工作。

（3）深入护理单元，参加晨会、护士会等，检查并指导危重患者护理工作，协助解决疑难护理问题；参加科主任查房，组织、指导分管护理单元护理查房、业务学习、疑难病例讨论和护理会诊等。

（4）负责分管护理单元内护士的调配。

（5）关心关爱分管护理单元护士的思想、工作、生活和学习情况，依法维护护士的合法权益。

（6）负责落实分管护理单元的护理学科建设工作。

五、护理部干事

【任职资格】

（1）护理学专业毕业，具有护师及以上专业技术职称。

（2）从事临床护理工作3年以上，业务能力强。

（3）能熟练操作计算机及办公软件，有良好的文字写作与沟通协调能力。

【岗位职责】

（1）在护理部主任（副主任）领导下开展工作，承办各类日常事务。

（2）负责护理部与护理单元之间的信息沟通。

（3）热情接待来访人员，做好协调、记录并及时反馈。

（4）做好护士执业注册的相关工作。

（5）负责护理部资料的打印、分发等工作，及时完成相关资料的收集、分类、登记、保管、存档工作。

六、护士长

（一）护理单元护士长

【任职资格】

（1）护理学专业毕业，具有主管护师或 3 年以上护师专业技术职称，三级医院护士长具有主管护师及以上专业技术职称。

（2）德才兼备，从事临床护理工作 3 年及以上，具有一定的护理单元管理经验。

【岗位职责】

（1）在护理部主任和科护士长的领导及科主任的指导下，负责护理单元的护理行政和业务管理工作。

（2）根据护理部工作计划，制订护理单元工作计划并实施；及时传达医院和护理部工作精神，定期/随时向科护士长或护理部汇报。

（3）严格执行各项规章制度、护理常规和技术规范、质量控制标准、工作流程及应急预案等并提出建设性意见。

（4）坚持"以患者为中心"的服务理念，合理安排本护理单元护理人力，落实责任制整体护理，深化优质护理服务。

（5）全面掌握护理单元工作动态，做到"九知道"（当日住院患者总数、入院患者、出院患者、危重患者、当日手术患者、次日手术患者、特殊检查与治疗患者、情绪不稳定患者及需要特殊护理患者的情况）。有计划地参加各组护理工作，亲自参加、指导危重患者的抢救及复杂护理技术操作。

（6）负责护理质量管理。组织召开护士会、护理质量与安全分析会和核心小组会议每月至少 1 次；组织护理质量检查，每月对护理单元自查结果进行讲评、分析，促进护理工作持续改进。

（7）组织护理业务查房、会诊和疑难病例讨论，参加科主任和（或）主治医师查房至少每周 1 次，参加医疗组织的疑难病例会诊，特殊手术术前及死亡病例的讨论；积极开展新业务、新技术及护理科研。

（8）根据护理部护士在职教育与培训计划，制订实施本护理单元护理人员培训计划；落实护生的临床教学工作，指定有经验和教学能力的护士承担教学工作。

（9）组织召开护患沟通会至少每月 1 次，主动收集意见，对意见进行整改和反馈；与相关部门做好沟通协调工作，不断提高患者满意度。

（10）指定专人保管和定期检查本护理单元的药品、仪器、设备、器材、布类和办公用品等，遇有损坏或遗失应查明原因，并提出处理意见。

（11）根据职业道德、护理工作量、质量、难度、风险度、技术要求、患者满意度、贡献度等要素对护士进行绩效考核。

（12）关心关爱护士的思想、工作、生活和学习情况，维护护士的合法权益，及时提供相关支持与帮助。

（13）督促护理员、保洁员及外勤人员等做好相关工作。

（14）贯彻落实法律法规、医德医风要求，不断提高团队道德素质和服务意识。

（15）对护理单元用房的扩建、改建、新建提出设计及装饰建议。

（二）护理单元副护士长

【任职资格】同护理单元护士长。

【岗位职责】

（1）在护理部主任、科护士长和护士长的领导及科主任的指导下开展工作。

（2）全面负责所分管的相关工作。

（三）特殊专科护士长

手术部（室）护士长

【任职资格】

（1）同护理单元护士长任职资格。

（2）经手术部（室）专科护士培训，取得培训合格证书，能胜任各类手术的配合，具备手术部（室）全面管理的能力。

（3）从事临床护理工作 5 年以上，手术部（室）专科护理工作 3 年以上。

【岗位职责】

（1）同护理单元护士长岗位职责。

（2）合理排班，落实手术患者的术前访视、术中配合和术后回访工作。

（3）加强手术部（室）医院感染管理及安全管理，制订并落实持续改进方案和措施，确保手术患者安全，有效应对突发事件。

（4）制订手术部（室）器械、仪器、设备、一次性用物及耗材的申购计划，参加其招标及产品验收工作。负责仪器设备日常保养和管理，定期对使用情况进行分析与反馈。

（5）定期征求相关科室人员、手术患者及其家属对手术部（室）工作的意见和建议，及时进行整改与信息反馈。

（6）负责手术工作量统计、切口感染的调查与统计等工作。

消毒供应室（中心）护士长

【任职资格】

（1）同护理单元护士长任职资格。

（2）经消毒供应专科培训，取得培训合格证书。

（3）从事临床护理工作 5 年以上，消毒供应专科护理工作 3 年以上。

【岗位职责】

（1）同护理单元护士长岗位职责。

（2）负责组织医疗器械和敷料的准备、清洗、消毒、灭菌、保管、供应工作，落实下收下送。

（3）定期检查高压灭菌器的效能和各种消毒剂的浓度，按要求对高压灭菌物品及其他消毒灭菌物品、一次性无菌物品进行质量检查，建立召回制度，发现异常立即处理并上报相关部门。

（4）负责医疗器材、敷料的请领、报废工作。

（5）了解各护理单元、各部门需求，征求意见，改进工作，主动为临床提供针对性的支持服务。

（6）对消毒供应中心用房的扩建、改建、新建提出设计及装饰建议。

产科护理单元护士长

【任职资格】

（1）同护理单元护士长任职资格。

（2）经产科专科护士培训并考核合格，持有"儿童预防接种上岗证"。

（3）从事临床护理工作 5 年以上，产科专科护理工作 3 年以上。

【岗位职责】

（1）同护理单元护士长岗位职责。

（2）落实爱婴医院和母婴友好医院工作要求，确保母婴安全。

产房护士长

【任职资格】

（1）同护理单元护士长任职资格。

（2）经助产专业培训并考核合格，持有"母婴保健技术考核合格证"，承担新生儿预防接种工作者应持有"儿童预防接种上岗证"。

（3）从事产房工作 5 年以上。

【岗位职责】

（1）同护理单元护士长岗位职责。

（2）落实爱婴医院和母婴友好医院工作要求，确保母婴安全。

（3）做好产程管理，协助开展无痛分娩等，促进自然分娩、降低阴道分娩并发症发生率、落实产后监测。

（4）参与危重患者的抢救及配合医师做好难产、急产、出血等处理。

（5）定期深入护理单元征求产妇及家属对陪产工作的意见，积极改进工作，提升护理质量。

新生儿科护士长

【任职资格】

（1）同护理单元护士长任职资格。

（2）经新生儿专科护士培训并考核合格。

（3）从事临床护理工作 5 年以上，新生儿专科护理工作 3 年以上。

【岗位职责】

（1）同护理单元护士长岗位职责。

（2）组织落实新生儿安全管理、医院感染管理等相关制度和措施。

（3）参与危重新生儿的抢救及处理。

（4）积极促进新生儿的母乳喂养工作，并按爱婴医院和母婴友好医院要求做好相关工作。

急诊科护士长

【任职资格】

（1）同护理单元护士长任职资格。

（2）经急诊专科护士培训并考核合格。

（3）从事临床护理工作5年以上，急诊专科护理工作3年以上。

【岗位职责】

（1）同护理单元护士长岗位职责。

（2）指导并督促护士配合医师落实急诊诊治及抢救工作，协调并保持急诊抢救绿色通道畅通。

（3）对护士进行业务培训，提高护士急诊救护能力和水平。

（4）定期检查各种急救药品及器材等的使用维护情况，确保其处于完好备用状态。

（5）如遇大批伤员或其他突发事件时，积极组织人力进行救治，并及时向相关部门报告。

重症医学科护士长

【任职资格】

（1）同护理单元护士长任职资格。

（2）经重症医学科专科护士培训并考核合格。

（3）从事临床护理工作5年以上，重症护理工作3年以上。

【岗位职责】

（1）同护理单元护士长岗位职责。

（2）指导并督促护士配合医师落实重症监护、诊疗工作，确保各种急救药品与器材等完好备用。

（3）督促、检查医院感染管理相关制度的落实。

（4）组织科内护士进行危重症医学科知识及技能培训，提高重症监护能力和水平。

血液净化中心护士长

【任职资格】

（1）同护理单元护士长任职资格。

（2）经过血液净化专科护士培训并考核合格。

（3）从事临床护理工作5年以上，血液净化专科护理工作3年以上。

【岗位职责】

（1）同护理单元护士长岗位职责。

（2）负责透析器材的管理，确保其处于完好备用状态。

（3）落实医院感染控制相关技术及制度。

（4）组织科内护士进行血液净化专科知识及技能培训，提高相关能力和水平。

注：未提及的专科护士长任职资格与岗位职责参见护理单元和各专科护士长任职资格与岗位职责，结合医院实际情况制订。

§1.3 医院护理人员职称

本节主要介绍医院各级各类护理人员任职资格与岗位职责。

一、主任护师

【任职资格】

通过省级卫生行政部门或相关主管部门主任护师任职资格评审。

【岗位职责】

（1）在护理部主任（副主任）与护士长领导下，负责指导本护理单元护理业务、教学和科研工作，协助护士长进行业务与行政管理工作，指导科室培训和教学工作。

（2）根据科室分工，负责分管床位患者的治疗与护理工作，包括密切观察患者病情，正确实施治疗和护理措施，观察、了解患者的反应，为患者提供康复和健康指导。指导低年资护士的工作。

（3）指导和参与危重患者抢救、疑难病例护理会诊等；协助护士长组织护理查房、业务学习、学术讲座和护理疑难病例讨论。

（4）指导和参与修订本护理单元护理常规、健康教育计划及实施等。

（5）协助护士长对本护理单元护理不良事件进行讨论、分析，提出整改意见。

（6）负责或参与临床教学，指导带教老师完成带教工作。

（7）了解本专业国内外最新动态，积极开展护理新业务、新技术，撰写科研论文，积极参与学术交流。

（8）对全院特别是本护理单元护理质量管理、护士在职培训及护理业务技术水平的提高提出建设性意见。

（9）参与全院护理质量督查，指导全院护理质量控制工作。

二、副主任护师

【任职资格】

通过省卫生行政部门或相关主管部门副主任护师任职资格评审。

【岗位职责】

（1）在护士长领导和主任护师的指导下，负责指导本护理单元护理业务、教学和科研工作，协助护士长进行业务与行政管理工作。

（2）根据科室分工，负责分管床位患者的治疗与护理工作，包括密切观察患者病情，正确实施治疗和护理措施，观察、了解患者的反应，为患者提供康复和健康指导，对不能自理的患者提供生活护理和帮助等，指导低年资护士的工作。

（3）指导和参与危重患者抢救、疑难病例护理会诊等；协助护士长组织护理查房、业务学习、学术讲座和护理疑难病例讨论。

（4）指导和参与修订本护理单元护理常规及健康教育计划及实施等。

（5）协助护士长对本护理单元护理不良事件进行讨论、分析，提出整改意见。

（6）负责或参与临床教学，指导科室培训和教学工作。

（7）了解本专业国内外最新动态，积极开展护理新业务、新技术，撰写科研论文，积极参与学术交流。

（8）对全院特别是本护理单元护理质量管理、护士在职培训及护理业务技术水平的提高提出建设性意见，主持专项质量改进并推动实施。

（9）参与全院护理质量督查，指导全院护理质量控制工作。

三、主管护师

【任职资格】

通过全国卫生专业技术资格（护理专业）考试和相关主管部门主管护师的任职资格评审。

【岗位职责】

（1）在护士长的领导和主任护师/副主任护师指导下工作。

（2）根据科室分工，负责分管床位患者的治疗与护理工作，包括密切观察患者病情，正确实施治疗和护理措施，为患者提供康复和健康指导，落实分级护理，对不能自理的患者提供生活护理和帮助等。

（3）指导和参与危重患者抢救、疑难病例护理会诊等。

（4）协助护士长进行业务与行政管理工作。指导、督促低年资护士和护理员的工作。

（5）参与护理不良事件的分析、讨论，提出防范措施。

（6）协助护士长和教学组长对护士进行业务培训，参与临床教学，负责小讲课和护生考核评价工作。

（7）了解本专业国内外最新动态，积极开展护理新业务、新技术，及时总结临床经验，撰写科研论文，积极参与学术交流。

四、护师

【任职资格】

通过全国卫生专业技术资格（护理专业）考试和相关主管部门护师的任职资格评审。

【岗位职责】

（1）在护士长领导和主管护师以上职称人员的指导下进行工作。

（2）严格执行各项护理制度，正确执行医嘱及各项护理技术操作规程，准确、及时完成各项护理工作。

（3）根据科室分工，负责分管床位患者的治疗和护理，包括密切观察患者病情，正确实施治疗和护理措施并观察效果，为患者提供康复和健康指导，落实分级护理，对不能自理的患者提供生活护理和帮助等。

（4）指导与督促低年资护士、护理员的工作。

（5）参与科室危重患者的抢救、护理查房、护理会诊和病例讨论等。

（6）参与对护士、进修护士和实习护士的业务培训和临床教学工作。

（7）参加科室护理不良事件的分析、讨论，提出防范措施。

（8）完成护士长交代的其他工作。

五、护士

【任职资格】

通过护士执业资格考试。

【岗位职责】

（1）在护士长领导和护师以上职称人员的指导下进行工作。

（2）严格执行各项护理制度和技术操作规程，正确执行医嘱，准确、及时地完成各项护理工作，防止护理不良事件发生。

（3）根据科室分工，负责分管患者的治疗和护理，包括密切观察患者病情变化，正确实施治疗、护理措施并观察效果，为患者提供康复和健康指导，落实分级护理等，对不能自理的患者提供生活护理和帮助。

（4）认真做好危重患者的抢救及各种抢救物品、药品的准备和保管工作。

（5）参加护理查房和病例讨论。

（6）积极参加业务学习、技术培训和专题讨论，不断提高专业技术水平。

（7）指导护生和护理员的工作。

（8）不断提升专科能力，积极开展优质护理服务。

（9）完成护士长交代的其他工作。

§1.4 医院护理人员专设岗位

一、教学护士

【任职资格】

（1）护理专业毕业。三级甲等医院：全日制本科学历及以上，在本专科从事临床护理工作 5 年以上，护师以上职称。其他等级医院：本科学历，从事临床护理工作 5 年以上，并在本专科工作 3 年以上，护师以上职称。

（2）有扎实的本专科护理理论知识和娴熟的操作技能，能够独立处理护理问题，有不断进取的学习精神。

（3）有较强的带教意识及教学管理能力。

【岗位职责】

（1）在护士长的领导下负责临床教学工作并分管一定床位数的患者及护理单元的其他工作任务。

（2）及时掌握专科护理新进展、新动态并组织护士学习。

（3）负责本科室护士在职教育、新入职护士岗前教育、实习护生带教、进修护理人员、专科护士的培训教育工作。

（4）根据医院护理部（教研室）教学计划及科室护士、进修、实习、专科培训的培训大纲，负责制订本专科具体的护理教育实施计划，落实护理部（教研室）及专科的护理教育计划。

（5）建立教学工作档案，包括带教师资及职责、教学计划、教学目标、各类人员信息及综合评价、讲课记录及讲稿、理论和操作考试成绩及试卷等。

（6）负责组织本护理单元危重患者、疑难及典型病例的护理教学查房，承担并组织安排科室小讲课任务。负责出科理论考试和操作技能考核，并与带教老师共同进行出科评价，及时将信息反馈至护理部或者教研室。

（7）征求接受培训人员意见和建议，改进带教工作（图1-2）。

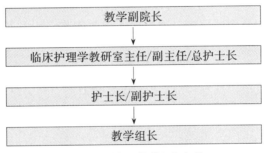

图1-2 护理教学组织架构

二、专科护士

【任职资格】

（1）专科学历者必须有5年及以上相应专科工作经历；本科及以上学历者必须有3年及以上相应专科工作经历。

（2）经国家级或者湖南省相关专科护士培训并考核合格，取得相应合格证书。

（3）具备扎实的理论基础、专业技能和全面的专科护理知识与实践经验。

【岗位职责】

（1）同护理单元护士岗位职责。

（2）在护士长的领导下，协同教学组长培养专业护士，协助制订本专科护理人才培养计划。

（3）主管所在专科护理工作小组的工作，积极对专科护理管理小组工作提出意见及建议。

（4）掌握本专科护理学科发展的前沿动态，积极组织本专科的护理学术活动，有计划、有目的、高质量地推广和应用本专科护理新理论、新技术、新成果。

（5）实施循证护理，组织制订或修订本专科护理工作指引，制订并审核所在专科各项护理工作标准、护理质量评价标准。

（6）参加医疗查房，参与危重症病例、疑难病例讨论，组织院内护理会诊，分析患者的护理问题，针对护理问题制订护理计划。

（7）与不同医疗专科合作，发掘本专科护理质量改进项目，推行质量持续改进策略并实施评价，持续提升专科护理质量。

（8）指导本专科领域的业务技术工作，通过直接分管患者，开展高级护理实践；通过查房、会诊、专科护理门诊等方式拓展实践领域和专业工作范畴。

三、医疗护理员

【任职资格】

符合下述条件的任意一项：

（1）参加具备资质的培训机构组织的医疗护理员职业技能培训，并取得相应的培训合格证书。

（2）经用人单位组织的规范培训；或受用人单位委托，由有关机构组织规范培训；考核合格。

（3）从业条件：年龄在18周岁以上，60周岁以下；身体健康，品行良好，有责任心，尊重、关心、爱护服务对象；具有一定文化程度、沟通能力和医疗护理职业技能。

医院聘用护理员须经同级卫生行政部门同意，聘用数量要求每10张普通床位不超过1名，重症监护床位每2张床位不超过1人。

【岗位职责】

（1）在护士长领导及注册护士指导下进行工作。

（2）协助护士完成部分非技术性照顾患者工作，如给不能自理的患者提供进食、排泄、清洁等生活护理服务，严禁医疗护理员从事医疗护理专业技术性工作，如不得独立给重症监护患者和新生儿行生活护理，不得独立给骨折或带有引流管的患者翻身、更换床单等；禁止执行吸痰及气管切开护理，禁止置胃管及鼻饲护理，禁止留置尿管等管道护理操作等，切实保障医疗质量和安全。

（3）认真执行各项规章制度，参与护理单元环境和秩序的管理，保持病房的环境清洁、整齐、安静和安全，遵循消毒管理规范，协助做好各房间的清洁消毒等非医疗护理技术性工作。

（4）尊重与关心患者，保护患者隐私。

§2

医院护理人力资源管理

§2.1　护理岗位设置

医院要逐步建立护理岗位管理制度，按照"因需设岗、以岗择人、按岗聘用、科学管理"的原则，实施护理岗位管理，实现护士从身份管理转变为岗位管理。要结合本单位实际情况科学设置护理岗位，实施基于护理岗位的护士人力配置、培训、考核等。

医院护理岗位设置分为护理管理岗位、临床护理岗位和其他护理岗位。护理管理岗位指从事医院护理管理工作的岗位，如护理部主任、副主任，科护士长、护士长等岗位。临床护理岗位指护士为患者提供直接护理服务的岗位，如护理单元护士、手术室护士等岗位。其他护理岗位指护士为患者提供非直接护理服务的岗位，如消毒供应中心护士。凡不具备护理工作特点和任务、不含护理职责的岗位，如党政工团、财务、医保、后勤等部门的工作岗位均不属于护理岗位。

§2.2　护理人员配备

公立医院根据其功能定位和服务能力，合理设置科室和护理单元数量。每个护理单元床位规模原则上不超过50张。医院建立护士人力资源配置和弹性调配制度，保障临床护理需求。要采取有效措施优先保障临床护士人力配备到位，不得随意减少临床一线护士数量，原则上临床护理岗位护士数量占全院护士数量不低于95%。要根据临床科室特点、患者病情轻重和临床护理工作量，按照责任制整体护理的工作模式配置数量适宜、结构合理的护士。二级及以上医院全院护理单元护士与实际开放床位比不低于0.5∶1，重症监护病房护士与实际开放床位比不低于（2.5～3）∶1。

一、人员数量

（一）湖南省"十四五"护理事业发展主要指标（表2-1）

表2-1　　　　　　　　湖南省"十四五"护理事业发展主要指标

指标	2020年	2025年	性质
三级综合医院、部分三级专科医院（肿瘤、儿童、妇产、心血管病专科医院）： 全院护士占卫生技术人员总数/%	—	≥50	约束性
1.注册护士总数/人	23.70万	30万	预期性
2.每千常住人口注册护士数/人	3.57	4.0	预期性
3.执业（助理）医师与注册护士比	1∶1.24	1∶1.25	预期性
4.三级综合医院、部分三级专科医院（肿瘤、儿童、妇产、心血管病专科医院）：			

续表

指标	2020 年	2025 年	性质
全院护士与实际开放床位比 全院护理单元护士与实际开放床位比	0.60：1 0.55：1	0.85：1 0.65：1	约束性
5. 二级综合医院、部分二级专科医院（肿瘤、儿童、妇产、心血管病专科医院）： 　全院护士与实际开放床位比 　全院护理单元护士与实际开放床位比	0.50：1 0.46：1	0.75：1 0.55：1	约束性
6. 在基层医疗机构从事工作的护士数/人	5.60 万	7.88 万	预期性
7. 临床护理岗位护士占全院护士总量的比例/%	—	≥95	预期性
8. 护理管理人员参加培训比例/%	—	≥90	预期性
9. 新入职护士参加培训比例/%	—	≥90	预期性
10. 相关紧缺护理专业（老年护理、儿科护理、产科护理、重症监护、传染病护理、急诊急救、康复护理等）护士参加培训比例/%	—	≥90	预期性

（二）有关专科或部门护士的配备（表 2-2）

表 2-2　　　　　　　　　　有关专科或部门护士的配备

专科或部门	护士配备
手术部	护士数与开放手术间之比≥3：1
重症医学科	重症医学科护士数与床位数之比≥3：1 重症过渡病房护士数与床位数之比≥2：1 专科重症监护病房参照执行
急诊科	留观区护士数与床位数之比≥0.4：1 抢救、监护室护士数与床位数之比为（2～2.5）：1，二级医院为（1～1.5）：1
产科	助产士与待产床之比≥0.4：1 开展导乐陪伴服务，陪伴助产士与待产床之比为 1：1 助产士与产床之比≥3：1 母婴同室病房护士与每对母婴之比≥0.5：1
儿科	护理单元护士数与床位数之比（0.5～0.6）：1
新生儿科	新生儿病室护士数与床位数之比≥0.6：1。危重新生儿救治中心护士数与抢救床之比≥1.5：1，与其他床之比≥0.5：1
老年医学科	老年医学科护士数与床位数之比≥0.6：1
消毒供应中心	消毒供应中心人员与医院床位总数之比为（2～3）：100，护士数量占本中心总人数的 1/4～1/3
血液净化中心	根据每班次每名护士负责透析患者不超过 5 名的原则，10 台以上透析机的血液透析室至少配备 6 名执业护士；不足 10 台透析机的，每台透析机至少配备 0.4 名护士

专科或部门	护士配备
麻醉科	麻醉诱导室、恢复室护士与实际开放床位之比≥1：1 手术间麻醉护士数与开放手术台的数量比≥0.5：1 麻醉后监护治疗病房麻醉科护士数与实际开放床位比≥2：1 麻醉相关专科病房护士数与病房实际开放床位比≥0.4：1

二、学历结构

大专及以上学历护士占比，三级医院≥70％，二级医院≥50％，一级医院≥30％。

三、职称要求

不同护理专科均宜设置高级职称岗位。三级医院急诊科、危重症医学科、儿科（新生儿科）、手术部（室）及医院重点专科必须配备副主任护师及以上职称护士；各级医院非护理岗位不设副主任护师及以上职称。

§2.3 护士排班

一、原则

1. 以患者为中心原则　掌握工作规律及满足患者的需求，根据护理工作量及患者病情轻重合理安排护士人力。为减少交接班环节和减轻护士晚夜班压力，可采取护理单元连续性排班模式（如APN排班）及均衡性排班模式。

2. 弹性排班原则　增加护理高峰时段的护理人力，如患者治疗护理工作量较多的时间段、突发状况或紧急抢救需要时应增加护理人力，特殊科室如手术部（室）、急诊科、危重症医学科、麻醉恢复室等可排二线班，二线班人员接到呼叫后应在30分钟内到岗，保证患者得到及时有效地救治和护理。

3. 人性化原则　护士长根据科室情况，在保证护理工作质量及患者安全的前提下，尽量满足护士对排班的个体需求，但必须完成医院规定的工作时数。

4. 合理搭配原则　在实施责任制整体护理的基础上，根据患者人数、病情、护理难度、技术要求与护士能力等要素，对护士进行合理分工与搭配，充分发挥高年资护士的作用，同时促进年轻护士尽快成长。

二、要求

1. 在遵循上述原则基础上，兼顾临床需要和护士意愿，合理实施排班，减少交接班次数。可结合本护理单元专科特点确定排班方式，提升护士的责任感和参与病房管理的能力。

2. 护理单元排班必须保证护士对患者实施责任制整体护理，为患者履行基础护理、病情观察、治疗、处置、生活协助和健康指导等护理工作职责，对所负责的患者提供连续、全程的护理服务。

3. 每名责任护士均相对固定地负责一定数量患者的护理，每名患者均有相对固定的责任护士对其全程全面负责。

4. 护患比　白班平均护患比，即单位时间内，每日白班责任护士数之和与其负责照护的住院患者数之和的比≤1∶8；夜班平均护患比≤1∶15。

§2.4　护理人力资源调配

护理部掌握全院护理岗位、护士分布情况，鼓励对护士实施弹性排班，在护理工作量较大的时间段和科室，弹性动态增加护理人力。有条件的医院建立机动护理人力资源库，储备一定数量的机动护士，对储备人员进行培训和考核，保证应急需要。各级护理管理部门要结合实际制订护理人力紧急调配预案，确保有效应对突发事件或特殊情况下临床护理的紧急需要。

一、常态下护理人力资源调配

护理单元护理人力资源相对短缺，影响科室正常开展工作时，如突然接收较多急危重症患者，或在短期内较多人员因病、因事休假等，应实施护理人力调配。护理人力调配依照层级管理原则实施，首先由护士长在本护理单元内协调解决；护理单元内不能解决时，由科护士长在大科内协调解决；在大科内调整仍不能解决问题时，科护士长向护理部提出申请，由护理部在全院范围内进行调配。

二、紧急状态下护理人力资源调配

紧急状态是指突然发生，造成或可能造成社会公众健康严重损害的重大传染病疫情、群体性不明原因疾病、重大食物和职业中毒、自然灾害以及其他严重影响公众健康的事件。

1. 护理部成立应急护理小组，选派业务技术熟练、应急能力强的护士参加，小组成员随时接受统一调配。全院护士无条件服从医院及护理部安排。

2. 建立小组成员联络卡（包括家庭住址、电话号码），保证通信工具的畅通，紧急情况下能按医院指定时间到位。

3. 护理部制订突发公共卫生事件应急预案，医院定期组织对应急护理小组进行模拟演练等多种形式的培训，以保证其能胜任调配工作。

§2.5 护理人员职业素质

一、护理理念与服务宗旨

1. 护理理念 一切以患者为中心。
2. 服务宗旨 维护生命，减轻痛苦，预防疾病，增进健康。
3. 职业精神 敬佑生命，救死扶伤，甘于奉献，大爱无疆。

二、护理人员素质

护士应具备其特有的职业素质，包括道德素质、人文素质、业务素质和身体素质。

1. 道德素质

（1）热爱专业，终生奉献。

（2）尊重患者，诚信服务。

（3）遵法守纪，慎独言行。

（4）仪表端庄，语言规范。

（5）钻研业务，精益求精。

（6）互尊互爱，团结协作。

2. 人文素质

（1）积极稳定的情绪。

（2）良好的性格和坚定的意志力。

（3）敏捷、独立的思维能力。

（4）良好的人际交往能力和护患沟通能力。

（5）较好的自我表现能力。

3. 业务素质

（1）具有扎实的医学基本理论、基本知识、基本技能和全面的专科知识。熟悉本专科常见疾病的病因病理、临床表现、诊疗方法及护理；熟练掌握本专科常用药物及抢救药物的作用、不良反应、效果观察及注意事项。

（2）具有娴熟的专科技能。熟练掌握并正确运用本专科常用护理技术及危重患者抢救技术；熟练掌握本专科常见仪器设备的使用与管理。

（3）具有敏锐的观察能力和机智的应变能力，及时发现病情变化，准确处理问题。

（4）具有较强的综合分析能力，运用护理程序为患者提供护理服务。

（5）具有科学的管理能力。

4. 身体素质 具有健康的体魄、充沛的精力、平和稳定的心理状态。

三、护理人员行为规范

1. 护士行为规范

（1）遵守《护士条例》、《护士守则》、《中国护士伦理准则》和《医疗机构从业人员行为规范》。

（2）奉行救死扶伤的人道主义精神，履行维护生命、减轻痛苦、预防疾病、增进健康的神圣职责。

（3）依法依规执业，严格执行护理制度和规程，履行岗位职责，工作严谨、慎独，对个人判断及执业行为负责。

（4）遵守院纪院规，坚守岗位，不迟到早退。未经护士长同意，不得擅自换班、积假、借假，有事需先请假，经批准后方可离开，上班时间不得使用手机。

（5）服务热情主动，对患者一视同仁。尊重、关心患者，保护患者隐私，维护患者健康权益。

（6）衣着整洁，仪表端庄，举止文明礼貌。不穿工作服进商店、银行、餐厅、会议室等，不穿工作服边走边吃。

（7）诚实谦让，工作中互相尊重，团结协作，不闹纠纷，不弄虚作假。

（8）关心集体，爱护公物，不谋私利，不假公济私。

（9）服从安排，有意见按组织原则提出，若意见未被采纳，不得影响工作。

2. 护士长行为规范

（1）遵守护士行为规范，履行护士长职责。

（2）认真贯彻院、科领导的各项决定，服从组织安排，有意见按组织原则提出，如意见未被采纳，不得影响工作，不背后议论。

（3）工作中不怕困难，敢于管理，敢于负责，大公无私，是非分明。

（4）科室出现不良事件或其他问题及时上报，不隐瞒。

（5）努力学习，积极工作，严格要求自己，言传身教。做到"五到现场"，即晨会交接班到现场；危重患者护理到现场；抢救危重患者到现场；开展新技术、新业务到现场；解决患者思想问题到现场。

（6）因公出差、休假、接受院外任务应向护理部请示。原则上上午不得外出处理事务性工作，特殊情况向护理部汇报，应急情况除外。

（7）遵守医院财经制度，勤俭节约，爱护公物。

（8）关心同志，办事公正，清正廉洁，对患者、护士一视同仁。

（9）密切联系群众，胸襟宽阔，虚心听取意见，团结同志，顾全大局，做好科间协作，不闹纠纷。

3. 护理部成员行为规范

（1）遵守护士行为规范，履行护理部成员职责。

（2）处事公平、公正，不以权谋私，清正廉洁，恪尽职守。以身作则，严于律己，宽以待人。对下属关怀爱护，以诚相待，指导并支持下属实现其职业生涯规划。

（3）服从领导安排，定期汇报。工作上分工合作，互相支持，互相配合。不争功、不诿过、不搬弄是非。

（4）定期召开部务会议，交换意见，统一思想。集体研究决定的事情，如有分歧，应先按集体统一的意见处理。

（5）严守保密制度。

§2.6　护理人员绩效考核

一、考核原则

1. 定期考核与随机考核相结合。
2. 定量考核与定性考核相结合。
3. 综合考核与单项考核相结合。
4. 领导考核与群众评议相结合。
5. 资历与能力相结合。

二、考核内容

医院应当建立健全护士绩效考核指标体系，突出岗位履职、临床工作量、服务质量、行为规范、医疗质量安全、医德医风、患者满意度、护理难度、技术要求和贡献度等指标，将考核结果与护士评优、岗位聘用、职称晋升、个人薪酬分配相结合，做到同岗同酬、多劳多得、优绩优酬，达到促进质量改进，充分调动护理人员积极性的目的。绩效考核制度应当充分征求护理人员的意见和建议，提供多种途径方便查询。实施护士定期考核制度，以岗位职责为基础，以日常工作和表现为重点。

1. 德　主要指职业道德，包括工作态度、护士遵守各项规章制度和劳动纪律，认真履行职责，尊重关心爱护患者，保护患者隐私，注重沟通，体现人文关怀，维护患者权益等，护理管理岗位还应当包括掌握相关政策理论、管理能力、德才兼备的情况。

2. 能　主要指业务水平，包括护士规范执业，正确执行临床护理实践指南和护理技术规范，具备为患者提供整体护理服务和解决实际问题的能力，护理管理岗位还应包括组织管理、质量安全管理等管理能力。

3. 绩　主要指工作业绩，包括考核护士完成岗位工作量、质量、患者满意度，并结合护理难度、技术水平等核心要素，护理管理岗位还应包括工作的创新性等。

4. 勤　出勤情况和遵守劳动纪律等方面。

三、考核方法

1. 护理管理人员考核方法　根据医院情况，建立由医院领导、相关职能部门成员、临床科室主任、护士长、护士代表等组成的考核委员会，根据考核内容，制订切合实际的考核标准，定期对各级护理管理人员进行考核。

2. 临床护理人员考核方法　根据护理单元情况，建立由科主任、护士长、护士代表组成的考评小组，根据考核内容，制订量化的、可操作的、切合实际的考核标准，定期考核。由医师、护士、患者等对护士进行全方位的评价。

§3

医院护理单元管理

本章主要介绍医院护理单元的设置、布局与管理要求。

§3.1 普通护理单元

【设置与布局】

每个护理单元为一个独立的护理单元，一般每个护理单元原则上不超过 50 张病床，抢救床 1～2 张。护理单元要求布局合理，通风采光良好，消毒隔离设施符合预防医院感染要求，地面平整无梯度、易清洁、易干燥、有排水孔，设有防滑、扶手等设施，有防火设备及安全通道。

护理单元分为患者区、工作区和公共区。患者区包括普通病房、抢救室、隔离室。工作区包括换药室（内科护理单元则设诊疗室）、治疗室、处置室、医师办公室、护士办公室（站）、医师值班室、护士值班室、主任办公室、护士长办公室、更衣室、示教室、会客室（接待室）或活动室、库房、配餐室。公共区包括病房走廊、洗涤间、卫生间、洗漱间（浴室）、杂物间、污衣室等。

1. 患者区

（1）普通病房：病房可设置为单人、双人及多人间，病床的摆放应便于诊疗护理操作，宜与墙壁垂直摆放。多人间单排一般不超过 3 张病床，双排不宜超过 6 张病床；每个病床占用面积 6～7 m²，床间距≥0.8 m；床沿距墙壁面≥0.6 m；单排病床通道净宽≥1.1 m，双排病床（床尾端）通道净宽≥1.4 m。两床之间应设活动隔帘。病房门直接开向走道，房门净宽≥1.1 m，门扇应设观察窗。

病房室内净高≥2.8 m，墙角建议为钝角，房间色调柔和、安静，光照适度，空气流通，温湿度适宜。房间内配备基本设施设备。床单位配备温馨舒适，包括病床、床垫、床褥、棉被、枕芯、床单、被套、枕套、床头柜、床旁椅等，能满足住院患者基本医疗护理和生活需要。每个床配备有床号及患者信息标记、呼叫对讲装置、中心供氧及负压吸引装置；有照明装置，包括照明灯、床头灯、夜灯、应急灯；其他还包括输液天轨或输液架、储物柜、窗帘、电源插座等。

成人病床应实用、耐用、舒适、安全，床高 0.6 m、长 2 m、宽 1 m，床脚宜有滑轮便于移动，有可调节体位的靠背架或升降架，有双侧活动床栏，床下有面盆架。床垫要求选用牢固的布料制作，坚韧而松软，各种被服材质宜用全棉布料，病服宽松，色泽柔和，便于穿脱和清洗。

有条件的医院每个病房设独立卫生间、电话、电视机、饮水机、沙发、陪护椅、活动式小餐桌等。

（2）抢救室：邻近护士站，单独房间，以 1～2 张病床为宜，床间距≥2 m，以隔帘隔开。除配备普通病房基本设施以外，还应备有抢救车及抢救药品、抢救仪器设备等。应配置有滑轮、能升降等的多功能抢救床，必要时备心脏按压用的硬板一块；张贴抢救流程图或制卡放在抢救车内。

（3）隔离病房：以单人房间为宜，门外及病床头悬挂隔离标识。配隔离用物，如隔离衣、鞋套、洗手设施、带盖垃圾桶、避污纸，专用食具、便器、清洁用物储物柜等。有条件的医院设层流装置，以净化空气。

2. 工作区

（1）治疗室：设在办公室附近，面积不小于 12 m²，用于治疗前的准备工作。室内布局合理，配置易清洁消毒的治疗操作台、检液灯、药柜、无菌物品存放柜（输液用物、各种型号注射器、输液器、输血器）、冰箱、空气消毒设备。必要时安装纱门、纱窗，光线充足；治疗室有"三查八对一注意"；有条件的医院可配备生物安全柜（用于细胞毒性药物配制等），药物配伍禁忌查询信息系统等。发药车、治疗车定位放置。

（2）处置室：与治疗室相邻，洁污分区，布局合理。设处置台、物品柜、洗手池、干手设施、洗手法示意图、清洗池、垃圾分类盛装容器、治疗室及办公室专用卫生工具。

（3）换药室（诊疗室）：可设在治疗室附近，分清洁区、半污染区和污染区。室内布局以符合无菌观念、便于换药（诊疗）操作和整齐有序为原则。配诊查床、处置台、换药车/治疗车、无菌用物柜、清洁物品与外用药柜、移动式照明灯（如鹅颈灯）、踏脚凳、洗手及干手设施、空气消毒设备、医用废物分装容器、专用卫生工具等，相关标识清晰。

（4）护士办公室（站）：设在护理单元中心位置，紧邻抢救室，有利于观察和抢救患者，呈扇形或 X 形设置为宜。室（站）内配备必要的办公设施和诊疗辅助用具，包括办公桌、电脑、打印机、电话、对讲系统、病历柜、纸张柜、记事板、患者一览表、磅秤或身高体重测量仪、挂钟、洗手及干手设施等。

（5）医师办公室：邻近护士站，便于医护联系。室内配备必要的办公和诊疗辅助设施，包括办公桌、电脑、打印机、电话、纸张柜、记事板、阅片灯等。

（6）医师及护士值班室：医护分开设置，配备必要的值班床、家具、卫生间等；有条件的医院配备休息室，落实三室一餐一休制度。

（7）男、女更衣室：配备衣柜、鞋柜、穿衣镜等。可与值班室一起成套房安置。

（8）会客室（接待室）或患者活动室：可设置于护理单元入口处或护理单元末端房间，室内安放电视机、沙发、报纸、书刊、健康教育资料、功能锻炼器材、饮水装置等。

（9）主任及护士长办公室：有条件的医院设置。室内配备办公桌、椅、电脑、打印机、电话、文件柜等。

（10）示教室：配备基本的教学设施，包括桌、椅、白板/黑板、投影设备、书柜、示教模型等。有条件可配多媒体示教设施，作为护理单元会议、小讲课、员工及学生学习场所。

（11）库房：供护理单元存放备用办公用品、医疗仪器物品、布类、保洁用品等。物品分类放置，标识清晰，便于取用。可根据条件设置 1~2 个库房，无菌物品、清洁物品分开。

（12）配餐室：通风良好，工作台、墙面、地面、洗涤池等易于清洁。配备微波炉、开水供应设备、餐桌，有条件者可配置消毒碗柜。酌情设置防蝇、防尘的餐具柜。

3. 公共区

（1）洗涤间：用于处理污物、洗涤和消毒各种用后物品，一般设置在人员流动少的护理单元一端。通常配备抹布或毛巾清洗消毒池、拖把清洗及消毒浸泡池、便器清洗及消毒浸泡池、引流物及分泌物倾倒消毒池，抹布架、拖把架、便器架、垃圾袋存放柜、垃圾通道等。各室拖把、抹布等卫生洁具按清洁区与污染区专用专放，分区、分类明确。

（2）杂物间：存放平车、轮椅、陪人床等。

（3）洗漱室或浴室：每个房间未设独立卫生间时，则设公共男、女洗漱室和浴室。洗漱室设洗手池，浴室内配备多功能淋浴设备、扶手、防滑设施和紧急呼叫器，门向外开。另设工作人员浴室。

（4）公共卫生间：设男、女卫生间及洗手池，卫生间内设扶手、防滑设施和紧急呼叫器。

（5）病房走廊：病房走廊两侧墙面应设置靠墙扶手及防撞设施。

（6）门窗设计符合患者安全原则。

【管理要求】

1. 人员管理

（1）上班着工作服，仪表端庄，整洁大方。

（2）遵守《护士守则》和《医疗机构工作人员廉洁从业九项准则》。

（3）严格实行岗位责任制，各班工作有质量要求和考核标准，分工明确，各司其职。

（4）熟练掌握各项护理技术操作规程，熟悉专科疾病诊疗原则及护理常规。

（5）严格执行各项规章制度，防止不良事件发生。

2. 环境管理　清洁、整齐、舒适、安静、安全、有序。

（1）清洁：

1）落实护理单元清洁卫生制度，定期检查考核，达到环境"五无"，即无污迹、无蜘蛛网、卫生间及大小便器无异味和尿垢、室内无死角、地面无积水。地板和玻璃显本色。床帘、窗帘等清洁、无破损；室内无未及时倾倒的呕吐物、排泄物等污物。

2）床单位清洁整齐。

3）工作人员遵守手卫生规范。

（2）整齐：

1）护理单元布局统一、陈设一致，物品定位放置，摆设整齐。

2）病床间距均等；床头柜上用物摆放整齐，原则上仅放置水杯、纸巾等常用物品；床头、床下、窗台无杂物；室内空中不拉线，无悬挂衣物；鞋及脸盆放于床下架上；毛巾挂于指定位置。

3）床单、被套铺法统一，空床要铺成备用床，外出检查或手术铺成暂空床。

4）床头卡及床头标识统一，管道、器械、导线放置有序。

5）库房内清洁物品和无菌物品分区存放，分类清楚，放置有序，清洁干燥，无过期物品。

6）护士站无私人用品，抽屉、柜内物品存放有序，办公设备导线整齐。

7）护士值班室整洁美观，床褥叠放整齐，个人用物入柜。

（3）舒适：

1）护理单元温馨、美观，色调雅致；空气流通，光线柔和，白天以自然采光为主；睡眠时有窗帘遮挡光线；室温以 18 ℃～26 ℃为宜；湿度宜在 50％～60％。

2）床单位被服用料对健康无害，床铺平整、松软、干燥、清洁无渣屑，病服松软合体。

3）睡眠时宜用地灯或壁灯；夜间巡视可用手电筒，无特殊情况不开房灯，避免强光刺激患者。

4）患者体位舒适，符合病情要求。

5）护患关系融洽，语言文明、有礼貌。护理服务热情周到，与患者沟通做到"五有"，即入院时有介绍，晨间护理有问候，手术操作/用药前有解释，手术后有安慰，出院时有道别。对患者做到"四心"，即细心、耐心、爱心及责任心，及时了解患者生理、心理及社会等健康需求，提供全方位的护理服务。

6）护理技术熟练，向患者提供尽可能无痛的注射、穿刺、换药等技术。

7）加强基础护理，做到勤巡视，及时更换污染被服，保持患者皮肤、口腔洁净，无护理并发症。

（4）安静：

1）声音强度控制在 40 dB 以下，避免噪声过大，工作人员做到"四轻"，即走路轻、说话轻、开关门窗轻及操作轻。护士上班穿软底鞋，不穿高跟鞋、响底鞋、拖鞋。

2）保持护理单元病床、治疗车、护理车、换药车、平车、轮椅等滑轮灵活，各类车轴运转无响声，定期清洁车轮和润滑轮轴；椅、凳脚有橡皮垫。

3）做好护理单元探视告知，禁止在室内大声喧哗，将电视机、手机等电子设备声音调到适当大小或建议使用耳机。

（5）安全：

1）护理单元走道清洁、宽敞、通畅，保证推床（车）通过。走道、楼梯有扶手。走道有"消防安全疏散路线示意图"，消防设施完好，大门保持常闭状态，有条件医院增加门禁系统。紧急通道及公共阳台不堆放杂物，保持畅通，便于抢救患者和紧急情况下人员疏散。有必要的警示牌，如"小心跌倒""禁止吸烟""静"等，标识清晰、醒目、规范、齐全。病房窗户上禁止悬挂任何物品，以免高空坠物伤人。

2）护理单元装饰遵循不产尘、不积尘、耐腐蚀、防潮、防霉、防静电、容易清洁和符合防火要求的原则；外墙及屋面无渗漏，外窗气密性和防水性良好；地面防滑、平坦、无门槛，排水通畅无渗漏、无积水、无污垢。

3）床号、门牌号固定稳妥。

4）病房内有必要的安全设备，如病床护栏、呼叫系统、卫生间有扶手、防滑垫等。对老、幼、昏迷、精神异常的患者有相应的安全措施；躁动患者使用保护具；热疗和连接电极的患者防烫伤。地面保持清洁、干燥，潮湿时应有防滑标识。

5）各类医用仪器及抢救设备如心电监护仪、输液泵、静脉注射泵、呼吸气囊等用物齐全，功能良好，有简明操作流程、使用说明及维修记录。抢救物品管理做到"四定"（定品种数量、定位放置、定人管理、定期维修）、"三及时"（及时检查、及时消毒灭菌、及时补充）和保持完好率100%。

6）严格执行值班、交接班、探视陪护管理制度，及时巡视病房，发现不安全迹象立即报告有关部门。提醒患者不要携带贵重物品及大量现金入病房，加强患者个人物品和公共财物的保管，防范偷盗。

7）严格落实执行医嘱制度、查对制度和执行各项技术操作流程，防范医疗事故和医患纠纷。一旦发生事故或纠纷，在积极救治患者的同时，按程序及时向有关部门报告和处理。

8）严格执行医院感染控制制度，预防医院感染。环境消毒设施齐全，各类物品消毒、处置及保存符合规范。卫生洁具分区使用，标识清楚，用后清洗悬挂。医疗废物分类收集，垃圾分类符合要求，并加强个人职业防护。

9）保证护理单元冷水、热水、开水、空调的供应，有冷热水标识。电源、水源、冷暖气、氧气等各项设备有专人负责检查维护。注意用电、用火、用水、用气安全，微波炉有使用说明，患者及其家属使用时有专人指导。有停水、停电、医用气体泄漏和失火等突发意外事件应急预案，定期组织学习消防安全知识，确保人人能正确使用消防器材。

§3.2　产科（产科病房和产房）

一、产科病房

【设置与布局】

产科病房设在与产房、新生儿科及手术室相邻近区域。根据需要设置一个或多个护理单元，每个单元设30～40张病床，抢救床1～2张（危重孕产妇救治中心备抢救床6～8张）。病房除相对分为产前区（内设产前高危病房）、母婴同室区、工作用房（同普通护理单元）外，还需设新生儿沐浴室、配奶间、检查室、健康教育室等。有条件的医院设置新生儿水泳室、新生儿抚触室、新生儿听力筛查室、新生儿疫苗接种室、新生儿出院处置室及集待产、分娩、恢复及产后于一体的"家庭化产房"。

1. 一般设置　配备同普通护理单元。

2. 母婴同室区　每组母婴床净使用面积不少于6 m²，床间距离≥1 m，两床之间设隔帘，要求母、婴床头平行放置。婴儿床可移动和升降，床单位配备包括床垫、婴儿被，酌情配备蚊帐、一次性尿布等。配带有扶手的靠背椅和踏脚凳，便于产妇喂哺婴儿。

3. 新生儿沐浴室　宜采用可视装修，室温可调控。配备冷、热水系统和自动调节水温的恒温及空气消毒设备，婴儿沐浴池（普通与隔离池分开）、工作人员洗手设施、沐浴前更衣台、沐浴后更衣台、储物柜、婴儿专用推车、体重秤、沐浴支托架、消毒毛巾、浴巾及衣服、脐带处理用物、防滑设施等。有条件的医院可配备移动式婴儿沐浴车。

4. 新生儿水泳室　宜采用可视装修，室温可调控。设置沐浴池，工作人员洗手设施，冷、热水系统与泳缸排水系统，空气消毒设施，卫生处置池；配备水泳前更衣台、水泳后更衣台、储物柜、水泳缸、水泳颈圈、坐凳、消毒浴巾与毛巾、防滑设施等；可配置电视机等影像播放设备。

5. 新生儿抚触室　宜采用可视装修，室温可调控。设置工作人员洗手设施、防滑设施、卫生处置池、空气消毒设施等；配置抚触台、抚触台软垫、抚触椅、消毒浴巾与毛巾、婴儿抚触油及用品等；有条件的医院可配备移动式抚触车；可配置电视机等影音播放设备。

6. 配奶间　设置清洗奶具池（分普通与隔离池）、工作人员洗手设施、卫生处置池、冷热水系统、室温调控装置、空气消毒设施；配置冰箱、食具消毒柜、食品柜、配奶台、盛装冷热水容器；配制奶粉容器、母乳储存容器、奶瓶、奶嘴、喂奶杯、搅拌勺、配奶用辅助用具等。

7. 健康宣教室（母乳喂养咨询室）　配置投影设施、讲台、桌、椅或凳、黑板、电视机或影音播放设备、宣教资料架或橱窗、专科健康知识宣教资料、教学模具（包括自然分娩、妊娠期营养、母乳喂养、新生儿护理）等。可张贴母乳喂养与专科知识宣教图片；有条件的医院可配备多媒体教学设施。

8. 检查室/换药室　室温可调控，布局以符合无菌观念、便于诊疗、换药操作和整齐有序为原则。设置供氧和吸引设施，空气消毒设备，洗手及干手设施，卫生处置池。配备无菌柜、物品柜、操作台、妇科检查床、踏脚凳、鹅颈灯、诊查床、妇科检查用物、换药车、隔帘或屏风等。有条件者可设置独立换药室。

9. 抢救室　基本设施设备配备同普通护理单元，按专科增加设施设备，如胎心监护仪、超声多普勒胎音仪、新生儿复苏面罩和新生儿复苏囊等。另配备孕产妇和新生儿急救设施设备等。急救药品按专科增加，如缩宫素、氨甲环酸、罂粟碱、米力农、异丙嗪、氯丙嗪、酚妥拉明、硫酸镁、鱼精蛋白、肝素等。

【管理要求】

1. 同普通护理单元。

2. 建立健全产科各项规章制度、岗位职责、质量标准并贯彻落实。

3. 严格执行产科护理常规，落实产科各项护理措施。

（1）严密观察产后 24 小时内子宫收缩情况、产后出血量及恶露性质。

（2）按常规执行会阴护理。

（3）保证产妇营养和休息，鼓励产妇早期下床活动。

（4）预防产后尿潴留。

（5）预防尿路感染。

4. 做好新生儿管理

（1）严格查对制度，做好新生儿身份识别，包括床号、母亲姓名、性别、新生儿胸牌或腕带等，新生儿转科、治疗、护理、处置、沐浴时均应严格核对，严防不良事件发生。

（2）落实安全管理制度。防止新生儿坠床、烫伤、窒息及其他意外发生；严格执行探视制度，加强母婴同室区各出、入口管理，未经医护人员许可，家属不得擅自将新生儿抱出，严防丢失。

（3）新生儿出生24小时内无禁忌证者，由持有"湖南省预防接种人员上岗证"的护士对其进行卡介苗和乙肝疫苗接种并登记。疫苗保存符合要求。

（4）新生儿抚触时，抚触护士持"婴儿抚触师证"上岗，遵守抚触操作规程。

（5）新生儿沐浴时常规检查全身皮肤和脐带，发现异常及时报告、处理并记录。符合水泳指征的新生儿水泳前必须先沐浴，严格掌握水泳指征，符合预防医院感染相关要求。

5. 按要求做好新生儿疾病筛查和听力筛查等。

6. 护理单元管理符合爱婴医院管理规定。

7. 医院感染控制与管理

（1）严格执行产科消毒隔离制度，感染孕产妇与非感染孕产妇分室收治。

（2）专人管理配奶间，严格执行爱婴医院管理规定和配奶间医院感染控制管理制度及要求。哺乳用具（奶嘴、奶瓶）一婴一用一灭菌，放于食具消毒柜内备用；奶液按说明现吃现配，余奶废弃。

（3）代管母乳（注明足月母乳、早产母乳、HBsAg 阳性母乳）均需使用无菌、带瓶盖、透明容器，其容器上贴有瓶签（注明床号、产妇姓名、奶量、储存时间），分类储存于冰箱、标识清晰、醒目、规范。储存有效期限：室温下保存 3 小时，冰箱冷藏室 0～4 ℃保存 3 日，冷冻室－18 ℃保存 3 个月。不得出现过期或不合格的乳品。

（4）母婴同室区执行一母一床、一婴一床，母、婴衣服与用具分开放置，保持干燥、清洁。

（5）新生儿用品不交叉使用，衣物、毛巾、浴巾、沐浴隔膜一婴一用一消毒（或废弃）。抚触台面上放置消毒物品与清洁用品，操作台及婴儿车垫单每日更换或污染时随时更换。

（6）对患传染病或疑似患传染病的孕产妇，应根据不同传染病种类采取合适的隔离措施，按隔离技术规程进行护理和处置，避免歧视性标识。

8. 协助做好妇幼信息的登记及上报。

9. 对孕产妇及家属给予针对性健康教育，积极开展与落实产前访视、产后回访等工作。

二、产房

【设置与布局】

产房应邻近产科病房、手术室、新生儿科或新生儿重症监护室（NICU），遵循区域相对独立、布局合理、分区明确、标识清楚、符合功能流程和洁污分开等医院感染预防与控制的基本原则。按产房的功能区域严格划分为缓冲区、清洁区、无菌区、分娩区、污物区。区间用门隔开或有明显标识。有条件的医院分娩室设工作人员通道、孕产妇及陪伴家属通道、污物通道和内、外走道。孕产妇通道靠近待产室，工作人员通道靠近更衣室，污物通道靠近分娩区，以使污物直接从外走廊运出。要求分娩间墙壁瓷砖到顶、天花板无裂缝、无地漏，房门宽度以"产床"能出入为标准。

每8～10张母婴同室床位设一张产床，单间分娩室限设1张产床，其面积不小于25 m²，分娩室放置多张产床时，每张产床使用面积至少20 m²，两张产床之间应至少相距1 m，并设置可擦拭隔挡，隔挡高度≥1.8 m。待产室和分娩室宜采用自动门，墙壁、天花板、地面表面光滑无缝隙，便于清洁和消毒；分娩室内不设地漏。待产室、分娩室和办公室等工作区域宜采用自然通风，采光良好。还可选用安装空气净化消毒装置的集中空调通风系统、空气洁净技术、空气消毒器、紫外线灯等净化空气。分娩室设空调系统时，宜采用全新风运行的空调系统。用于空气隔离的房间应采用独立的新风空调系统。

1. 缓冲区　为分娩区与其他区域及外界之间的地带。内设更衣室、换鞋处。目的是保持产房的独立性及清洁、舒适与宁静的环境氛围。

2. 清洁区　设有规模及功能相当的待产室、预处理室、医护工作站和办公室、库房等。有条件的医院还应设独立治疗室，以完成药品配制、输液准备等工作。

其中，待产室靠近分娩室，以1～3张床为宜。备超声多普勒胎音仪、胎心监护仪、血压计、医用检查手套及消毒用品等。凡孕产妇明确已进入第一产程，均应入待产室。根据医院条件和要求设普通待产室、康乐待产室及隔离待产室。

（1）普通待产室：设待产床，每床净使用面积不少于7 m²，床间距≥1 m，配窗帘、隔帘或屏风。如无单独卫生间，每张待产床配移动式坐便器。室内张贴宫口扩张示意图、不同体位分娩展示图等。

（2）康乐待产室：设置同"普通待产室"。另增配多功能待产床及舒适的日常生活设施，配备靠垫、抱枕、健身球等以协助待产时改变体位。有条件的医院可设置背景音乐、电视等娱乐设施。

（3）隔离待产室：配置同"普通待产室"，另备隔离衣、防护衣或围裙及袖套（防水材质）、裤腿（或防护靴）、护目镜、防护面屏、一次性防护物品等。

3. 无菌区　根据规模大小，设无菌物品存放柜或无菌物品存放间。有条件的医院，还应设置与消毒供应中心相通的无菌物品专用传输通道。

4. 分娩区　是产房的主要功能区，内设分娩室、刷手间、卫生间、沐浴间。有条件的医院应设有至少一间能完成急诊剖宫产手术的产房或具有与手术室之间的快速通道，以应对分娩过程中突发的母儿安全状况，快速、就近进行手术与抢救。

（1）普通分娩室：

1）配置多功能产床、无影灯、设备带（集中供氧、中心吸引、传呼、多功能电插座为一体）；药柜、治疗柜、物品柜、治疗操作台、记录台、椅、凳、治疗车、冲洗车、仪器车、可移动式污物桶；空调、空气消毒设备、壁挂钟；配备产后出血、子痫、羊水栓塞、肩难产、围产期急性肺血栓栓塞、妊娠合并急性心力衰竭、心肺复苏、新生儿窒息等抢救流程图。

2）配备多功能床旁监护仪、胎心监护仪、超声多普勒胎音仪、微量输液泵、血糖仪、听诊器、血压计、新生儿体重电子秤、新生儿转运暖箱、产钳、胎头吸引器、阴道拉钩、窥阴器、穿颅钳、宫颈钳、软皮尺、骨盆测量仪、简易手术包、产包、清宫包、缝合包、宫纱（或水囊）、医用检查手套、剖宫产包、中心静脉置管包等。

3）配备抢救物品，包括抢救车、远红外辐射新生儿抢救台、新生儿监护仪、新生儿复苏器械（新生儿复苏囊、大小复苏面罩、各种型号气管导管、婴儿低压吸引器、吸引球、吸痰管、胎粪吸引管、新生儿喉镜、新生儿脉氧仪，有条件的医院可配备 T 组合复苏器或新生儿呼吸机、电动吸引器、沙包（0.75～1.0 kg）等；专用抢救箱（盘），包括产后出血、子痫、羊水栓塞、新生儿窒息等相应的急救药物。

（2）隔离分娩室：配置同"普通分娩室"，另备隔离衣、防护衣、防水袖套、裤腿（或防护靴）、护目镜、防护面屏、防护口罩、一次性帽子等。

（3）家庭式分娩室：基本设置同"康乐待产室"，有足够的接产活动空间，另增配多功能产床、远红外辐射新生儿抢救台、移动式无影灯、助产设备器具、急救药与用物等。

（4）卫生间：设在分娩室之间，能容纳 2 人以上同时使用。配置冷热水系统，外科消毒手设施，脚踏式或感应式水龙头。

5. 污物区　污物处理间及污物专用通道。原则上每间分娩室应有一扇通向污物通道的门，用来传输分娩过程中使用过的物品和产生的垃圾，在污物处理间集中处置，然后通过污物专用通道运送出去。

【管理要求】

1. 同普通护理单元。

2. 布局合理，区域划分严格，标识明显，有双走道，洁污分流。

3. 分娩室温度宜保持 24 ℃～26 ℃，相对湿度 30％～60％；无菌物品存放室温湿度符合《医院消毒供应中心　第 2 部分：清洗消毒及灭菌技术操作规范》（WS 310.2—2016）要求。

4. 设专职助产人员，实行岗位准入管理。助产士必须经过专科培训和急救技能培训，熟练掌握抢救程序，持"母婴保健技术合格证"上岗。

5. 待产室专人管理，严格按护理常规或遵医嘱对产妇的生命体征、产程进展、胎心音等情况进行观察与监测并记录，如有异常及时报告医师。指导产妇配合分娩，严格床旁交接，防止产妇在未消毒状态下分娩或发生其他意外。

6. 产妇进入产房后有专人陪伴，给予心理支持及指导。

7. 产时严密观察产程进度，按要求密切监测产妇生命体征、宫缩、胎心音等。

8. 落实新生儿识别和常规检查。新生儿出生后抱给产妇看性别，如有畸形和异常特征向家属交代清楚，做好详细记录；将新生儿脚印及母亲拇指印按于新生儿记录单上，在新生儿手腕上系腕带，注明母亲姓名、住院号、床号及新生儿性别、体重、出生时间等。做好磅体重、量身长等常规检查，注意保暖，及时填写产时记录及新生儿出生记录。

9. 产后按护理常规观察产妇及新生儿，出生后即刻进行不间断的肌肤接触，并在出生后的第 1 小时内开始母乳喂养，2 小时无异常，由助产士护送产妇及新生儿回母婴同室病房，与母婴同室区当班护士详细交接并记录。

10. 每日检查抢救物品、药品，保证功能完好备用，用后随时进行补充。

11. 产房医院感染控制

（1）应严格执行《医院感染管理办法》、《医院隔离技术规范》、《产房医院感染预防与控制标准》（WS/T 823—2023）、《医务人员手卫生规范》（WS/T 313—2019）等规范和医院制度。床单元保持清洁，定期消毒。医疗设备和助产设施一人一用一清洁消毒。工作间每日动态进行空气消毒。

（2）工作人员进入产房必须更衣，换鞋，戴口罩、帽子。

（3）严格执行参观制度，控制无关人员进入。待产妇与陪伴人员入室须更衣、换鞋。

（4）对孕产妇开展传染病症状监测和传染病（艾滋病、梅毒、乙肝等）的筛查，对筛查出的孕产妇采取积极的感染防控措施。

（5）多重耐药菌管理参照国家相关规定执行，护理多重耐药菌感染或定植等接触隔离的孕产妇，人员相对固定。

（6）医务人员应严格执行陪产管理制度，向孕产妇和陪产人员宣讲感染防控的相关规定。

（7）患有呼吸道感染、腹泻等感染性疾病的人员不应陪产孕产妇。患有甲类传染病或按甲类管理传染病的孕产妇不应安排陪产人员。

（8）对患传染病或疑似患传染病的孕产妇，必须在专用待产室和专用分娩室进行待产和分娩，按照隔离技术规程进行接产和护理，所有物品做好标识单独处理，分娩结束后按传染病管理要求进行终末消毒。艾滋病、梅毒和乙型肝炎产妇，避免歧视性标识，做好环境和服务措施的无差别对待。尽量使用一次性用物，使用后的一次性物品，放入双层黄色塑料袋内密闭包装，密闭运送，按医疗废物进行处置。

（9）在标准预防的基础上，根据孕产妇感染性疾病的特点和操作风险进行规范防护。一旦发生职业暴露，立即按规定处理、上报。

12. 医疗废物的管理与处置

（1）隔离管理的孕产妇产生的医疗废物应当使用双层包装袋，采用鹅颈结式封口，分层封扎并及时密封。甲类或按甲类管理传染病孕产妇产生的所有废物均属于医疗废物，包装袋外做好标识并做好交接登记。

（2）16 周胎龄以下或重量不足 500 g 的胚胎组织等按病理性医疗废物管理。

（3）产妇分娩后胎盘应归产妇所有。确诊、疑似传染病产妇或携带传染病病原体产妇的胎盘应按照《传染病防治法》《医疗废物管理条例》的规定，进行病理性医疗废物的销毁处理。

§3.3 新生儿科

【设置与布局】

新生儿科护理单元收治出生后 28 日以内的患儿，设置在远离传染源，相对独立，方便患儿转运、检查和治疗的区域，靠近产科护理单元，建筑布局应当符合环境卫生学、医院感染预防与控制的原则，有工作人员通道、患者通道、物流通道，洁污分流，功能流程合理。病房分医疗区域、医疗辅助用房区域、污物处理区域和医务人员生活辅助用房区域。医疗区应包括新生儿加强监护病房、新生儿室或恢复期病房、隔离室。医疗辅助用房区域包括接待室、接种室（如医院统一在儿保科进行接种，新生儿科可以不设置）、治疗室、配奶室、新生儿沐浴室、清洗消毒室、仪器室、储藏室等，有条件的可设置哺乳室。

1. 新生儿重症监护室（neonatal intensive care unit，NICU）

（1）由抢救单位组成，一个抢救单位包括一张抢救床位、一个生命岛和全套重症监护仪器设备等。每个抢救单位占地面积≥6 m²，床间距≥1 m。

（2）病房设施：

1）电力设施：应当采用双路供电或备用的不间断电力系统，保证应急情况下的供电。每个床位的电源应是独立的反馈电路供应，有条件的可以配备功能设备吊塔。应配备足够的电源插座，减少拖线板的应用。

2）气体供应：应安装足够的氧气、空气接口，空氧混合装置。应安装真空负压吸引接口。

3）NICU 设备：应当配备保暖设备（各种暖箱和辐射式抢救台）、监护设备（多参数监护仪、有创/无创血压监测、微量血糖监测、经皮胆红素测定仪、氧浓度测定仪等）、吸痰吸氧装置、蓝光治疗仪、输液泵、静脉注射泵、复苏设备（新生儿专用复苏囊与面罩、喉镜、气管导管）、呼吸支持设备（高流量吸氧、无创呼吸支持设备、常频或高频呼吸机）、血气分析仪、输血输液加温设备、心电图机、除颤仪等基本设备。有条件的医院可设立独立的新生儿重症监护室。

2. 新生儿室或恢复期病房

（1）新生儿室：主要接收生命体征相对稳定，不符合 NICU 收治指征的新生儿，其床位数可为重症监护室床位的 1～2 倍。

（2）恢复期病房：主要接收病情好转已脱离危险或恢复期等待出院的患儿，床位数与抢救床位相等或更多，可设 1～2 间病房。

3. 隔离室　为避免医院感染，应设立 1～2 间隔离病房，门口设洗手、更衣设施，能单独进行沐浴或擦浴。有条件的单位可设负压隔离病房。

4. 辅助用房

（1）同普通护理单元设置。

（2）配奶室：环境设施符合国家相关规定。有配奶操作台、奶具柜、冰箱、配奶用的各种无菌物品等，水池与配奶操作台距离合适，奶柜等无菌用品柜设置应符合无菌技术操作原则。

（3）新生儿沐浴室：有室温控制设施、新生儿沐浴设备、护理操作台、沐浴前拆包台、沐浴后打包台、婴儿用物存放柜。尽量使用单独的密闭式新生儿沐浴露。

（4）接种室：设专用接种室或接种台。疫苗储存于冰箱内，温度符合要求。

（5）哺乳室：有条件的医院可设哺乳室，用于新生儿病情允许时母亲哺乳。配备产妇喂哺用的座椅、洗手池和医院感染护理控制设施。

【管理要求】

1. 同普通护理单元。

2. 人员管理

（1）护士相对固定，经新生儿专科护士培训并考核合格，掌握新生儿常见疾病的护理技能、急救操作技术和新生儿病室医院感染控制技术。

（2）护理员、卫生员职责明确，经培训考核合格后方可上岗。

3. 环境管理

（1）应具备良好的通风、采光条件，有条件者应装配气流方向从上到下的空气净化系统，能独立控制室内温度和湿度。每个单间的空气调节系统应该独立控制。

（2）地面覆盖物、墙壁和天花板应当符合环保要求。除了患儿监护仪器的报警声外，电话铃声、打印机等仪器发出的声音等应当降到最低水平。

（3）一般新生儿室内温度保持在 22 ℃～24 ℃，NICU 室内温度应为 22 ℃～26 ℃，相对湿度 50%～60%。保持空气清新与流通，每日通风不少于 2 次，每次 30 分钟以上。层流、负压管理符合要求。

4. 业务管理

（1）建立健全并严格遵守执行各项规章制度、岗位职责、相关诊疗技术规范、操作流程、各类突发事件应急预案和处置流程；建立新生儿病房质量管理追溯制度，完善质量过程和关键环节的管理，加强对新生儿诊疗不良事件的报告、调查、分析和改进，提高医疗护理质量。

（2）落实新生儿身份识别，加强重点环节的管理。

（3）用药管理：

1）有条件者由静配中心统一配制。

2）严格遵守执行医嘱制度。配制的药物，必须双人核对剂量以及药瓶。

3）输入特殊液体如多巴胺、葡萄糖酸钙、脂肪乳剂等要慎重选择血管和部位，加强巡视，严密观察患儿输液部位，如发现注射部位红肿、药液渗出等问题要及时处理。

（4）基础护理落实到位，常规消毒脐带及清洁眼部，加强臀部护理。喂奶时专人看护，禁止离岗，喂奶时及喂奶后取头高右侧卧位，头偏向一侧，喂奶后加强巡视，防止呛奶、误吸致窒息。

（5）暖箱、蓝光治疗箱使用过程中，温度、湿度适宜，有显示、有监测，箱内温度控制精度目标值±0.8℃以内。随手关闭暖箱门窗，拉上床栏，严防坠床、烫伤等意外。

（6）新生儿病房感染预防与控制：

1）建立并落实医院感染预防与控制相关规章制度和工作规范，按照医院感染控制原则设置工作流程。

2）严格限制非工作人员进入护理单元，工作人员进入工作区须更衣、换鞋。在诊疗过程中应当实施标准预防，并严格执行无菌操作技术和手卫生规范。每个床旁配备快速手消毒剂，接触患儿前后应当严格手卫生。患有感染性疾病工作人员暂不上岗。

3）按规定建立新生儿护理单元医院感染控制和报告制度，进行有效的环境卫生学监测及新生儿医院感染目标性监测，针对监测结果进行分析和整改。监测结果不合格时，若存在严重医院感染隐患，应当立即停止收治患儿，并将在院患儿转出，逐级报告相关部门。

4）医务人员在诊疗护理操作时，应当按照先早产儿后足月儿、先非感染性患儿后感染性患儿的原则进行。发现特殊感染（如气性坏疽、朊病毒、多重耐药株等）或传染病患者，要按照传染病的有关规定实施单间隔离、专人护理，并采取相应消毒措施。

5）器械、器具及物品：遵循以下原则。①所有物品优先选择一次性物品，一次性使用的医疗器械、器具应当符合国家有关规定，不得重复使用，非一次性物品必须专人专用专消毒，不得交叉、重复使用。②氧气湿化瓶、吸痰瓶应当按要求进行更换、清洗、消毒。呼吸机外部管路及配件应一人一用一消毒，管路有破损或污染时应及时更换。③蓝光箱和暖箱应当每日清洁并更换湿化液，一人一用，用后彻底清洁消毒。同一患儿需要长期连续使用暖箱时，应当每周更换一次，用后终末消毒。④接触患儿皮肤、黏膜的器械、器具及物品应当一人一用一消毒，如雾化吸入器、面罩、氧气管、体温计、吸痰管等，浴巾、浴垫等应一用一废弃。⑤患儿使用后的奶瓶、奶嘴一用一洗一消毒或使用一次性奶瓶；盛放奶瓶、奶嘴的容器、保存奶制品的冰箱应当每日清洁与消毒。⑥新生儿使用的被褥、衣物等应当保持清洁、干燥、不潮湿，每日更换，随时污染随时更换。患儿出院后床单位进行终末消毒。⑦新生儿配奶室应当由专人管理，并保持清洁、干净，定期消毒。配奶工作应当由经过培训的工作人员负责，并严格手卫生，认真执行配奶流程等。配奶应当现配现用，剩余奶液不得再用。加强母乳管理，制订母乳收集、运送、储存工作指引，新鲜母乳2℃~8℃，可保存72小时；冷冻母乳低于−18℃，可保存3个月。各种仪器设备定点放置，专人负责、定期检查，保持性能完好，呈备用状态。

6）新生儿沐浴室应当保持清洁，定期消毒，适时开窗通风，保持空气清新。工作人员应当严格手卫生，并按照新生儿沐浴流程，采用淋浴方式对新生儿进行沐浴；沐浴物品专人专用；新生儿沐浴前后应当放置在不同的区域。

7）新生儿病房的医疗废物管理应当按照《医疗废物管理条例》《医疗卫生机构医疗废物管理办法》及有关规定进行处置。

§3.4 儿 科

【设置与布局】

儿科护理单元应独立设置，尽可能设于住院部的第一层，有单独的出入口，护理单元大门安装保险锁实行门禁管理，两面开启，以便管理。病房设计注意通风、采光、安全和童趣化。地面选择防滑、便于清洗和消毒的材料。墙壁颜色柔和，装饰小儿喜爱的卡通图案。根据需要设普通病室、新生儿室、抢救室、重症监护室、隔离观察室。此外还应有办公室、治疗室、配膳室、娱乐室、家属接待室、仪器室、储藏室、更衣室、值班室等。配置呼叫系统、供氧吸引装置、空调和非手触式洗手设施。配备常用急救药物及仪器设备，如心电监护仪、呼吸机、输液泵、雾化器等。

1. 普通病室　床位数、每张病床占用面积、床间距等要求同普通护理单元。

2. 新生儿室　无独立新生儿护理单元的医院设置新生儿室，设在儿科护理单元的一端，远离其他感染区，具体参照"新生儿护理单元"设置与布局。

3. 儿科重症监护室（pediatric intensive care unit，PICU）

（1）按需设置床位数（标准监护病房以 9～12 张床位为宜），床间距≥1 m，相邻床位用隔帘隔开。通常采用半环形设置，中央为护士工作站，周围为监护床；另设隔离室，隔墙为玻璃门窗。

（2）设置工作人员通道和患者通道，分监护区、治疗室（区）、污物区，分区明确，洁、污分流。

4. 隔离观察室　入口处有洗手设施、隔离衣柜、更鞋处，室内病床不得多于 2 张，设专用卫生间、医疗用具消毒柜。

5. 护士站　设在护理单元中央，邻近 PICU 和治疗室。

6. 娱乐室　房间光线充足，室内设小桌椅，桌椅边缘用软材料包裹，各种便于洗刷、消毒和安全的玩具、简单的教具和画报等供患儿玩赏和恢复期儿童开展娱乐活动、复习功课，有条件的医院可配备影音设备。

7. 卫生间　有条件的设坐式便器，备较小幼儿使用的便盆椅。

【管理要求】

1. 同普通护理单元。

2. 建立健全本科室各项规章制度、岗位职责、质量标准并贯彻落实。

3. 病房环境符合小儿心理、生理特点，可张贴或悬挂卡通画，尽可能人性化布局。

4. 病房温湿度依患儿年龄大小而定，婴幼儿室温20 ℃～22 ℃，相对湿度55％～65％。年长儿室温 18 ℃～20 ℃，相对湿度 50％～60％。

5. 病房安全管理

（1）设置门禁并加强人员管理，防止患儿丢失。

（2）陈设符合要求，有防坠床、防跌倒等安全设施。病床无棱角，有护栏且高度在70 cm以上。仪器设备安全，窗户、阳台和散热片有安全保护设施，电源插座和开关装置置于患儿难以触及之处；保持地面平整、干燥，无障碍物。

（3）患儿的鞋和裤子大小适宜，避免患儿踩着过长的裤子和鞋带而绊倒、跌伤。

（4）床旁桌上及娱乐室内禁放热水瓶；不得将热水、热饭、热汤等在无监护人看护时放置于室内；口服药看服到口。

（5）防止食管和呼吸道异物及锐器伤。患儿玩具应安全环保，勿尖锐、勿过小、勿易碎等，便于洗涤和消毒。禁止患儿在护理单元内玩弄刀、剪、玻璃及易破碎的物品。勿让婴幼儿吃瓜子、花生米、果冻等食品，不玩纽扣、硬币、玻璃球等小物件和细小的拼装玩具，进餐时不说笑、打闹等。

（6）工作人员使用注射器、剪刀等锐器后不得遗留于病房。妥善保管药品、清洁剂、消毒剂、杀虫剂，以免患儿误食。

（7）严格执行儿科护理技术操作规程，严防体温计、注射针头折断等意外。

6. 预防医院感染，感染患儿和非感染患儿根据不同疾病要求执行隔离防护，必要时分区收治。

§3.5　烧伤科

【设置与布局】

烧伤科护理单元布局结构须符合预防医院感染管理规范要求，通风良好，便于调控温湿度，墙壁和地面便于清洁和消毒。护理单元分一般隔离室、严密隔离室和普通（恢复期）病室。除按普通外科护理单元设置外，还需设清创室、浸浴室、康复室等。病房与辅助用房相对集中，有条件的护理单元可设内、外走道。外走道为探视通道及污物通道，内走道为工作人员、患者及清洁物品通道。

各病房配备空调及温度、湿度调节设备、空气净化或消毒装置，净化空调系统应设置备用送风机，并应确保24小时不间断运行，且能根据治疗要求调节温度、湿度。室温冬季控制在30 ℃～32 ℃，夏季控制在28 ℃～30 ℃，相对湿度冬季不宜低于40%，夏季不宜高于60%，室内温湿度可按治疗进展要求进行调节。重度（含）以上烧伤患者的病房宜设立独立空调系统，温度最高可达32 ℃，湿度最高可达90%。配备适量的翻身床、小儿人字形床、防压力性损伤气垫、床上护架、红外线治疗仪、浸浴用具、室温计、康复设备及用具等，隔离室安装电动隔离门或自动弹簧开关门。有条件者可配备烧伤悬浮床，设置层流室、缓冲室或缓冲区和专用手术室。

1. 一般隔离室　收治30%～50%烧伤面积及烧伤面积未达30%的特殊部位烧伤患者，每室设2～3张病床。

2. 严密隔离室 收治50％以上大面积烧伤及特殊细菌感染的患者，设单独卫生间，室内设置简单。80％以上大面积烧伤患者安置在套室（二间）内，每次换药后转移到另一房间，两室交替使用，使用后的房间进行通风和彻底清洁消毒。护士站与病房用玻璃窗隔开，便于观察。

3. 普通（恢复期）病室 与普通护理单元相同，每室设 2～3 张病床。收治小于 30％烧伤面积及恢复期的患者。

4. 清创室 配备清创手术床、手脚架、污水污物容器、恒温箱等。其他同一般洁净手术间。

5. 浸浴室 配备专用浸浴水疗槽或浴缸、冷热水龙头、过床器、水温计等。

6. 康复室 配备康复理疗机、瘢痕治疗仪、压力疗法用物、可塑矫形支具、肢体功能训练设备等。

【管理要求】

1. 同普通护理单元。

2. 护理人员数量应高于普通护理单元，保证分级护理落实。

3. 护理人员熟练掌握烧伤各阶段的护理特点，做好体液渗出期、急性感染期、创面修复期、康复期护理；掌握各种不同烧伤创面处理和专科护理技术操作，如翻身床应用、身体各部位表浅静脉穿刺、皮瓣血液循环观察技术等。

4. 严格执行医院感染控制制度，按分区要求收治患者

（1）工作人员进入隔离室前洗手、更衣、换鞋、戴好口罩和帽子；接触患者创面时戴无菌手套，接触患者前后洗手及用消毒液擦手；每日更换隔离衣。严格执行探视制度，除工作人员外，其他人员不能随意进出。

（2）隔离室墙壁、地面每班用消毒液擦拭 1 次，室内家具每日用消毒液擦拭 2 次，每次换药后室内及时清洁、通风及空气消毒。

（3）一切用品均应一人一用一消毒，用后物品按清洗→消毒→灭菌的程序处理，凡直接接触创面的仪器和设备应经有效方法消毒。

（4）换药时先换清洁创面后换感染创面，对于感染严重或存在特殊感染的创面换药时应按规定采取隔离措施。

（5）污染敷料、被服等分类、分区放置，污染敷料按医疗废物处理办法集中统一处理。铜绿假单胞菌、耐甲氧西林金黄色葡萄球菌感染等污染物品有明显标记。

（6）患者出院后，及时对床单位实施终末消毒。

§3.6 肿瘤科

肿瘤科护理单元在具备普通护理单元配备的基础上，还应考虑建筑布局具有减轻职业危害的良好通风要求。

【设置与布局】

1. 按普通护理单元设置与布局要求。

2. 化学治疗药配制室 包括更衣间、准备间、配药间。

（1）更衣间：设洗手及干手设施、感应式水龙头、穿衣镜、衣柜、鞋柜、淋浴间、用物存放柜。

（2）准备间：药品储存柜、无菌物品储存柜、冰箱。

（3）配药间：有条件的医院设生物净化配药柜、检液灯、药物传递窗口、治疗台、空气消毒设备、配药用物、有毒物质外溢处理箱等。无生物净化配药柜的医院，在普通护理单元治疗室基础上增加换气设施，必要时安置纱门、纱窗。有条件的医院由静脉药物配制中心完成化学治疗药配制。

3. 有条件的医院可设置安宁疗护病房。

【管理要求】

1. 同普通护理单元。

2. 建立健全本科室各项规章制度、岗位职责、质量标准并贯彻落实。

3. 护士经过肿瘤专科知识培训。

4. 化疗防护设施配备齐全，操作时穿防护服，戴一次性口罩、帽子、双层手套，必要时戴护目镜和面罩。

5. 认真执行肿瘤综合治疗护理常规和操作规程，严密观察病情，及时发现治疗中的不良反应，健康教育落实到位。

6. 加强患者的安全管理和人文关怀，密切关注患者的心理动态，加强护患沟通，防自伤、自杀情况的发生。

7. 做好患者静脉治疗管理，选用合适的输液工具，防止化疗药物外渗。

8. 严格按医疗废物处理的有关规定进行化疗、药物性医疗废弃物的处置。

§3.7 感染性疾病科（传染科）

【设置与布局】

感染性疾病科设在医院相对独立的区域，远离新生儿科、产科、儿科、重症监护护理单元，还须远离食堂、水源、生活区、其他公共场所、职工宿舍、居民住宅等，有供感染性疾病患者活动、娱乐的场地。护理单元宜设2个以上出入口，工作人员和患者进出分道、患者入院与出院分道、清洁物与污物运送分道，有条件的医院设内、外走廊。设立"三区两通道"："三区"为清洁区、潜在污染区及污染区，"两通道"为医务人员通道和患者通道。分区明确，界线清楚，标识明显。病房内设置独立卫生间。

1. 清洁区　不易受到患者血液、体液和病原微生物等污染及患者不应进入的区域。包括医务人员的值班室、卫生间、男女更衣室、浴室以及储物间、配餐间等。

2. 潜在污染区　指位于清洁区与污染区之间，有可能被患者血液、体液和病原微生物等污染的区域。包括医务人员的办公室、治疗室、护士站、内走廊等。

3. 污染区　指感染性疾病患者和疑似患者接受诊疗的区域，包括被血液、体液、分泌物、排泄物污染的物品暂存和处理的场所，如病室、患者用后复用物品和医疗器械等的处置室、污物间及患者入院、出院处置室与外走廊等。

4. 两通道　指医务人员通道和患者通道。医务人员通道、出入口设在清洁区一端，患者通道、出入口设在污染区一端。

5. 缓冲间　清洁区与潜在污染区之间、潜在污染区与污染区之间均应设两侧均有门的缓冲间，两侧的门不同时开启，为医务人员的准备间。室内配备非手触式开关的流动水洗手和手消毒设施、干手设施及必要的防护用品。

6. 遵照《医院隔离技术标准》（WS/T 311—2023），根据疾病传播方式、隔离要求不同，护理单元又可分为主要收治经接触传播疾病区域、经呼吸道传播疾病区域。有条件的医院可设独立的负压护理单元。

（1）经接触传播疾病病房：主要收治经接触传播疾病的患者。病房应自然通风良好或安装通风设施，配备非手触式开关的流动水洗手设施、干手设施；每间病房病床数不超过 4 张，床间距≥1.1 m。其他设施同普通护理单元。

（2）经呼吸道传播疾病病房：主要收治经呼吸道传播疾病的患者，含空气传播和飞沫传播，疑似患者应单独安置，确诊的同种病原体感染的患者可安置于同一病室，床间距不小于 1.2 m。其他设施同经接触传播疾病护理单元，病室内还应有良好的通风设施。

（3）负压隔离病房：是指采用空间分隔并配置通风系统控制气流流向，保证室内空气静压低于周边区域空气静压的病房。主要收治通过和可能通过空气传播的传染病患者或疑似患者。

在感染性疾病科设置与布局的基础上，还应做到：

1）负压护理单元大门应设有门禁，内部所有门宜配备闭门器。工作人员走廊与病房缓冲间之间的门可为平开门或感应式移动门，门上应有观察窗。同时应设置物品传递窗，传递窗应采用双门密闭互锁形式，内壁或外墙附近有消毒设施。

2）负压护理单元内的机械送风、排风系统应按清洁区、潜在污染区、污染区分区设置独立系统，并设计联锁。清洁区应先启动送风机，再启动排风机；潜在污染区、污染区应先启动排风机，再启动送风机。

3）清洁区送风至少应经过粗效、中效两级过滤。潜在污染区、污染区的送风至少应经过粗效、中效、亚高效三级过滤，排风应经过高效过滤。病房的送风口应设置在房间上部，排风口应设在与送风口相对的床头下侧，利于污染空气就近尽快排出。

4）负压病房最小新风量应按 6 次/h 或每床 60 L/s 计算，取两者中较大者。负压病房

水漂净；被突发不明原因传染病的病原体或其他有明确规定的传染病病原体污染的及有明显血、脓、便污染的感染性织物，若需重复使用应先消毒后洗涤，建议均按医疗废物集中处理；严禁在病房内清点和处理传染病患者污染的布类。

（6）诊疗用品：体温计专人专用，每次测量后用 75% 乙醇棉球擦拭消毒；血压计和听诊器专用，或一用一消毒，首选消毒湿巾进行擦拭消毒；使用过的医疗器械按要求盛装，并有明显的隔离标记，送消毒供应中心处理。

（7）污水处理：建立感染性疾病科护理单元独立的污水净化处理系统，严格按照《疫源地消毒总则》（GB 19193—2015）执行，严禁将未经消毒或无害化处理的污水、污泥任意排放或用作农肥。

（8）污物处理：隔离患者的生活垃圾应按照医疗废物处理。使用黄色袋装，装满 3/4 时及时密封，使用双层污物袋，能焚烧的采用焚烧处理。

（9）入院、出院处置：传染病患者入院时应做卫生处置，更换病服。患者的衣服经消毒后交家属带回或统一保管。做好患者及陪护的消毒隔离知识宣教。患者出院或转院前进行卫生处置。

（10）终末消毒：患者出院、转院或死亡时，应及时对房间进行彻底消毒，包括床单位、地面、墙壁等。

（11）应对卫生员定期培训有关病房卫生清洁、医院感染控制的基本知识，确保各种消毒剂使用正确。

（12）负压病房：在感染性疾病科清洁消毒管理的基础上，还应做到以下几点。

1）环境物体表面：消毒剂进行喷洒或擦洗消毒，转运车、轮椅等一用一消毒。根据病毒特性使用对应的消毒剂，比如，疑似新型冠状病毒感染，可使用 500 mg/L 的含氯消毒液；确诊新型冠状病毒感染，可使用 1 000 mg/L 的含氯消毒液。

2）病房内空气：换气次数达标，定期更换入风口和出风口的过滤器。

3）诊疗护理用品：重复使用的诊疗护理用品，护理单元做好预处理，双层包装，贴好疾病名称的标识，送消毒供应中心集中处理。

5）床单位处理：床单位擦拭消毒后，宜再使用床单位消毒机消毒。

6）污物处理：污物箱贴好带有疾病名称的标识，专车、专用通道转运。

7）患者死亡：减少尸体移动和搬运，用消毒液浸泡过的棉球堵塞各孔道，使用消毒液浸湿的双层布单包裹尸体，装入防渗透的双层尸体袋中，填好尸体识别卡（包括信息：姓名、住院号、性别、年龄、病室、床号、籍贯、诊断、住址、死亡时间，护士签名，医院名称），由专用车辆直接送至指定的最近的地点火化。

§3.8　器官移植科

器官移植科主要收治移植围手术期及术后并发症的患者。尽可能邻近血液净化中心、手术部（室）。护理单元分为移植病房和移植监护室。

【设置与布局】

1. 移植病房　器官移植病房分为普通区、隔离室和辅助房间。

（1）普通区、辅助房间按普通护理单元的设置与布局。

（2）隔离室设一定床位，配备中心吸氧、中心吸引和空气消毒等设备，有明显的隔离标识和手消毒设施，有条件的医院每个房间配备洗手设施。基本仪器设备同器官移植监护室。

2. 移植监护室

（1）同 ICU 的设置与布局。

（2）移植监护室与移植病房邻近，有便于转运患者的通道。

（3）移植监护室每床使用面积≥15 m²，床间距≥1.5 m，排列有序；配备多功能床、床间隔帘、中心吸氧及负压吸引设施、设备带或设备吊塔、空气（净化）消毒设备、空调等；配备双向电源及多个多功能电源插座。有条件的医院设独立超净化层流系统。

（4）备多功能监护仪、输液泵、注射泵、血糖监测仪、除颤仪、呼吸机；必要时备持续性床旁血液滤过设备、凝血检验监测系统、血气分析仪、震动排痰仪、升降温毯、输血输液加温仪（温控仪）、高流量无创呼吸湿化治疗仪等设备。

【管理要求】

1. 移植护理单元管理要求

（1）同普通护理单元。

（2）建立健全本科室各项规章制度、岗位职责、质量标准、工作流程并贯彻落实。

（3）恪守移植伦理道德规范，注意医疗保护性内容和患者的隐私。

（4）掌握各种移植的护理常规，各项抢救技术和药物使用观察；熟悉危重症医学科、器官移植围手术期和血液净化技术的护理。

（5）严格执行交接班制度，密切观察病情变化，特别是移植器官的功能状态，观察有无急性排斥反应，监测免疫抑制剂的血药浓度，及时正确地处理术后并发症，做好详细记录。

（6）严格执行各项消毒隔离措施，预防医院感染。

1）严格执行消毒技术规范和手卫生规范。

2）执行保护性隔离制度。严格控制探陪人员，减少人员流动；术后感染患者和非感染患者应分室放置。

3）进入隔离室须洗手，佩戴口罩、帽子，更换隔离衣、裤、鞋。限制探视，除本科室工作人员外，其他工作人员不能随意出入。

4）室内空气质量达到医院洁净（Ⅱ类）环境。

2. 移植监护室管理要求

（1）同危重症医学科管理要求。

（2）严格执行各项消毒隔离措施，预防医院感染。

1）进入移植监护室须洗手，戴口罩、帽子，更换隔离衣、裤、鞋。限制探视，除本科室工作人员外，其他工作人员不能随意出入。患有感染性疾病的人员不得入内。

2）移植监护室内空气、地面要定期与及时消毒。室内空气质量达到医院洁净（Ⅱ类）环境要求。有条件的配备层流设备，层流系统24小时开放，有效控制可能由空气污染造成的交叉感染。墙体、天花板、门窗、室内家具保持无尘和清洁；床单位每日用消毒液擦拭2次；地面每日用消毒剂湿拖1～2次；卫生洁具分类使用、分开放置。

3）移植监护室隔离衣、裤每班更换消毒，患者使用的布类每日更换消毒。

4）便盆、尿壶每日清洗消毒。

5）拔除管道时常规做细菌培养，疑有感染者，应增加其他部位的采样，如咽拭子、痰、中段尿细菌真菌培养、切口分泌物细菌培养等，做好记录。

§3.9　精神科

【设置与布局】

1. 封闭式管理护理单元　根据医院需求设置病床，原则上不超过50张床。护理单元外门、锁应坚固、耐磨耐用，以不锈钢材质为宜，外窗有护栏，患者不能自行打开。护理单元内门最好自动开关，无声响发出，不设门槛，不安门锁。每间病房为全封闭式无障碍设计。护理单元走道墙面使用方便清洗和消毒的材料，走道两边设置坚固扶手，距地面高0.8～1 m，走道宽2.5 m。护理单元至少有两个不同方向的安全通道门，有指示灯。所有供患者使用的热水应设恒温装置，根据气候调节适宜的水温。所有工作人员用房及医疗用房除按普通护理单元设置与布局外，加设坚固通用门锁或门禁，医疗区域不允许患者随意进出，且设有紧急呼叫系统，各室具体要求如下：

（1）病房：病床为不锈钢病床，每张床占用面积5～7 m²，床尾距墙壁1.2 m，床边与邻床距离1 m，床边与墙壁距离至少0.8 m，边缘弧形设计，病床、床头柜按需设置。室内摆放简洁明了，无障碍设计，地板进行防滑处理。可能被患者用来伤人或易损坏的设备尽可能牢固嵌入墙壁或设置在患者难以触及处。护理单元外窗有护栏或限位器，窗户开口小于10 cm，患者不能全部打开。

（2）监护室：根据科室具体情况设置监护室，紧邻护士站，二者之间采用钢化玻璃间隔或其他安全性能好的材料，方便护士观察。有适宜的灯光及空调，有条件者墙壁设为全软垫包覆盖；设视频服务器、呼叫器及监控设备，门上设置观察窗及门锁，各种设备安置于患者不能随意触及的地方。病床配有保护性约束装置。

（3）保护性隔离室：室内除用于患者情绪发泄和安全制品外，不放其他任何物体，墙壁、地面、门等有一定厚度的全软材料覆盖，另设视频服务器及监控设备，门上设置观察窗并牢固上锁。

（4）抢救室：除按普通护理单元的抢救室设置外，病床配有保护性约束装置。

（5）输液观察室：紧邻护士站，二者之间采用钢化玻璃间隔，以便对患者观察监护。设置10～12张病床，病床宜便于约束患者。输液观察室可根据医院情况设置，非必需设置。

（6）心理治疗室：配备办公桌、办公椅、沙发及其他相应设备。

（7）康复娱乐室：设置于护理单元一端，便于医护人员巡视。室内通风良好，自然采光充足，温湿度适宜。娱乐设备设施简洁、安全，书报、杂志内容健康、轻松。设置书报杂志架、阅读桌椅、棋牌桌、电视机、黑板、健康教育展示板等，康复娱乐室根据医院具体情况独立设置，其设备设施包括健身房、棋牌室、工艺制作室、阅读室、音响设备、美术绘画室、健康教育室、音乐治疗室、电脑操作室等。

（8）配餐室：不锈钢碗碟、消毒碗柜、微波炉、冰箱、洗涤池及防蝇蚊设施。

（9）患者餐厅：餐桌、餐椅固定，桌面、椅面、椅背为塑钢材质，桌架、椅架为不锈钢材质，铺设防滑地板。

（10）患者公共卫生间：设冲水式蹲位卫生间若干，1～2个坐便式卫生间，设置矮墙隔断，隔断墙高度不超过1 m，地面防滑处理。

（11）患者公共浴室：设嵌入天花板的莲蓬头沐浴设备若干，嵌入墙内的无门壁柜若干，固定更衣座椅。

（12）患者会客室及物品存放室：设患者储物柜、会客桌、会客椅，墙上设挂式电视机、对讲机等。

2. 开放式管理护理单元

（1）一般设置与布局同封闭式管理护理单元。

（2）窗户要求：同封闭式管理护理单元。

（3）普通心理治疗室：房间的大小以6～8 m² 为宜，色彩以淡雅为主，光线适中；摆设简单，配置沙发、茶几、桌椅、纸巾、饮用水等，不安装电话。室内布置成一个精致、舒适、简洁的家庭小客厅。

（4）康复娱乐活动室：宽敞明亮、舒适整洁。配置常用的娱乐设施设备，如电视机、音响设备、棋牌、桌椅、羽毛球、乒乓球、风琴等一般性娱乐器材及供患者阅读的健康教育资料、图片、杂志、书刊等。

【管理要求】

1. 一般的人员管理、环境管理同普通护理单元。

2. 患者管理 根据患者的病情，为加强患者与现实社会环境接触的机会，使其身心功能得到多方面的训练和实践，可由医师开具医嘱，对患者实施封闭式管理和开放式管理。开放式管理又分为半开放式管理和全开放式管理。封闭式管理更适合于精神疾病急性期、严重的冲动、伤人、毁物、自杀及病情波动无自知力的患者。半开放式管理的患者每日完成常规治疗后可以在家属的陪同下外出活动，周末可以安排家属陪伴回家，避免患者脱离社会，促进身心恢复。全开放式病房是患者有自我管理能力，自愿接受治疗，生活上和物品管理上也以自我管理为主，在家属陪同下患者能外出活动，但要在规定时间内返回病房进行治疗等活动。不遵从开放式管理者建议转入封闭病房。

3. 建立健全完整的管理规章制度和标准并贯彻落实　除本科各项规章制度、岗位职责、质量标准，封闭式病房建立患者作息制度、住院休养制度（如进餐时间、睡眠时间、服药时间、通信时间、测量生命体征时间和各项康复治疗时间等）、探视制度等；开放式病房必须包括：患者住院知情同意制度、陪护管理制度、外出请假制度、药品及个人物品的管理制度、患者住院期间的权利与义务等。

4. 护理单元严格执行专科安全管理制度　如危险物品管理制度、探视制度、巡视制度、会客制度、患者外出检查制度、保护性约束制度、特殊精神患者管理制度（抑郁、暴力行为、出走倾向等）。

5. 严格执行交接班制度　实施床头交接，交接内容包括患者总人数、新入院患者、病危、病重、约束、输液、自杀高风险、伤人毁物高风险、逃跑高风险等情况，对于自伤自杀、伤人毁物等特殊患者心中有数，严重者必须安置于监护室进行 24 小时监护。

6. 护理单元设置体现以人为本、安全适用的原则

（1）室内建筑与设施、设备以患者及医护人员安全为首要原则，无钉子、拉绳等任何危险物品。

（2）护理单元布置以方便、舒适、美观、实用并符合精神病患者特点为原则。室内设备设施陈设简洁，窗帘、被服色彩自然。尽可能做到室外园林化、室内家庭化，墙上张贴患者或员工制作的手工图案、装饰品或字画等，满足患者身心需要。

（3）电器设备及各种可能被患者用来伤人或易损坏的设备嵌入墙壁或设置壁挂式，以患者不能触及为准。电源插座开关统一置于护士站。门锁、窗户牢固不易损坏，地面防滑。

7. 护理单元药品、钥匙、清洁卫生用具及可能导致患者自伤或他伤的物品等均有固定数目，定位放置，用后及时补充，详细交班。发现数目不符，应立即追查原因，杜绝意外发生。

8. 患者洗澡或外出检查、活动时有专人照料，防止烫伤、走失、跌倒、摔伤等。

9. 使用正确给药途径与方法，说服劝导患者接受治疗，发药到床并看服到口，必要时检查患者口腔，保证患者的治疗，劝说无效者，可采取肌内注射或鼻饲等途径。

10. 随时保持护理单元环境安全，每次会客后进行全面安全检查。严重精神障碍护理单元实行封闭式管理，出入护理单元及患者非自由活动区应随手锁门。

11. 采用约束保护的患者注意　详见附录 4 "住院患者身体约束护理"。

§3.10　老年科

【设置与布局】

护理单元床位数应≥20 张，设抢救床位 1～2 张。每床净使用面积应≥7 m²，床间距宜≥1.0 m，卫生间面积宜≥4 m²。病房设置标准符合国家规定。标识系统醒目、简明、易

懂，具有良好的导向性；字体尺寸要大，便于老年人识别，标识牌高度要适宜，要同时兼顾到站立老年人和轮椅老年人的使用。通道、房间、卫生间为无障碍、无反光、防滑设计，走道两边宜设置坚固圆形扶手。环境整洁，陈设以暖色调为主。照明均匀充足，温湿度适宜。

1. 病房　病床之间以及病床与家具之间有足够空间供轮椅通行。病房设无障碍通道，不设门槛。设有扶手、椅背、安全舒适的座椅。有条件的医院可配电话、电视机、冰箱、饮水机、陪护椅等。

2. 卫生间　配置马桶、洗脸盆和洗浴盆或淋浴器，如设有洗浴盆，内设固定座椅、扶手等。洗浴空间、马桶及洗手盆均需设固定扶手，卫生间宜设平开门，留有观察窗口，安装双向开启的插销，不应采用力度大的弹簧门，设有防滑、紧急呼叫装置等安全设施。有条件的医院可在护理单元使用智能化设施。

3. 活动室　有条件的医院配备桌、椅、黑板、投影设备、书柜、报架、棋牌等。可配多媒体、电视机、必要的健身及功能锻炼设施等。

4. 接待室　配备桌、椅、沙发、饮水装置等。

5. 设置老年综合评估室，常规配备电脑、打印机、办公桌、椅子、评估设施、设备等。

6. 门诊、护理单元及相关公用场所应当符合老年患者活动场所及坐卧设施安全要求，执行国家无障碍设计的相关标准。

7. 其余同普通护理单元。

【管理要求】

1. 同普通护理单元。

2. 制定老年综合评估技术规范，老年多学科服务模式，建立健全本科各项规章制度、岗位职责、质量标准和工作流程并贯彻落实。

3. 开展老年综合评估与干预，对老年患者高风险因素予以早期识别与干预。

4. 安全管理　有跌倒、坠床、误吸、走失、压力性损伤、深静脉血栓、烫伤、用药错误等的预防和处置工作规范。

5. 提供适合老年人及其照护者需求的健康教育。

6. 采用智能设备宜提供人工辅助服务，如挂号、收费、检查检验结果打印设有人工服务窗口。

7. 建立老年患者在院内及与康复、护理机构及社区卫生服务中心的双向转诊机制。

8. 形成老年友善文化。

§3.11　日间手术中心

【设置与布局】

医疗机构可根据自身条件采取多模式的日间手术服务，包括集中式管理、分散式管理和综合式管理。有条件的可以设置独立的日间手术中心，建筑要求独立或相对独立成区，与住院部、各类辅助检查部门相邻近，包括但不限于综合服务区、手术室、麻醉复苏室、日间病房。

1. 综合服务区　是患者办理预约、入院、出院及家属在患者手术期间等候的区域。应包括患者预约接待处、出入院办理处、医护工作站等，配备电脑、打印机等必要的办公设备，主要完成患者咨询、出入院登记、收费等功能；等候区环境宽敞明亮，设候诊椅。

2. 手术室　结合医院实际情况，可在中心手术室设立日间手术专区，条件许可时设立独立的日间手术室，手术间数量可根据医院日间床位数、手术级别、手术量等动态调整；应根据开展的日间手术类别和手术量配备所需要的设备、器械。

3. 麻醉后监测治疗室　是患者术后恢复知觉所必需的场所，除应配备必需的监护仪及抢救设备外，尤应注意其面积应与手术间数量相匹配。其他辅助用房（如麻醉准备间等）的面积也需与手术间数量相适应。

4. 日间病房　为日间手术患者提供术前准备、术后观察与恢复服务，基本设置同普通护理单元，有条件的可以设置术前等候区、谈话室。

【管理要求】

1. 同普通护理单元。

2. 建立日间手术相应制度、流程、职责、规范等，定期监测日间手术相应质量指标并持续改进。

3. 手术室、麻醉后监测治疗室按照相关要求管理。

4. 熟练掌握各专科疾病护理常规、术后观察要点及护理。

5. 预检随访岗位由工作经验丰富的护士担任，应具有良好的沟通协调能力。负责为患者提供预约接待、术前评估、健康教育、出院随访等工作，严格落实日间手术入院前相关告知与沟通和出院后延续性护理服务。

§3.12　全科医学科

【设置与布局】

全科医学科应当满足独立科室建制的必备条件，符合全科医疗、教学、分级诊疗、双向转诊等功能定位，具有承担全科医疗、教学、科研的相应能力，适应全科医师培训需求。

1. 病房

（1）同普通护理单元。

（2）病床数应满足全科专业住院医师培训教学需求，以 20～40 张为宜。有独立的示教室及相关教学设备。

（3）基本设备：参照同级综合医院基本设备并结合全科医学科实际需要配置与其功能

和任务相适应的场所、设施、仪器设备。

2. 门诊

（1）诊间≥2间为宜，其中一间宜为全科教学门诊。

（2）全科诊室：设备包括洗手台、电脑、诊疗床、诊疗桌、医师椅、患者椅、听诊器、观片灯、身高体重仪、软尺、便携式血糖仪、检眼镜、检耳镜、血压计、温度计、压舌板等。有条件的可增加全科相关其他设施，如妇产科扩阴器，换药器械等。

（3）全科教学门诊：与全科诊间邻近为宜，用于带教师资和住院医师讨论、评估。应具备可满足全科教学和实践操作所需的临床技能训练模拟设备，医学临床思维训练考核评价平台。配备单向玻璃或录音、录像设备等可视系统，用于教学观摩，也可以兼为全科诊室。

【管理要求】

1. 同普通护理单元。

2. 制订专科规章制度，如全科护士参与全科教学查房的管理制度、双向转诊管理制度，有符合国家规定的相关临床诊疗指南和临床技术操作规范、护理工作规范、感染管理规范、消毒技术规范等。

3. 业务要求

（1）熟练掌握疾病常见症状、常见慢性病、多发病的护理常规，以及慢病管理计划。

（2）协调患者在综合医院专科及全科间的转诊。

§3.13　I期临床试验研究中心（室）

【设置与布局】

I期临床试验研究中心（室）研究对象包括目标人群（患者）和健康受试者，通常应设置筛选区和试验区，设置要独立或相对独立，内部结构做到布局合理，分区清楚，便于受试者观察及临床试验工作的程序化开展，并符合医院感染控制要求。

1. 筛选区　是进行受试者筛查的场所，一般要求空间相对集中，分区合理，按筛选顺序设置各功能室，各功能室入口有清晰、统一的标识。筛选区一般包括受试者接待室、知情同意谈话室、问诊体查室、医师办公室、心电图检查室，全区域应安装视频监控系统及同步时钟。

（1）受试者接待室：是受试者签名报到的场所。通常应设置有签到处、集体宣教处、临床试验查重系统。

（2）知情同意谈话室：是和受试者谈话沟通，介绍临床试验的详细情况并签署知情同意书的场所。应利于受试者隐私保护，条件许可时可单独设置，应是相对安静、独立的区域。

（3）问诊体查室：是对受试者进行体格检查的场所。配置身高体重仪、血压计、体温计、治疗床。

（4）医师办公室：是研究中心（室）医师进行建卡、挂号、下达医嘱的场所。应配备适用的电脑、打印机、条码机等。

（5）心电图检查室：有条件时可设置独立的心电图检查室，配备心电图机、可溯源电脑、同步时钟、基本急救药品（必要时）。视频监控若对此区域有覆盖，应使用床帘进行遮挡，不得暴露受试者隐私。

2. 试验区　根据不同的使用需求，一般分为试验工作区、试验病房、受试者生活区。试验工作区包括入院出院区、采血室、护士站、抢救室、样本处理室、生物样本室、药物储存准备室、办公室、资料档案室、试验物资储存室；受试者生活区包括受试者活动室、餐厅、卫生间及淋浴室。

（1）工作区：

1）入住及出院区：应根据空间及本中心（室）基本条件制订入住及出院流程。通常受试者入住时"只进不出"，出院时"只出不进"。配有鞋架、物品储存柜、物品检查处、更衣室。

2）采血室：设于护理单元中心位置，靠近抢救室、医师办公室、护士站、生物样本预处理室。室内宽敞明亮、通风良好，有空调及空气消毒设备。

3）护士站：按照医疗机构常规要求设置护士站，应布局在病房的中心位置，便于对受试者的观察和试验操作。配置电脑、打印复印设备、视频监控查询系统、广播系统。条件许可时，可配备心电遥测远程监护系统，对受试者进行实时监护。

4）抢救室：应具有必要的现场抢救条件，配备抢救及监护仪器设备如抢救车、除颤仪、心电监护仪、心电图机、氧气及负压吸引装置。同时，应具有迅速转诊的条件，能够及时转运至急诊科或 ICU。

5）样本处理室：进行生物样本离心分装的场所，配置离心机、操作台、低温冰箱、避光设施（避光窗帘、黄光灯或避光操作箱）等，以根据不同试验要求进行相应转换。

6）生物样本室：进行生物样本储存的场所，配置冷冻冰箱、冷链监控系统、温湿度监控设备、避光设施及无间断电源。

7）药物储存准备室：进行药物储存、分装及配置的场所，需要配备药品专业储存柜、温湿度监控设备、避光设施，必要时配备层流净化台、生物安全柜。

8）办公室：试验相关工作人员进行办公的场所。配备办公信息设备，包括联网工作计算机及可溯源院内联网计算机；配备项目资料柜（上锁）、打印复印设备。

9）资料档案室：是进行临床试验原始资料储存的场所，应严格出入管理，配备可上锁资料柜，覆盖视频监控系统。

10）试验物资储存室：是进行试验项目物资储存的场所，配置置物架、项目柜及温湿度监控设备。

（2）试验病房：试验病房应根据国家卫生健康委和国家药品监督管理局相关要求，结合Ⅰ期临床研究类型、医院综合考虑设置病床若干，其中抢救床不得少于1张。病房设备应有负压吸引、供氧、呼叫系统、电源插座等设施。特殊情况下需配备专用仪器，如心电监护仪、输液泵、血糖监测仪等。配置带有轮子的病床并配备隔帘，以利于保护受试者的个人隐私和安静休息。病房门以及走廊应足够宽敞，以便于病床出入，走道两边宜设置坚固扶手。

（3）受试者生活区：

1）受试者活动室：是受试者休闲活动的区域，可设置书籍报刊架、阅读桌椅、棋牌、电视机、健康教育展览板。室内装饰应舒适、温馨。

2）餐厅：包括配餐室和就餐室，配备饮水设备、食物称量秤、饮食保温设备等。

3）卫生间及淋浴间：建议在整个生活区域设置数量合适的卫生间及淋浴间，便于试验期间监护，设置清晰的男女卫生间标识牌，卫生间隔门应有紧急开门装置，以便受试者如厕发生意外时可以迅速打开隔门进行救治。

【管理要求】

1. 同普通护理单元。

2. Ⅰ期临床试验研究室应制订相应的管理制度和标准操作规程（standard operation procedure，SOP），并及时更新和完善。

3. 研究者资质要求

（1）具有在临床试验机构的执业资格；具备临床试验所需的专业知识、培训经历和能力；能够根据申办者、伦理委员会和药品监督管理部门的要求提供最新的工作履历和相关资格文件。

（2）熟悉申办者提供的试验方案、研究者手册、试验药物相关资料信息。

（3）熟悉并遵守《药物临床试验质量管理规范》及相关的法律法规。

4. 出入管理

（1）全程封闭式管理，中心应设置双向门禁系统并进行严格门禁管理，受试者和工作人员进入Ⅰ期病房有不同的路径，互不干扰，试验无关人员与受试者不能随意出入。

（2）因试验项目需要出入病房的人员（如临床试验监察员、临床协调员等）应提前跟Ⅰ期研究室进行报备和登记，凭工作牌出入。

5. 受试者安全管理

（1）Ⅰ期试验必须保障受试者的权益与安全，受试者招募方式应经伦理委员会审查。

（2）试验开始前，应使受试者充分知情并签署知情同意书；试验过程中，知情同意书如需要修改，修改后的知情同意书必须经伦理委员会审批，并再次获得受试者的知情同意。

（3）加强研究者工作责任心及应对突发事件的能力，将受试者的安全作为管理重点，定期组织应急预案的演练。

（4）加强受试者健康教育及心理护理，及时识别受试者的心理问题，提前干预。

6. 受试者隐私保护　病房禁止各种摄像器材进行拍照或录像。研究过程中所有涉及受试者隐私相关的资料均不得暴露，应注意妥善保存，研究资料由专人管理，储存在有标识的带锁文件柜。

7. 仪器设备的管理

（1）试验病房应配备具有生命体征监测与支持功能的设备，如心电监护仪、心电图机、除颤仪和呼吸机等，并具有供氧和负压吸引装置。具有可移动抢救车，且配有抢救药品和简易抢救设备，确保抢救设备完好率100％。

（2）仪器设备管理应专人负责；仪器设备应有清晰的标签标明其生产日期和运行状态，并进行维护、检测和校准；仪器设备具有可操作的标准操作规程，并保留所有使用和维护的记录文档；确保专人适时对试验设施设备进行质量控制检查，对仪器资料进行归档管理。

8. 信息化管理　应使用药物临床试验信息化管理系统及全国统一的临床研究受试者数据库系统，提高药物临床试验机构的管理效率，保证Ⅰ期临床试验项目运行符合规范。在项目运行过程中，根据工作需要配备相应的软件系统，并进行有效地管理，软件管理应由专人负责，软件操作者应经过相关操作培训，以保证项目的顺利进行。

§3.14　门　　诊

【设置与布局】

1. 布局　门诊建筑要求空间统一集中，各功能部门分区合理，方便患者就诊。内部各科室单元入口标识醒目。宜在门诊与城市道路之间设一条25～30 m的绿化带以减少灰尘和噪声。

门诊一般包括门诊综合大厅、诊查室、治疗室、采血室、换药室、门诊手术室、各专科门诊。门诊综合大厅布局应建立以候诊、药房、检查部、住院部为主链，各专科诊区为支链的结构模式。门诊综合大厅宜采取放射状或"T"形布局，设一站式服务台、候诊厅、咨询台、预检分诊台、导医台及挂号、收费、取药等窗口，流程合理。

（1）门诊行政隶属部门：包括门诊办公室、门诊接待室、咨询服务台等。挂号、收费处可由门诊部、财务部协同管理。

（2）门诊业务科室：包括门诊药房，化验室、心电图室、放射室、超声心动室、超声诊断室、各种内镜室（有条件的医院设内镜中心）等各种检查检验科室，采血室，灌肠室等。

（3）专科门诊：根据医院功能设相应的专科门诊，如内科、外科、妇产科、皮肤科、儿科、耳鼻咽喉头颈科、眼科、口腔科、神经内科、神经外科、中医科（中西医结合科）、康复科、感染性疾病科、老年病科、全科医学科、发热门诊、护理专科门诊（如伤口造口、经外周静脉穿刺中心静脉置管）等。各科又可根据情况设专科专病、联合门诊。

（4）专家（特需）门诊：应设置在相对独立区域内，分设各专科诊室。

2. 环境与设施

（1）门诊综合大厅：应宽敞、明亮、通风良好。有清晰醒目的门诊布局平面图、路标及就诊须知。通过电子显示屏、宣传栏、信息发布系统等形式，介绍诊疗收费项目及标准、药品价格、门诊医师出诊动态、专家主攻方向、专科特色和新技术、新业务等。一站式服务台、挂号处、收费处、咨询台、母婴室设在门诊区域适当位置，并设低位服务台，有条件的可采用敞开型挂号。药房、检验科、放射科等设在门诊一楼或门诊大厅附近。大厅设一站式服务台、自助机、等候椅、供应饮用水，提供一次性饮水杯。门诊入口须宽敞，易于人员流动，有条件的医院产科、儿科门诊设单独出入口，设置老年人、军人、行动不便人员、孕产妇专用通道。

4层及4层以上门诊楼应设电梯，且不得少于2台，分患者用电梯和医用电梯；各楼层设卫生间、无障碍卫生间，空间大小满足就诊患者需要。

（2）候诊厅（室）：应宽敞、明亮、通风良好，可容纳就诊人员流动和候诊。室内设分诊台、服务台，供应饮用水，有条件的设自动排队叫号系统。有就诊流程、专科介绍、健康教育资料等。感染性疾病科候诊室（区）应配备空气消毒设备。儿科候诊室（区）应设施安全、适应儿童特点（有洗手设施、宜洗刷玩具和母婴室）。

（3）诊室：每个诊室设1～2张诊桌和2～4张座椅，设诊查床和踏脚凳，有隔帘或屏风遮挡，有洗手池、非手触式水龙头、洗手和干手设施或速干手消毒剂。医院每间诊室配备电脑及打印机，有条件医院配备自动排队叫号系统。专科诊室配备专科检查设备。儿科应有隔音设施；儿科、呼吸科、感染性疾病科诊室配备空气消毒设备；妇产科各诊室安装不透明玻璃与窗帘。

（4）采血室设有采血窗口和等候区，有条件的医院宜设全自动智能采血系统；可设有平卧采血窗口和优先采血窗口，方便特殊人群和特殊项目采血。

（5）各专科门诊：各专科门诊内治疗室除按专科要求配备所需用物外，均应配备基本的抢救药品及物品、洗手液、速干手消毒液、干手设备、洗手法示意图等。

1）内科门诊：设候诊室、治疗室、各专科诊室（如心血管内科、神经内科、呼吸内科、消化内科、血液内科、内分泌科等）、更衣室、办公室等。

2）外科门诊：设候诊室、治疗室、各专科诊室（如普通外科、泌尿外科、神经外科、骨科、心胸外科等）、更衣室、办公室等。除此以外，设换药室、门诊手术室、术后观察室、石膏整复室、污物处置间等。①换药室：置于外科诊室附近。应宽敞、明亮、通风良好，配备操作台、诊查床、无菌物品柜、药柜、洗手池、空气消毒设备、基本的抢救物品、药品及外用药品等。分清洁区、半污染区和污染区，并在每个区域设有明确的标识。有条件的医院可设置伤口中心，已设置伤口中心的医院可不设换药室。②门诊手术室：置于空气污染较少的位置，远离马路。设无菌手术间、一般手术间、洗手间（有冷热水装置）、术后观察室、储藏室、器械准备间（内有器械柜、敷料柜、布类柜等）、处置室，另设工作人员更衣室、卫生间，有条件者设浴室。手术间有基本的手术用器械物品、空气消毒装置。清洁区、污染区分区明确。患者和工作人员通道分开设置，患者须换鞋后进入手术清洁区，工作人员须更衣换鞋后进入清洁区。其他设置及环境要求见本章手术部（室）相关内容。

3）妇产科门诊：宜设置在楼层的一侧，有单独出入口。设分诊服务台、候诊室（区）、产科诊室、妇科诊室、妇科治疗室、人工流产手术室、超声波检查室、围产期检查室、孕妇学校、妇产科特殊检查专用卫生间等。各室安装不透明玻璃与窗帘。①产科诊室：有条件的医院分普通产前检查室及高危孕产妇检查室，室内有产科检查的仪器物品。②妇科诊室：室内配妇科检查床及妇科检查所需仪器物品。③妇科治疗室：宜设普通治疗室和阴道炎治疗室。根据所感染的病原体不同，分别固定床位，备冲洗物品及用物、浸泡桶等。④人工流产手术室：基本要求同外科门诊手术室，供人工流产、放环、取环及妇科小手术使用。设患者准备间、洗手间、手术器械准备间、手术间、术后休息室、处置间、卫生间等。⑤孕妇学校：设有宽大舒适的靠背椅，有围产期健康教育和母乳喂养健康教育栏，有基本的教学设施，如黑板、模型、工具、电视机、投影仪等电子教学设备。环境温馨、优美、空气流通、采光良好。

4）儿科门诊：详见儿科门诊章节。

5）耳鼻咽喉头颈外科门诊：设听力检查室、纤维喉镜室、治疗室等，诊室内配备专科诊疗设备及物品，其余同外科门诊。

6）眼科门诊：设暗室、视力检查室、验光室、治疗室等；暗室宜与诊室相通，需要良好的遮光设备，墙壁粉刷成深蓝色或黑色，有通风设备；其余同外科门诊。

7）口腔科门诊：应按照开展诊疗的项目，对建筑布局进行合理设计，至少应包括诊疗区（诊室、放射室等）、器械处理区、医疗辅助区［压缩空气设备区、负压吸引设备区、医疗废物暂存区和（或）污水处理区；如需自行灌制石膏模型的诊所应有独立的模型灌制打磨区］、候诊区、医务人员办公区等。

诊室、放射室、器械处理区、压缩空气设备区、候诊区应独立设置，符合以下要求：①诊室或门诊部医疗废物暂存区、污水处理区、负压吸引设备区可放在同一房间。②压缩空气设备区的压缩空气进气口位置应远离污染源，送入诊室的压缩空气应经无油处理。③负压吸引设备区的排气口应远离建筑主要出入口、压缩空气设备进气口和人群聚集场所。④诊室内每台牙科综合治疗台的建筑面积和净使用面积按照《医疗机构基本标准（试行）》和相关文件要求设置。⑤两台牙科综合治疗台间宜设物理隔断，隔断高度≥1.8 m，或两台牙科综合治疗台头椅间距≥2.4 m。⑥诊室内应设立手卫生设施（水池、皂液、手消毒液、干手设施等）。诊室内应根据牙科综合治疗台的数量合理配备洗手设施，至少每两台牙科综合治疗台配备1套手卫生设施。⑦洗手设施宜配置在医务人员操作体位后侧或右侧。⑧口腔放射室建筑面积及防护要求应符合《放射诊断放射防护要求》（GBZ 130—2020）要求。⑨口腔种植治疗应为独立诊室，使用面积符合国家有关规定。⑩器械处理区建设应符合《口腔器械消毒灭菌技术操作规范》（WS 506—2016）要求。⑪口腔器械处理符合《口腔器械消毒灭菌技术操作规范》（WS 506—2016）要求。

8）皮肤科门诊：设免疫室、治疗室、实验室、性病门诊等，其余同外科门诊。①诊查室：自然光线充足、温度适宜，有隔帘或屏风遮挡。②皮肤科实验室：配备显微镜、离心机等真菌常规检查仪器和试剂，有条件的医院配备真菌培养、鉴定、药敏等试剂和仪器。

9）中医科（中西医结合科）门诊：同内科门诊外，设针灸室。针灸室宜为大间，治疗床之间有隔帘隔开。

10）康复科门诊：同内科门诊外，设康复治疗室。根据医院开展的治疗项目可设多个治疗室，有隔帘隔开。

11）感染病科门诊：详见本章"感染性疾病科门急诊"。

【管理要求】

1. 环境管理

（1）门诊环境宽敞、明亮、整洁、安静，布局合理，流程便捷，通风采光良好，有必备的公共卫生设施。设无障碍通道，消防设施齐全，设置统一规范、醒目的路标牌、指示牌、警示牌（防滑、防跌倒、防烫伤），标识清楚，易于识别。

（2）各诊区有患者就医须知和就医流程，有人性化服务便民措施，如充电设施、爱心专座、轮椅、平车、等候专座、轮椅平车租借等，轮椅、平车功能完好，定期消毒。接送隔离患者应专车专用，用后严格消毒。

（3）落实医院感染控制制度，防止院内感染。各科治疗室保持室内整洁，每日空气消毒1次，定时通风，各诊区地面每日湿式清扫2次。

2. 一般护理管理

（1）建立健全门诊各项护理工作制度、岗位职责、工作标准、业务技术操作规程等。

（2）服务热情、周到，解释耐心，态度和蔼、文明礼貌。

（3）认真做好开诊前准备，诊疗用物及器械准备齐全，位置固定，一次性物品和无菌物品在有效期内。预检、分诊、就诊、治疗安排有序，尽量缩短患者等候时间。

（4）预检分诊准确、细致，如发现传染病患者按传染病管理，根据疾病的传播途径采取相应的隔离措施，做好消毒隔离和疫情报告。

（5）按患者挂号序号、病情等合理安排就诊，维护好候诊秩序。根据病情诊前测量体温，必要时测脉搏、呼吸，记录于门诊病历上。

（6）随时观察病情，遇高热、惊厥、剧痛、出血、呼吸困难、发绀、心力衰竭、瘫痪、精神异常及其他病情危重者，应安排提前诊治，必要时紧急陪送急诊室处理。对年老体弱患者主动给予照顾。

（7）男、女患者尽量分室安排诊疗。检查肛门、乳房、耻区（下腹部）等隐私部位，应采取保护性遮挡。如男性医务人员为女性患者进行检查时，有护士或家属陪伴。

（8）利用不同形式对患者进行健康教育，如介绍疾病预防与控制、优生优育等知识，对就诊、特殊检查、治疗、手术等患者给予健康指导。

（9）各诊区急救物品做到"四定"，有物品交接本，账目清楚，清点制度落实。贵重仪器有维修保养制度，如有缺损需查明原因、及时补充。

（10）做好日工作量统计。

（11）门诊各诊区定期收集意见，针对工作人员及患者的意见与要求，及时解决，持续改进。

3. 各专科门诊护理管理　除一般护理管理外，各专科护理管理如下：

（1）内科门诊护理管理：同一般护理管理。

（2）外科门诊护理管理：同一般护理管理。换药室护理管理详见本章"伤口造口失禁护理中心"。

（3）儿科门诊护理管理：详见本章"儿科门急诊"。

（4）皮肤科门诊护理管理：

1）协助医师进行活检标本采集，做好器械、药品和敷料等准备。

2）治疗完毕，器械、敷料按要求处理。

（5）产科门诊护理管理：

1）对做专科检查的患者进行相关指导，如需做阴道检查者，嘱患者检查前排空小便。初诊、复诊孕妇须测量体重、血压等。

2）配合医师诊查患者，诊查床上的垫单一人一换，提供合格的检查物品，对艾滋病、梅毒孕妇使用单独皮尺等。

（6）妇科门诊护理管理：

1）对做专科检查的患者进行相关指导，如阴道检查或门诊手术者，嘱患者排空小便；需尿检查者嘱留尿标本；月经期间一般不做阴道检查。

2）阴道流血患者，检查前应先消毒外阴，检查用品必须无菌。

3）按医嘱进行治疗及配合特殊检查。诊查床上的垫单一人一换，提供合格的检查物品。

（7）眼科门诊护理管理：

1）初诊患者在就诊前检测远、近视力。

2）遇婴幼儿检查应备好开睑钩，协助医师固定患儿四肢及头部。

3）预约扩瞳检查的患者，按医嘱滴扩瞳药。若滴药后瞳孔不能完全散大，应及时报告医师做进一步处理。

4）注意对暗室通风、换气与防潮。

5）严格执行查对制度，各种检查及治疗应分清左眼、右眼。操作时先右后左，单眼传染性或严重眼病例外。

6）严格执行药品管理制度，滴眼液瓶签标识清晰，严格区分扩瞳与缩瞳药。

（8）口腔科门诊护理管理：

1）同一般护理管理。

2）合理安排患者就诊，根据医院分科将病历按口腔内科、口腔颌面外科及口腔修复正畸科分开，依次进行诊疗。口腔急性出血、急性疼痛、口腔颌面外伤及年老体弱患者提前安排就诊。发现传染性疾病如流行性腮腺炎、艾滋病等应安排单独的诊室就诊，同时按相关规范要求做好诊疗后的环境、用物、器械等处理。

3）定期检查治疗台上的各种常备药物、口腔专科耗材、一次性无菌物品等，及时补充与更换，杜绝过期，规范使用。

4）规范使用一次性胸巾、护目镜、面屏等防护用品，保持防护用品清洁，受唾液、血液等污染时及时更换。

5）口腔器械应一人一用一消毒和（或）灭菌，高度危险口腔器械应达到灭菌水平，中度危险口腔器械应达到灭菌水平或高水平消毒，低度危险口腔器械应达到中或低水平消毒。

6）诊疗过程中注意手卫生，杜绝医院感染。

7）诊室护士负责配合医师完成各项口腔治疗、手术等操作，包括准备器械、药品、口腔耗材、一次性无菌用品等，根据治疗项目调配合适的充填材料，配合口腔取模、灌模及整理记录模型等。

8）保持急救药品及器材处于完好备用状态。

9）定期清点、检查和保养口腔设备，保持功能良好，防止损坏或遗失。

（9）门诊治疗室护理管理：门诊部可根据情况设立各科治疗室或综合性治疗室。

1）严格执行消毒隔离有关规定，工作人员入室前着装规范，穿工作服、戴工作帽及口罩。无关人员不得进入治疗室。

2）室内环境整洁，空气新鲜，每日上下午各通风1次，每次30分钟。

3）治疗室的各项物品应定位放置，专人保管，用后归还原处，每日检查，随时补充。

4）严格执行查对制度和遵守操作规程。

5）严格执行无菌技术操作，用过的器械、物品按消毒隔离规范处理。

6）治疗室有必要的急救药品及设备，及时处理各种突发事件。

（10）感染病科门诊管理：详见本章"感染性疾病科门急诊"。

4. 伤口造口失禁护理中心

（1）设置与布局：伤口造口失禁护理中心为独立的护理单元，设置于外科诊室附近，方便轮椅、平车出入的区域。中心应包含诊疗区和辅助区，诊疗区设有清洁间、污染间、感染间，有条件的可以增设造口护理室及宣教室，辅助区包括更衣室、办公室、处置室等，值班室、库房、男女卫生间等可与其他门诊共用。所有区域布局合理，分区明确，通风采光良好，消毒隔离设施符合预防医院感染要求。

1）诊疗区：设有诊疗床、诊疗椅、上下肢换药支架、换药车、储物柜、空气消毒设备、脚踏式垃圾桶、锐器盒、洗手设施及办公设备等。配备必要的专科设备，如相机、超声清创机、红蓝光治疗仪或其他专科治疗仪器、出诊车（箱）等。

2）辅助区：包括处置室、库房、办公室、更衣室、值班室等。

（2）管理要求：

1）一般管理：①同门诊。②协助开展伤口造口失禁专科护理质控和培训。

2）人员管理：①护理人员应取得造口/伤口治疗师资质证书后方能单独执业。②严格遵守法律法规及医院相关制度，遵循诊疗规范。

3）物品管理：①专人负责管理药品、物资、设备、耗材等，做到账物相符，定位放置、无过期、变质、损坏、浪费等现象。②物品按照灭菌、清洁、污染分区放置。灭菌包、一次性无菌医疗用品按灭菌日期先进先出的原则依次排列放入专柜，灭菌日期、标识清晰；提倡使用小包装；启封的外用无菌溶液、消毒剂、无菌物品等按要求注明启用日期和时间，并限期使用。③仪器设备应专人负责、定位放置，有固定标识牌，包括仪器名称、型号、出厂号、固定资产号、购置日期、负责人及操作流程等。使用时，应严格遵守操作规程。

4）医院感染控制：①严格落实医院感染控制相关规范。②清洁区、污染区、感染区划分明确，相互无交叉，并有醒目标识。诊室自然光线充足、温度适宜，有隔帘或屏风遮挡。③保持室内清洁，每日空气消毒1～2次，定时通风，地面、操作台面、换药车、上下肢换药支架、诊疗床（椅）等每日湿式拖抹2次，污染时及时清洁。④严格遵守无菌操作原则，换药操作应按清洁伤口、污染伤口、感染伤口依次进行。多重耐药菌感染患者需安排在污染区处理伤口，执行标准预防措施，医疗废物置于双层黄色垃圾袋，封口密闭，并标识"多重耐药菌"，按要求做好终末处置。

5）质量与安全管理：①建立健全并落实伤口造口失禁护理中心各项护理工作制度、岗位职责与工作标准、工作流程、常用护理技术操作规程、应急预案等。②治疗操作前详细询问病史，查看病历，做好解释，告知注意事项，消除患者顾虑，取得其信任和配合。③检查患者时，尽量在自然光线下进行；注意保护患者的隐私，检查隐蔽部位时，对异性患者应有第三者在场。④换药时动作轻柔、准确，尽量减轻患者痛苦。对有出血风险的伤口或部位，进行保守锐器清创时，需告知患者及家属相关风险，取得同意，必要时签署清创知情同意书后方可进行操作。⑤处置过程严密观察病情，如出现出血、低血糖、疼痛等情况时，暂停操作，并按照应急预案积极处理；如出现心跳呼吸骤停或病情变化时，应就地抢救或紧急转送急诊科救治；对年老体弱患者主动给予照顾。⑥对各种慢性伤口、造口并发症及特殊情况的患者，拍照存档，并妥善保管相关病历资料。⑦根据不同伤口类型及致伤原因，给予患者个性化健康教育。⑧积极开展延续护理，定期回访特殊病例，如伤口未愈转诊其他专科或居住地医疗机构继续治疗的患者、诊疗期间诊断未明或其他特殊情况的患者等。⑨遇复杂疑难伤口、有潜在纠纷隐患或特殊情况患者，应及时邀请团队其他成员参与病例讨论，必要时申请并组织多学科会诊。

5. 静脉治疗护理专科门诊

（1）设置与布局：静脉治疗护理专科门诊应包含置管室、维护室、办公室、辅助区域等房间。办公室应设置在门诊工作区域附近。辅助区可与其他门诊共用，需包含等待区、健康教育区、工作人员更衣室、男女卫生间、污物室、医师值班室、护士值班室、库房等。所有区域设置布局应有清洁区、污染区之分，划区合理，环境整洁、光线明亮、温湿度适宜，标识清晰。

1）置管室：置管室不设门槛，门宽宜大于1.5 m，有条件者设置成脚踩式感应门。置管室内根据置管患者量设1～3张床位。置管室内空气流通，有降温和取暖设备。置管室内的置管床为可移动、可调节高低的床单位，备有床栏，床之间设有隔帘。合理利用空间摆放置管床，两床之间距离不少于1.5 m，配备可调节高低的护士置管用椅、可移动置管台、治疗车、置管专用B超机、心电监护仪、空气消毒设备，另外，可配备简单的应急设备设施如氧气、血压计、输液物品等。置管室内清洁区配置储物柜、无菌物品存放柜及危险物品储存柜。污物区配置脚踩式有盖垃圾桶。配备洗手池、非触摸式水龙头、擦手纸盒或干手器、脚踏垃圾桶等，墙上挂"七步洗手"流程图。有条件的可将置管室安放在放射诊断科附近或配备C臂机、数字化胃肠机等放射定位设备。

2）维护室：维护室空气流通，有降温和取暖、空气消毒设备，不设门槛，门宽宜大于1 m，可设门诊患者维护区、接待区，实现从接待区—维护区—接待区就诊流程，两区之间无交叉。维护区根据门诊的维护量合理摆放维护桌椅，有条件者可放置维护床；维护桌椅应有一定间隔，若为维护床需备有床栏；配备可调节高低的护士维护用椅。维护室接待区配备办公桌椅、电脑及其他办公用品、患者物品存放处等，有条件者配备叫号系统。维护室内清洁区配置储物柜、无菌物品存放柜及危险物品储存柜；污物区配置脚踩式有盖垃圾桶。配备洗手池、非触摸式水龙头、擦手纸盒或干手器、脚踏垃圾桶等，墙上挂洗手流程图。

3）办公室：办公室配备办公桌（或台面）椅、电话机、电脑和打印机、文件柜及其他办公用品、洗手池、非触摸式水龙头、擦手纸盒或干手器、脚踏垃圾桶，有条件时备快速电热水器、空调。

4）等待区：等待区应有等候椅，宜放置报纸、杂志及健康教育资料，附近有可饮用水、卫生间等共用设施。

5）其他辅助区域：健康教育区、工作人员休息室、学习室、餐室、更衣室、卫生间等可与其他专科门诊共用。

（2）管理要求：

1）同普通门诊。

2）建立健全本科各项规章制度、岗位职责、质量标准和工作流程并贯彻落实，遵循院感管理要求。

3）开展血管通道患者的评估、维护、置管、并发症处理、健康教育等工作并完善相关记录，资料存档。

4）安全管理：密切观察患者病情变化，有跌倒、坠床、药物过敏、低血糖、突发病情变化等的预防和处置工作规范。

5）以多样化形式向血管通道维护及置管患者提供健康教育和咨询。

6）建立门诊患者就诊包括维护和置管流程、院内外专科会诊流程等。

7）工作人员定期参加静脉治疗专科知识及技能培训，开展科研。

§3.15　感染性疾病科门急诊

感染性疾病科门急诊的设置要相对独立，与医院其他区域分隔，宜设置在下风向口，与急诊科有便捷的转运通道，并建立明确的路径指示标识。各诊区均独立成区，自成一体，遵循"三区两通道"原则。一般包括：发热门急诊、肠道门诊、肝炎及艾滋病门诊，并分别设置筛查室、候诊室、诊室、医技室、隔离观察室、收费室、药房、医护工作区。有条件时，肠道门诊分区域设置，防止粪-口传播。各类功能用房应具备灵活性和可扩展性，做到"平战结合"，宜具备快速相互转换的条件，既能满足平时对感染性疾病的诊疗防治功能，又能应对突发公共卫生事件医疗救治需要。

一、发热门急诊

【设置与布局】

发热门诊应具备独立出入口，规范设置污染区和清洁区，并在污染区和清洁区之间设置缓冲间、潜在污染区。各区和通道出入口应设有醒目标识。各区之间有严密的物理隔断，相互无交叉。患者专用通道、出入口设在污染区一端，医务人员专用通道、出入口设在清洁区一端。有条件的医院宜设内、外走廊（图3-1、图3-2）。

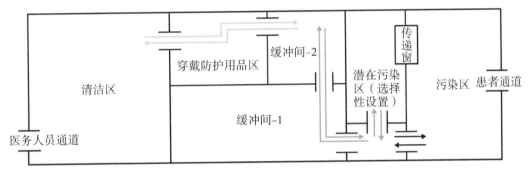

图3-1 同一通道进出流线布局流程示意图

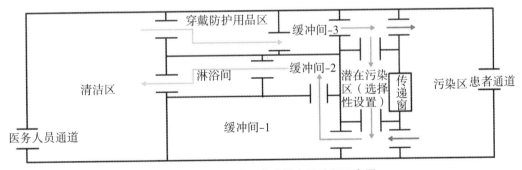

图3-2 不同通道进出流线布局流程示意图

1. 污染区 主要包括患者专用通道、预检分诊区（台）、候诊区、诊室（含备用诊室）、留观室、污物间、患者卫生间；挂号、收费、药房、护士站、治疗室、抢救室、输液观察室、检验及CT检查室、辅助功能检查室、标本采集室、污物保洁和医疗废物暂存间等。并配备相应的医疗急救设备、消毒隔离设备（每个房间配备空气消毒机）、信息化设备、通风排风及空调（发热门诊的空调系统应独立设置，设新风系统）。

（1）候诊区：候诊区应独立设置，按照候诊人员间距不小于1 m的标准设置较为宽敞的空间，三级医院应可容纳不少于 30 人同时候诊，二级医院应可容纳不少于 20 人同时候诊。发热门诊患者入口外预留空间用于搭建临时候诊区，以满足疫情防控需要。

（2）诊室：每间诊室均应为单人诊室，并至少设有 1 间备用诊室，诊室面积应尽可能宽敞，设内、外走廊，配置工作台、诊查床、非手触式流动水洗手等设施，门诊诊室窗户等处应设立防蚊等设施。新建的发热门诊应至少设置 3 间诊室和 1 间备用诊室，每间诊室净使用面积不少于 8 m²。

（3）留观室：三级医院留观室应不少于 10～15 间，二级医院留观室不少于 5～10 间，其他设置发热门诊的医疗机构也应设置一定数量留观室。留观室应按单人单间收治患者，设置独立卫生间。室内设备参照普通护理单元标准。

（4）抢救室：靠近护士站，与预检分诊处邻近，至少设置 1 张抢救床位。设备参照普通护理单元标准。

2. 清洁区　主要包括办公室、值班室、休息室、示教室、穿戴防护用品区、清洁库房、更衣室、浴室、卫生间等。清洁区要设置独立的工作人员专用通道，并根据工作人员数量合理设置区域面积。配备电脑、监控、电话通信、无线传输等设备。

3. 缓冲间（潜在污染区）　污染区和清洁区之间应至少设置 2 个缓冲间，分别为个人防护用品第一脱卸间和第二脱卸间。每个缓冲间应至少满足 2 人同时脱卸个人防护用品。缓冲间房门密闭性好且彼此错开，不宜正面相对，开启方向应由清洁区开向污染区。配备洗手设施、感应式水龙头、监控、可视对讲系统等。

【管理要求】

1. 人员管理

（1）人员配置：应根据患者数量及隔离床位数量配备相应数量的护士及工勤人员，不得由其他护理单元的工勤人员兼职完成相应工作。

（2）人员要求：应加强护士岗位培训，可通过专科培训和继续教育等途径，获得相应的专科资质证书。定期对工勤人员进行感控培训与考核。

（3）健康监测：合理安排医务人员轮换班次，及时监测健康状况。医务人员首次进入发热门诊前要开展身体健康和心理状况评估，应完成传染病疫苗全程接种和相关检测。保洁等工勤人员按照以上要求做好健康监测。

2. 医院感染防控　严格落实预检分诊工作，发现传染病患者按传染病管理办法和消毒隔离规范，做好消毒隔离和疫情报告。重点落实：

（1）清洁卫生工具：须按病种、区域划分严格分开使用，有醒目标识。每次使用后宜集中采取机械清洗、热力消毒、机械干燥、装箱备用。

（2）环境物体表面：宜使用一次性消毒湿巾；室内所有物体表面、地面每日至少消毒 2 次，如遇血液、体液污染时，先去除污染，再用 1 000 mg/L 含氯消毒液，作用 30 分钟后，按物体性能进行相应清洁消毒。并建立终末清洁消毒登记本或电子登记表，登记内容包括：空气、地面、物体表面消毒方式及持续时间等。每日进行院感督导。

（3）室内空气：应保持室内空气流通，通风不良时宜加装机械通风装置，组织气流方向从清洁区→缓冲间→污染区。设中央空调系统的，各区应独立设置。每周应对空调回风滤网清洗消毒 1~2 次，对空调冷凝水集中收集，消毒后排放。必要时彻底消毒。

（4）诊疗用品与医疗设备：一人一用一丢弃或消毒，污染时随时更换。使用含有效氯 500 mg/L 消毒液浸泡 30 分钟或一次性消毒湿巾、75% 乙醇擦拭消毒。重复使用的器械经科室预处理后送消毒供应中心集中处理。

（5）医疗废物处置：除清洁区以外产生的所有垃圾均应按医疗废物处置，喷洒含有效氯 1 000 mg/L 消毒液，双层包装，扎鹅颈结，立即装箱密封，贴标识，专人专车专路线运送，严格做到日产日清，并有相应的工作记录。医疗废物与医院内转运人员做好交接、登记并双签，记录保持 3 年。医疗废物暂存不超过 48 小时。医疗废物转交出去后，及时对医疗废物暂时贮存地点进行清洁和消毒处理，墙面和地面可用含有效氯 1 000 mg/L 消毒液进行擦拭。空气消毒可用紫外线照射 1 小时。

（6）布类：喷洒含有效氯 500~1 000 mg/L 消毒液或 75% 乙醇消毒，双层包装，贴标识，送洗衣房专机洗涤。传染病死亡患者布类及有明显血、脓、便污染的布类先用 1500~2 000 mg/L 有效氯消毒液喷洒后立即袋装送焚烧；严禁在病房内清点和处理传染病患者污染的布类。床单位使用一次性消毒湿巾消毒后，再使用床单位消毒机消毒，消毒后医用织物暂存时间不宜超过 48 小时，另外常规备用布类存放于污染区被服间，如发现有污渍、异味等问题应重新按消毒→清洁→消毒流程，污染区不能完成全部流程，必须送出污染区外处理。

（7）污水处理：感染性疾病患者的排泄物、分泌物、呕吐物等必须先经含有效氯 1 000~2 000 mg/L 消毒液浸泡 30 分钟消毒处理后方可倒入卫生间。感染性疾病科设独立污水处理系统。

（8）防护用品配备：应配备符合标准、数量充足（至少可供 2 周使用）、方便可及的个人防护用品。设置防护用品使用登记表。

（9）落实标准预防制度，做好分级防护。

（10）终末消毒：患者离院、转科、死亡后对房间进行彻底消毒，包括床单位、地面、墙壁、高频接触面、空气等。

（11）环境卫生学监测：常规每季度进行一次环境卫生学监测，并根据传染病疫情的风险级别随时调整监测频率。

二、肠道门诊

【设置与布局】

肠道门诊应设置在感染性疾病科门急诊区域内，按照"三区两通道原则"，设清洁区、潜在污染区、污染区、患者专用出入口和医务人员专用通道。通风排风，所有外窗开启，室内空气保持流通，空调系统独立设置，并有新风输入；设有中央空调系统的，各区应独立设置。呼吸道发热门诊与肠道门诊，肝炎门诊应完全分隔，做到空气气流互不流通。有条件的医院宜设清洁物品和污染物品的出入口。各出入口标识醒目，路线清晰。

1. 污染区　主要包括患者诊疗室、专用卫生间、观察室。卫生间采用蹲式便器，直接连接污水处理净化系统，应定时加入定量的含氯消毒液。观察室应设置1张及以上观察床位，并配备必要的急救用品。

2. 潜在污染区　包括挂号收费、药房、治疗室等。

3. 清洁区　包括医务人员值班室、更衣室、库房等。

【管理要求】

1. 同发热门诊。

2. 严格做到四专（专人、专室、专设备、专登记），五统一（统一挂号、看病、收费、取药、化验）。

3. 做好腹泻患者监测与统计工作，做到"逢泻必检、逢疑必报"。

4. 如发现霍乱患者或疑似霍乱患者时应立即隔离，并在2小时内报告所在医疗机构负责部门及当地疾病预防控制机构，共同做好有关工作。对漏报、瞒报、缓报疫情的，依法追究个人责任。

5. 无净化处理系统的医院，烈性传染病患者的排泄物、呕吐物加入含氯1 000 mg/L消毒液等量混合搅拌后静置2小时倒入卫生间。

6. 落实标准预防，严格执行消化道隔离防护措施。

7. 设立健康教育栏，加强饮水消毒和食品管理。

三、肝病门诊

【设置与布局】

肝病门诊应设置在感染性疾病科门急诊区域内。肝病门诊的诊疗室应分别独立设置，挂号收费、发药室应分设窗口，确保肠道门诊患者与肝炎患者就诊路线不交叉。

【管理要求】

1. 同内科门诊护理管理。

2. 医院感染防控　严格落实消毒隔离和标准预防措施。执行血液体液接触隔离，对于有母婴传播风险的孕妇应采取措施，阻断母婴传播。

3. 职业防护　遵守安全注射操作规程、预防锐器伤，职业暴露后规范处置。

4. 健康教育　做好家庭消毒隔离，疫苗接种宣教工作。指导患者遵医嘱规范治疗，定期复查。

四、艾滋病门诊

【设置与布局】

艾滋病门诊的开设须得到卫生行政部门的批准和审核方可成立，具体设置与布局要求参照肠道、肝炎门诊，但要满足艾滋病诊疗过程中的人文关怀、保护隐私以及健康教育等要求。

【管理要求】

1. 同肝病门诊。

2. 人文关怀　保护患者隐私，做好心理护理。

3. 建立数据库，做好流行病学调查及传染病上报。

4. 健康教育

（1）加强艾滋病防治知识宣传教育。

（2）指导患者遵医嘱规范治疗，按照传染病防治法定期随访。

§3.16 急诊科

急诊科是急症救治的重要场所，是医院服务的主要窗口。要求布局合理，设备设施完善，人力配备充足，绿色通道畅通。

【设置与布局】

急诊科建筑要求独立或相对独立成区，与住院部、各类辅助检查部门相邻近。面积应达到医院总面积的 3% 及以上，保证急诊急救工作及时有效开展，有足够的应急扩展空间。急诊入口通畅，设无障碍通道，方便轮椅、平车出入，并设有救护车专用通道和停靠处，有条件的医院可分设急诊患者和救护车出入通道。

急诊科设医疗区和支持区。医疗区包括预检分诊处、各专科诊室、治疗室、处置室、抢救室、急诊手术（清创）室、留观室，三级综合医院和有条件的二级综合医院设急诊住院护理单元、洗胃室、急诊手术室和急诊加强监护病房；支持区包括挂号、药房、收费、心电图、B超、放射及检验等各类辅助部门，另设转运车、轮椅停放处等公共设施。流程合理，24 小时满足急诊服务。

1. 预检分诊处 设立在急诊科入口醒目位置，相对独立，通风良好，标识清晰。有就诊流程图、就诊记录，实行信息化管理，设候诊椅、传呼装置、手卫生设施等，备血压计、听诊器、体温计、手电筒、压舌板等医疗设施设备和必要的防护用品。

2. 诊室 综合性医院须设内、外、妇、儿等专科急诊诊室，眼科、耳鼻喉科、口腔科应设置有特殊设备的诊室，小儿科有独立急诊接诊区。有条件的医院配备导医和（或）导诊员，配备办公桌、座椅或坐凳、诊查床、隔帘或屏风、非手触式水龙头、洗手和干手设施。每间诊室配备电脑及打印机等。专科诊室配备专科检查设备。妇产科各室安装不透明玻璃与隔帘。

3. 治疗（输液）室 根据医院条件，可分输液接待区、配药区、注射区、处置区。配药区和处置区同普通护理单元。注射区分设肌内注射与静脉注射，另设采血室、输液区，配备输液椅、空气消毒设备、抢救车、氧气及负压吸引装置、电插座等。

4. 抢救室 靠近急诊科入口，与预检分诊处邻近，设置一定的抢救床位数。抢救床为多功能抢救床，有条件的医院设隔离间。备氧气及负压吸引装置、抢救车、抢救药品、抢救设备等，张贴抢救流程图。

（1）常用仪器设备：心电图机、多参数心电监护仪、快速血糖仪、输液泵、注射泵、呼吸机、除颤仪、起搏器、洗胃机、心肺复苏机等，有条件的医院可备动脉血气分析仪、肌钙蛋白仪器等。

（2）常用器材：气管插管用物、简易呼吸囊、气管切开包、静脉切开包、中心静脉置管包、导尿包、胸穿包、腹穿包、吸痰、输氧用物、止血带等。

（3）常用抢救药品：应根据《湖南省医疗机构抢救车药品配备清单》配备 15 种急救药品：肾上腺素、异丙肾上腺素、去甲肾上腺素、多巴胺、利多卡因、去乙酰毛花苷、阿托品、地塞米松、呋塞米、10％葡萄糖酸钙、艾司洛尔、氨甲环酸、胺碘酮、地西泮、纳洛酮。根据各级各类医疗机构的不同需求，二级以下医疗机构可配备 12 种急救药品；各级各类医疗机构还可根据实际需求，选配硝酸甘油、25％硫酸镁注射液、50％葡萄糖注射液、地尔硫草、急救中成药等，还可增配溶栓、解痉平喘等急救药品。

5. 急诊手术（清创）室　与外科诊室及抢救室相邻。设置及环境要求参照门诊手术室。

6. 留观室　观察床数量以医院总床位数 2％～3％为宜，室内设备参照普通护理单元标准。

7. 洗胃室　备洗胃机和各种型号的胃管、温度计、冷热开水、常用洗胃药物、药用炭等洗胃。

8. 急诊重症监护室（emergency intensive care unit，EICU）　根据急诊人数、危重患者所占比例以及医院有无其他相关监护室等因素来确定监护床位数。备有报警监护中心控制装置、监护装置、呼吸机、除颤仪、气管插管用物、中心吸氧装置、中心吸引装置等。有条件的医院配备中央监护站，血气分析仪及无创心功能测定等检测设备。

【管理要求】

1. 同普通护理单元管理。

2. 落实三区四级制度，急诊科从空间上分为"红黄绿"三区，急诊患者按病情轻重分为"四级"，进行区别救治。一级为濒危患者，二级为危重患者，三级为急症患者，四级为非急症患者。急诊科划分的三区中，"红区"为抢救监护区，适用于救治一级和二级患者；"黄区"的主要功能是密切观察，适用于三级患者；"绿区"为四级患者的诊疗区域。

3. 急诊绿色通道通畅，人、物流向合理，服务流程规范，各类标识清晰，夜间有灯光标识。三级医院设有就诊指南、建筑平面图等图文介绍资料，急诊候诊区、医技部门、与急救相关的科室与路径均有清晰、规范、醒目、易懂的标识，标识与服务区域功能或路径完全相符。

4. 坚守岗位，做好交接班。保证 24 小时人力充足，有紧急状态下科室人力调配方案。二线、三线班急诊医务人员保持通信工具畅通，接到抢救命令迅速到位。

5. 护士熟练掌握各种抢救技术及各项护理操作技能，随时做好抢救患者的准备工作。抢救治疗患者及时，能积极主动配合医师，必要时独立进行初步应急处理，应急措施到位，急救技能掌握率达 100％。

6. 预检分诊岗位由有 3 年急诊工作经验或接受过专业培训，具有丰富临床知识、良好服务意识的护理人员担任，接诊及时、出诊迅速，分诊时间 2～5 分钟，预检分诊正确率≥

90％。分诊护士应热情接待患者，根据患者主诉辅以必要检查（体温、脉搏、呼吸、血压），准确分科，安排就诊，及时联系相关医师，对医师10分钟内不到岗或不回电话者要做记录且及时上报。日工作量统计及时，急救电话有记录，患者就诊登记完善。有效分诊疑似传染病、发热等患者，发现传染病患者立即隔离，做好消毒工作和疫情报告，详细登记患者相关信息，住址要详细至门牌号。

7. 坚持重、轻、急、缓先后就诊的原则。危重患者应先抢救后补挂号手续；不宜搬动的危重患者就地组织抢救；需要立即手术的患者，及时做好术前准备护送至手术室；疑难危重患者立即请上级医师诊查或急会诊；遇突发事件，患者集中到达时，立即启动科室突发事件应急预案，同时向有关领导报告，以便组织力量抢救；来历不明患者，记录其陪送人员姓名、地址、联系方式及发现患者的地点和时间。三级医院要求建立创伤、急性心肌梗死、脑卒中、急性呼吸衰竭、高危孕产妇等重点病种的急诊服务流程与规范。

8. 急救药品配备齐全充足，急救设备及用物分类放在指定位置，标识清晰，完好率100％。各类急救物品不得外借，用后及时补充。每日检查核对抢救药物、器材、一次性物品，班班交接，做到数目相符、性能完好。

9. 危重患者检查、转诊、入院有专人护送，安全措施和交接到位。平车、轮椅定期消毒，车上被服一用一更换。隔离患者专车专用，及时严格消毒。

10. 保护患者隐私，维护抢救工作秩序，非工作人员不得进入抢救室、监护室。

11. 护理记录及时、准确。

§3.17　儿科门急诊

一、儿科急诊

【设置与布局】

儿科急诊应满足儿童急诊需求，建筑要求相对独立成区，与住院部及各类辅助检查部门相邻近。有独立入口并通畅，设无障碍通道，方便轮椅、平车出入，并设有救护车专用通道和停靠处，有条件的医院可分设急诊患儿和救护车出入通道。建筑格局与设施应符合医院感染控制管理要求。

1. 儿科急诊建议设挂号收款处（或可以提供挂号功能的设施设备）、专用的急诊候诊区、预检分诊台、诊室、留观室、抢救室、治疗室。有条件的儿童专科医院可以设置急诊加强监护病房（也可以与儿童加强监护病房一体化管理）、急诊病房、隔离室、清创手术室等，三级综合医院可根据医院儿科规模决定。二级医院至少具备规范的儿科急诊诊室、留观室和抢救室。并尽可能与放射科、B超室、心电图室、化验检查室、急诊药房邻近，形成绿色通道，有条件者也可独立设置。

2. 预检分诊处　设立在急诊入口醒目位置。有就诊流程图及患儿病情分级分区标准，配备电脑、电话、血压计、听诊器、血氧仪（有条件者可以配生命体征监测仪）、体温计

（有条件者配红外线体温测量仪）、手电筒、压舌板等医疗检查器械等。

3. 急诊候诊区　宽敞明亮，空气流通。宜根据急诊患儿病情分级与分区，将候诊区分为红、黄、绿三个区域（同急诊科），有效分流急诊患儿。旁设轮椅担架停放处。

4. 急诊诊室　宽敞明亮，通风，进行隔音装修，室内张贴符合儿童心理的卡通挂图。配备办公桌、座椅或坐凳、电脑及打印机、诊查床、隔帘或屏风、非手触式水龙头、洗手和干手设施，测量身高、体重设施，血压计、听诊器、手电筒、压舌板等医疗检查器械。

5. 治疗室　可与儿科门诊一体化管理。室内宽敞明亮、通风良好，有空调及空气消毒设备，配备有氧源、负压吸引源的设备带及基础抢救用物。宜靠近收费处和药房，远离候诊室。治疗室包括输液区、采血区、雾化区等，有条件医院专设静脉注射区、肌内注射区、药物过敏试验观察区、日间化疗区等。肌内注射区有隔帘或活动屏风遮挡。输液区宜设置 3 月龄以下婴幼儿专用输液区域，呼吸系统疾病、消化系统疾病、感染性疾病输液分开区域管理。有条件的治疗室配置智能叫号及智能采血系统。

6. 抢救室　靠近儿科急诊入口，尽可能与预检分诊处邻近，便于抢救管理的地方设置一定的抢救床位数，抢救室每床单位净使用面积 12 m^2 左右，床单位应该有各级抢救人员站位标识。每床配备完善的功能设备带或吊塔，提供电、气、负压吸引等功能支持，有调温设备、急救药品车及存放各种抢救设备的抢救柜等。具体设施与用物准备参考成人急诊抢救室。

7. 留观室　留观床位每张净使用面积 6 m^2，床距不得少于 1 m。床位数量各医院可酌情而定。房间内通风良好，配备治疗带（包括中心供氧，吸痰、电源）、功能良好的病床传呼系统。房内设流动水洗手装备、卫生间、沐浴设施、电视机等。护理单元内设隔离单间 1 间。

【管理要求】

1. 同成人急诊。

2. 预检分诊岗位由具有儿科临床工作经验 2 年以上的护士担任，接受过急诊培训，具备独立处理常见儿科急诊的能力。

3. 加强安全管理。严格患儿身份识别制度，对于有传染病或药物过敏等特殊患儿做好标识；建立谈话与告知制度，病情必须与患儿家属沟通，各项有创诊疗等特殊检查签署知情同意书。严格执行手卫生，落实医院感染控制的各项要求。

二、儿科门诊

【设置与布局】

宜设在一楼一侧，有单独出入口，内部需要有醒目、清晰的空间导向系统，设计宜符合小儿特点，使用中性、温和的暖色调。有条件的医院将儿科门诊与其他专科门诊分开，专设儿科挂号、收费、药房、检验室等。儿科门诊包括预检分诊处、挂号处，挂号处（包括挂号收费窗口或自助挂号设施设备，指导家属网上预约挂号）、测体温处、候诊室（区）、诊室、隔离诊室、治疗室、母婴室，有条件医院专设儿童保健室、观察室、换药室、小儿洗手间、储藏室等。隔离诊室须有单独对外出口。儿童活动区域的门窗应采取必要的安全保护措施。

1. 预检分诊处　设置于儿科门诊入口处。通过预检分诊往普通诊室、隔离诊室、发热门诊分流，设单独出入口。

2. 候诊室　宽敞明亮、温馨，空气流通，室内宜张贴健康宣教和符合儿童心理的卡通挂图，配备一些清洁安全的小儿玩具、模型，也可安装影音设备播放动画片，分散注意力。有条件的医院设自动叫号显示系统及自助挂号机，有就诊程序、专科介绍、健康教育资料，提供饮用水等。

3. 诊室　有条件的医院诊室设单间及进行隔音装修，室内张贴适合儿童心理的挂图。配备测量身高、体重设施、血压计及基本的急救用物。

4. 治疗室　可与儿科急诊一体化管理。同儿科急诊治疗室。

5. 母婴室　室内宜设 1～2 个专供婴儿更换尿布的台或床，备舒适座椅及踏脚蹬。张贴相关母婴室管理制度及要求。有不透明的门或门帘保护隐私。备尿不湿、饮水机及一次性纸杯等便民物资。配置空气消毒机及手卫生设施。

【管理要求】

1. 同门诊。

2. 加强候诊宣教，如婴幼儿的预防保健知识、育儿指导及结合流行季节进行传染病的预防教育，同时防止儿童走失。掌握儿童心理特点，对不同年龄的儿童采取不同的沟通方式，用生动简单的语言向患儿及其家属普及健康知识，进行心理安慰。

3. 加强候诊巡视，将发热、新生儿、呼吸急促、喘息、发绀、面色苍白、中重度脱水、惊厥、精神差、烦躁、出血等症状作为观察重点，一旦发现病情变化，根据严重程度分别做出就地抢救、送急诊或优先就诊等相应处置。

4. 严格遵守技术操作规程，确保患儿安全。

（1）儿童测量体温时，指导家长配合保持体位固定。鉴于水银体温计易破碎导致玻璃碎片损伤及汞元素暴露，应选择合适的电子体温测量设备，新生儿宜采用腋下电子体温计测量体温，1 月龄至 5 岁儿童宜采用腋下电子体温计或红外线耳温仪测量体温。

（2）治疗前后，严格查对，做好用药宣教。静脉、肌内注射或其他治疗后，嘱家长携患儿休息 15～30 分钟，观察无反应方可离开。

（3）患儿治疗期间加强巡视，观察患儿精神状态、病情变化，必要时立即急救或紧急陪送到急诊室处理。

（4）统计日工作量，协助做好流行病学调查。

三、儿科发热门诊

【设置与布局】

1. 布局　参考成人发热门诊。

2. 环境与设施

（1）环境设施参考成人发热门诊。

（2）室内外装修、装饰设计应有利于患儿的生理、心理健康，体现童趣、活泼的特点。楼地面应采用防滑材料铺装。儿童活动区域的门窗应采取必要的安全措施。

（3）设备应满足儿童患者需求，体现服务对象的特殊性。

（4）基础护理设备与医疗救治设施设备：参考成人发热门诊设备管理。

【管理要求】

1. 按一般护理管理。

2. 人员配备及岗位要求　应配备至少1名有一定儿科临床经验的高年资医师和一定数量的、经过专门培训的、能满足工作要求的医师。配备有3年以上护理工作经验、有良好身体及心理素质的护理人员。根据工作需要配备导诊员、运输工及清洁工等专（兼）职工作人员。医务人员应严格遵守卫生管理法律法规，掌握相关传染病防护知识，认真执行临床技术操作规范，经培训并考核合格后上岗。

3. 预检分诊　严格落实预检分诊制度。预检分诊时为患儿及家属提供医用外科口罩，仔细询问患儿及陪同人员的流行病史，实名制登记患儿信息，并且测量体温、观察患儿的一般情况。用红外线体温计为患儿测量耳温时应多次测量，取平均值。

4. 疫情报告及转运　严格落实疫情监测日报工作。对于有流行病学史或不明原因发热的患儿，应及时安置于隔离留观室，按有关规定做好登记、报告和协助转运等工作。按照规定对患儿陪同人员和其他密切接触人员采取必要的预防措施。

5. 职业防护　严格执行标准预防。根据疫情防控需要采取不同等级防护。

6. 就诊流程　实行一患一陪进入诊区。督促候诊者分散就座，保持1 m以上的距离，在指定区域活动，不可随意走动。加强候诊宣教和候诊巡视。根据病情诊前测量生命体征，观察患儿精神状态。按挂号先后顺序及急诊预检分诊分级标准合理安排患儿就诊顺序。就诊时严格实行一医一患一诊室。

7. 隔离留观护理　留观患儿单间隔离收治。根据患儿病情实施相应治疗和护理。配合医师进行急危重症患儿的抢救，并给予正确的健康指导。

§3.18　重症医学科

【设置与布局】

重症医学科应设置在方便患者转运、检查和治疗的区域；并宜接近手术室、医学影像学科、检验科和输血科（血库）等。整体布局应以洁污分开为原则，医疗区域、医疗辅助用房区域、污物处理区域等应相对独立，以减少干扰并有利于感染控制；功能用房面积与病房面积之比一般应达到1.5∶1以上。重症监护病房（intensive care unit，ICU）的整体布局应当考虑到收治传染性疾病重症患者的需求，能够实现"平战结合"。为医务人员、患者、洁净物品和医疗污物等设置符合医院感染控制要求的进出通道。有条件者，宜设置或预留自动化物流传输通道。ICU 的装修应充分考虑便于清洁、耐腐蚀、防潮、防霉、防静电和防火的要求；病床之间、病床与中心工作站之间尽可能保持视觉通透，病房之间可使用半玻式隔断，中间装配窗帘。物表消毒应达到Ⅱ类环境的要求。有条件的医疗机构可根据情况设置重症过渡病房（high dependency unit，HDU），收治病情相对稳定的重症患者，由危重症医学科统一管理。HDU 护理单元的空间设置可参照 ICU 标准，并在人员和设备配齐后可升级为标准的 ICU，以应对重大突发公共卫生事件重症救治的需求。

1. 监护区

（1）床位数：三级综合医院重症医学科的 ICU 病床数不少于医院病床总数的 5%，二级综合医院重症医学科的 ICU 病床数不少于医院病床总数的 2%。二级以上（含二级）专科医院应根据实际工作需要确定重症医学科的病床数。

（2）床位设置：ICU 内单间病房的使用面积不少于 18 m²，多人间病房应保证床间距不少于 2.5 m。为减少交叉感染的风险，建议尽可能设置单间病房或分隔式病房。ICU 应根据需要，设置一定数量的正压和负压病房，其中负压病房的设计应符合收治传染性疾病重症患者的要求。

（3）环境要求：ICU 应当有良好的自然采光和通风条件；为保持室内空气环境，宜独立控制各功能区域或每个单间病房的温度和湿度，温度应维持在 18 ℃~26 ℃，相对湿度 50%~60%；宜装配空气净化系统，根据需要设置空气净化等级。

（4）监护病床功能：应配备适合的多功能医用监护病床，配有脚轮、防撞及制动装置；床头及床尾、高度及倾斜度可调、能拆装；双侧护栏可调节；配备防压力性损伤床垫。有条件者监护床有磅体重装置等。

（5）床单位配置：

1）"生命岛"模式：ICU 每张床单元均应按"生命岛"模式设置。每个床单元的电、气通路应有独立的控制开关；医疗用电与生活照明用电线路应当分开。ICU 应该配置不间断电源系统，功率至少满足病房的照明和诊疗设备的应急需要。

2）功能设备带：每床配置完善的功能设备带或功能架，每张病床宜配置充足电插座，氧气、压缩空气和负压吸引接口各两套；提供电、医用氧气、压缩空气和负压吸引等功能支持。

3）床旁监护系统：每床配置床旁监护系统，进行心电、血压、脉搏氧饱和度、有创压力监测等基本生命体征监护。为便于安全转运患者，每个 ICU 病区至少配置便携式监护仪 1 台。

4）呼吸支持设备：每床宜配置 1 台常规呼吸机，1 个简易呼吸器（复苏呼吸气囊）；为便于安全转运患者，每个 ICU 病区至少应配置便携式呼吸机 1 台、1 台常规呼吸机备用。根据临床需要配置适当数量的高流量氧疗仪和无创呼吸机。

5）其他设置：每床均应配置输液泵、微量注射泵和肠内营养输注泵，其中微量注射泵每床 4 套以上；ICU 宜配置心电图机、血气分析仪、除颤仪、血液净化装置、连续性血流动力学监测设备、心肺复苏抢救装备车（车上备有喉镜、气管导管、各种接头、急救药品以及其他抢救物品等）、超声诊断仪、临时体外起搏器、支气管镜及清洁消毒设备、物理排痰装置、电子升降温设备、用于血栓预防的间隙充气加压装置（intermittent pneumatic compression，IPC）/足底加压泵（venous foot pump，VFP）等。颅内压监测设备、脑电监测设备、主动脉内球囊反搏（intra-aortic balloon pump，IABP）设备、体外膜氧合（extracorporeal membrane oxygenation，ECMO）设备、重症康复器械等设备根据临床需要配置。

（6）手卫生设施：ICU病床必须配置足够的非接触式洗手设施和手部消毒装置。洗手设施与床位数比例不低于1∶2，单间病房应每床1套。应使用一次性包装的皂液。每床配备速干手消毒剂。干手用品宜使用一次性干手纸巾。

2. 治疗室和处置室　同普通护理单元设置要求。

【管理要求】

1. 同普通护理单元。

2. 建立健全本专科各项规章制度、岗位职责、质量标准和工作流程并贯彻落实。

3. ICU护士应熟练掌握重症护理基本知识、理论和技能，并经过科室考核合格后，才能独立上岗。应通过专科培训和继续教育等途径，获得相应的专科资质证书。

4. 保持室内整洁、安全，物品设施定位放置。层流、负压管理符合要求。

5. 对患者实行24小时连续动态监测并详细记录生命体征及病情变化，急救护理措施准确及时。患者的一切治疗护理由护士承担，基础护理落实到位。管道护理符合要求，标识正确，引流通畅。人工气道保持通畅、湿化有效，按需吸痰。气管插管固定，气管切开处清洁、换药及时。给予患者及家属心理支持。

6. 医院感染预防与控制　严格执行消毒隔离措施，重点做好：

（1）工作人员进入室内一律更换本室专用的工作衣，必要时可穿鞋套或医院手术鞋。患有感染性疾病的人员不得入内。规范出入人员管理，严格落实探视制度。

（2）遵循手卫生规范，严格手卫生指征。

（3）仪器设备、呼吸机管道及配件的清洁、消毒及更换符合要求。

（4）实施标准预防，对确定或高度疑似多重耐药菌感染或定植患者，应在标准预防的基础上，实施接触隔离措施。

（5）落实呼吸机相关性肺炎、血管导管相关血流感染、导尿管相关尿路感染、多重耐药菌感染等预防及处理措施。开展器械相关感染的目标性监测。

（6）按规定做好医院感染监测记录，异常结果有原因分析和整改措施。

§3.19　手术部（室）

【设置与布局】

1. 建筑布局　手术部（室）应当设在医院内便于接送手术患者的区域，宜邻近重症医学科、临床手术科室、病理科、输血科（血库）、消毒供应中心等部门，周围环境安静、清洁。医院应设立急诊手术患者绿色通道。

手术部（室）内部平面设计应当遵循医院感染预防与控制的原则，做到布局合理、分区明确、标识清楚，设工作人员出入通道、患者出入通道、清洁物品通道、污染物品通道，功能流向合理，洁污区域分开。

2. 设置模式　按医院手术部（室）的功能区域是否具备空气净化设备系统分为一般手术部（室）和洁净手术部（室）。

（1）一般手术部（室）：是由手术间和辅助用房组成的功能区域。划分为限制区、半限制区和非限制区，各区之间设分区隔断门，标识明确，设内走道和外走道以便于洁污流线分开。

1）限制区：应设在内侧。包括无菌手术间（宜设在干扰最小的区域）、一般手术间和隔离手术间（宜靠近限制区入口处）、手术准备间、刷手间、无菌物品存放间、术前准备室、药品存放间、内走道的限制区等。

2）半限制区：应设在中间。包括护士站、麻醉后监测治疗室、仪器设备存放间、麻醉器材存放间、器械存放间、库房、标本室，污物间、料理间设在半限制区邻近污物走道。

3）非限制区：应设在外侧。包括工作人员通道、手术患者通道（分别设在非限制区与半限制区交界处），家属等候区，血库，教学观摩室、值班室、卫生间、麻醉医师办公室、会议室、工作人员休息室、工作人员餐厅等。

（2）洁净手术部（室）：由洁净手术间、洁净辅助用房和非洁净辅助用房组成的功能区域，主要采取空气洁净技术清除空气中的微粒，以空气洁净度级别作为洁净手术部（室）分区的依据。洁净区和非洁净区之间必须设缓冲室或传递窗。洁净区内应按空气洁净度级别分区，设分区隔断门，净化应连续布局，不应被非洁净区中断。

1）洁净区：包括各洁净度级别的手术间和直接为手术间服务的洁净辅助用房，即无菌物品存放间、洗手间、术前准备室、洁净区走道（内走道）、仪器设备存放间、药品存放间、麻醉器材存放间等。

2）非洁净区：包括非洁净辅助用房，即麻醉医师办公室、会议室、监控室、清洁走道、工作人员餐厅、工作人员休息室、更衣室、卫生间、值班室，污物间、料理间、污物通道，工作人员通道、患者通道，家属等候区及教学观摩室等。

3. 手术间设置　手术间的数量应当根据医院手术科室的床位数及年手术量进行设置，满足医院日常手术工作的需要。

（1）手术间数：按以下原则之一确定。

$$手术间数 = \frac{总床位数}{50 床}$$

$$手术间数 = \frac{外科系统床位数}{20 \sim 25 床}$$

$$手术间数 = \frac{B \times 365}{T \times W \times N}$$

B 为需要手术患者的总床位数；T 为平均住院日数；W 为手术室全年工作日数；N 为平均每个手术间每日手术台数。

（2）手术间面积：根据手术类别和各种手术设备仪器所需的空间而定。一般大手术间以每间 30～40 m² 为宜，中小手术间面积为 20～30 m²，用作心脏手术体外循环手术、器官移植的手术间约需 60 m²。平面尺寸不应小于表 3-2 规定。均参考《综合医院建筑设计规范》（GB 51039—2014）。

表 3-2 　　　　　　　　　　　手术间平面净尺寸　　　　　　　　　　　单位：m

手术间	特大型	大型	中型	小型
平面净尺寸	7.5×5.7	5.7×5.4	5.4×4.8	4.8×4.2

4. 洁净手术部（室）用房分级标准（表 3-3）

表 3-3 　　　　　　　　　　洁净手术部（室）用房分级标准

洁净用房等级	沉降法（浮游法）细菌最大平均浓度		空气洁净度级别		参考手术
	手术区	周边区	手术区	周边区	
I	0.2 CFU/(30 min·Φ90 皿)（5 CFU/m³）	0.4 CFU/(30 min·Φ90 皿)（10 CFU/m³）	5 级	6 级	假体植入、某些大型器官移植、手术部位感染可直接危及生命及生活质量等手术
II	0.75 CFU/(30 min·Φ90 皿)（25 CFU/m³）	1.5 CFU/(30 min·Φ90 皿)（50 CFU/m³）	6 级	7 级	涉及深部组织及主要器官的大型手术
III	2 CFU/(30 min·Φ90 皿)（75 CFU/m³）	4 CFU/(30 min·Φ90 皿)（150 CFU/m³）	7 级	8 级	其他外科手术
IV	6 CFU/(30 min·Φ90 皿)		8.5 级		感染和重度污染手术

注：①浮游法的细菌最大平均浓度采用括号内数值。细菌浓度是直接所测的结果，不是沉降法和浮游法互相换算的结果。②眼科专用手术室周边区洁净度级别比手术区的可低 2 级。

5. 设施配置

（1）建筑装饰：遵循不产尘、不积尘、耐腐蚀、耐碰撞、不可裂、防潮防霉、容易清洗、环保节能和符合防火要求的总原则。严禁使用可持续挥发有机化学物质的材料和涂料。地面平整，采用耐磨、防滑、耐腐蚀、易清洁、不易起尘与不开裂的材料制作，以浅底色为宜。墙面必须平整，防潮防霉。洁净手术部内墙面下部的踢脚不得突出墙面；踢脚与地面交界处的阴角应做成 $R \geqslant 30$ mm 的圆角。其他墙体交界处的阴角宜做成小圆角。踢脚必须与墙面齐平或凹于墙面，与地面成一整体。墙体转角和门的竖向侧边的阳角应为圆角，通道两侧及转角处的墙上应设防撞板。通往外部的门应采用弹簧门或自动启闭门。必须设置的插座、开关、器械柜、阅片灯等均应嵌入墙内。手术间净高应为 2.7～3.0 m，供手术车进出的门净宽不宜小于 1.4 m，采用电动悬挂式自动门时，应设有自动延时关闭装置和防撞击功能，并应有手动功能。手术间内不设地漏。一般手术部（室）的手术间可采用天然光源或人工照明，洁净手术部（室）的手术间采用人工照明，不设外窗。

（2）医用气体装置：手术部（室）应安装氧气、压缩空气、负压吸引和废气回收装置。可安装氮气、二氧化碳、氩气、氧化亚氮（笑气）等其他气源。气体终端气量储备足够、气流量应充足、压力稳定、可调节。手术部（室）用气应从中心供应站单独接入、双路供给，具备人工和自动切换及报警功能。终端面板根据气体种类有明显标识。各种终端接头不具有互换性。一般不少于3日的日常用量。

（3）设备：

1）手术部（室）应有中央空调、显微镜、输液装置、麻醉机、抢救设备。装有双线电路和应急灯。各手术间配吊塔、手术床、器械台（桌）、升降器械盘、无影灯、阅片灯、麻醉药车、高频电刀、踏脚凳等手术所需的各种设施，装有多个电插座。家具使用材料应坚固耐湿，便于清洗消毒。

2）洗手间应设在手术间附近，2～4个手术间宜配置1个洗手池。洗手池大小、高低适宜，有防溅设施，管道不应裸露，池壁光滑无死角，配置冷热水装置、非手触式水龙头，手消毒液及其他用具等。水龙头数量应不少于手术间数量。

3）患者进入手术部，应更换洁车或清洁车辆。

【管理要求】

建立健全本专科各项规章制度、岗位职责、质量标准和工作流程并贯彻落实。

1. 人员管理　根据手术部（室）规模、任务和实际工作量等配置工作人员，对工作人员进行合理安排，设立低年资护士专科轮转及高年资护士相对固定专科制度。

（1）人员要求：手术室护士应定期进行岗位培训，可通过专科培训和继续教育等途径，获得相应的专科资质证书。

1）手术部（室）专科组长：护师及以上专业技术职称，从事手术部（室）工作5年以上，熟练掌握专科手术技术及知识。

2）医院感染管理监控员：具备护师及以上技术职称，参加医院感染预防与控制知识和技术培训，经考核合格。

3）保洁员：经过手术部（室）清洁、消毒、隔离基本知识培训，考核合格。

4）专职设备技术人员：通过相关仪器设备及空气净化设备等专业理论和技术的培训，经考核合格。

（2）人力资源应急调配：

1）落实手术室人力资源应急调配制度，建立突发事件和紧急情况下的人力调配机制，合理排班，分工明确，责任落实到人。

2）定期对科室人员进行应急预案、抢救技能培训，考核合格。

3）建立手术部（室）工作人员联络卡（包括家庭住址，电话号码等）。

4）手术部（室）工作人员保持非上班时间通信畅通，紧急情况随叫随到。

5）晚夜班、节假日应安排二线值班人员。

2. 环境管理

（1）一般手术部（室）环境管理：

1）进入手术部（室）的人员应更换手术专用工作服和工作鞋，戴圆帽和系带式外科口罩。

2）无菌手术与非无菌手术分室进行，如条件有限需安排接台手术，应先做无菌手术。

3）手术间日常清洁、消毒工作：每日手术前用清水进行物表清洁；每日手术结束后应对所有物体表面进行终末清洁/消毒（除 2 m 以上墙面、天花板）。接台手术之间应对手术台及周边至少 1～1.5 m 范围的高频接触物表进行清洁与消毒。被污染或疑似污染处（血液、体液等污染物）应立即实施污染处清洁与消毒，手术床床单一人一用。

4）辅助用房及走道：每日清洁 2 次，若有污染及时清洁、消毒。

5）手术推车每日进行清洁、消毒，保持车上被服清洁，每日更换，若有污染及时更换。

6）手术人员工作鞋、洗手衣裤一人一用一清洗。

7）每周固定卫生日，对手术间及辅助用房的天花板、墙面、地面、物体表面进行彻底的清洁、消毒。

（2）洁净手术部环境管理：在一般手术部管理的基础上达到以下要求。

1）洁净手术部各区域的缓冲区，应当有明显标识和屏障，各区域的门应当保持关闭状态，不可同时打开出、入门。

2）手术敷料应采用不脱落纤维与尘粒的织品。

3）洁净手术部的净化空调系统应在手术前 30 分钟开启。

4）排放麻醉废气等有害气体，应当使用单独系统，不可随回风进入循环。

5）空气净化设备的日常管理要求：①对洁净区域内的送风口网，应每周进行清洁，若有污染随时清洁。②对洁净区域内的回风口网、过滤网，每周彻底清洁，回风口栅栏每日擦拭清洁一次，若有污染应随时清洁。③设备层过滤装置的清洁、更换由设备管理部门派专人负责，应符合相关管理要求。

3. 业务管理

（1）建立健全手术部（室）工作制度与医院感染控制制度。

（2）落实手术安全查对制度，严格执行手术物品清点制度。

（3）手术间内配备常规及急救药品，基本设施及急救设施、仪器、设备、器械等物品配备齐全，功能完好并处于备用状态。

（4）严格执行护理技术操作规程，认真落实查对及交接班制度。口头医嘱须经复述核对后方可执行，静脉用药、输血须经 2 人核对。

（5）认真执行标本送检制度，手术标本妥善保存，确保标本及时、准确送检，做好标本交接登记。

（6）手术过程中，关注患者生命体征，密切注意手术进展，准确及时供应手术物品，安全用药，做好麻醉或手术等意外的抢救工作。

（7）手术科室与手术室之间应严格执行交接制度。危重、急诊患者应由医护人员护送至手术室进行交接。

（8）落实突发事件应急预案及处理措施。对电源、水源、冷暖气、氧气、空调、净化设备等各项设备有专人负责定期检查、维修、保养。

（9）对于新开展、疑难及危重患者手术，护士长及参与手术护士应参加术前讨论并制订手术配合方案。

（10）协助Ⅰ类手术切口感染病例的调查、统计，查找原因，制订整改措施，逐项落实，有记录备查。

（11）质量评价指标：

1）急救物品完好率100%。

2）医疗机构科室台护比＝手术室执业护士人数∶同期实际开放手术间数≥3∶1。

3）手术部位标识核查正确率。

4）手术过程中异物遗留发生率。

5）手术患者2期及以上术中获得性压力性损伤发生率。

6）手术室护士锐器伤发生率。

7）Ⅰ类手术切口感染率。

8）一般手术部（室）环境卫生学管理及消毒灭菌物品等的消毒灭菌效果达到《医院消毒卫生标准》（GB 15982—2012）规定的细菌菌落总数卫生标准（表3-4）；洁净手术部（室）静态监测环境细菌浓度达到《医院洁净手术部建筑技术规范》（GB 50333—2013）规定（表3-4）。

表3-4　　　　　　　　　　　　一般手术部（室）消毒卫生标准

空气/(CFU/m^3)	物体表面/(CFU/cm^2)	医护人员手/(CFU/cm^2)	医疗用品/(CFU/g 或 100 cm^2)			使用中消毒剂与灭菌剂/(CFU/mL)	
			无菌医疗用品	接触黏膜医疗用品	接触皮肤医疗用品	消毒剂	灭菌剂
≤200	≤5	≤5	无菌	≤20	≤200	≤100	无菌
不得检出乙型溶血性链球菌、铜绿假单胞菌、金黄色葡萄球菌及其他致病性微生物				不得检出致病性微生物		不得检出致病性微生物	

§3.20　麻醉后监测治疗室

【设置与布局】

麻醉后监测治疗室应设在邻近手术室或手术室管辖区域内。如有多个独立的手术室或其他需要麻醉科医师参与的医疗区域如内镜检查/治疗室、介入治疗中心等，可以设置多个麻醉后监测治疗室（麻醉恢复室，post anesthesia care unit，PACU）。

宜以护士站为中心设置监测治疗室床位，可采用大房间集中安排，在保障安全的前提下，注意保护患者隐私。建议麻醉后监测治疗室床位按以下比例设置：住院手术室与手术台数量比≥1∶2；日间手术室与手术台数量比≥1∶1；无痛诊疗中心与手术台（诊疗台）数量比≥2∶1。设置必要的功能用房如治疗室、处置室、化验室、库房及生活区域、办公区域等。环境应安静、清洁、光线充足，具备良好的通风条件，有条件者最好装配空气净化系统，能独立控制室内的温度和湿度；医疗区域内的温度应维持在（24±1.5）℃，湿度50％～60％。

1. 病床　采用可移动式的转运床，有可升降的护栏和输液架，且能调整体位。

2. 设施配置　每张床位配备电源、吸氧装置和监护仪；每个监测治疗室区域应配备麻醉机或呼吸机、吸引器、抢救车、困难气道车、除颤仪、输液泵、血气分析仪、床旁超声仪、便携式监护仪、肌松监测仪、气道管理工具、简易人工呼吸器、保温及加温设备如加温毯、中心监护站和麻醉信息系统（如配备与床旁监护仪相连的中心监护站、麻醉信息系统）等。

3. 其余参考重症医学科配置要求。

【管理要求】

1. 同重症医学科一般护理管理要求。

2. 可设立独立护理单元，护士与实际开放床位比≥1∶1。护理人员应熟练掌握麻醉和重症护理基本知识、理论和技能，并经过科室考核合格后，才能独立上岗。可通过专科培训和继续教育等途径，获得相应的专科资质证书。

3. 开放时间应根据医院医疗实际需求确定，采取日间开放或24小时开放。

4. 着重做好患者交接与监护管理

（1）与手术护士交接患者的相关信息：包括基本信息（病室、床号、姓名、年龄、疾病诊断、用药史、是否有传染性疾病与过敏史）、术中信息（手术方式、手术体位、术中输液输血量、尿量与失血量及术中患者特殊情况）、各种管路、皮肤情况及用物等，并按要求完善交接记录。

（2）检查气管插管的深度及导管固定状况，了解气管导管的深度及气道通畅情况，同时询问麻醉医师患者是否有困难插管、牙松等特殊情况。

（3）对患者实行连续动态监测，并详细记录患者生命体征变化，急救护理措施准确及时；管道护理符合要求，标识正确、引流通畅。

（4）必要时约束肢体：使用约束带将患者的上肢约束于床栏，必要时约束下肢。

（5）转回病房时，与病房护士做好病情、管道、皮肤、用物等交接，并做好记录。

§3.21 血液净化中心

【设置与布局】

布局和流程应遵循环境卫生学和医院感染控制的要求，分清洁区域、潜在感染区域和污染区域。清洁区域包括治疗准备室、水处理间、清洁库房、配液间、复用后透析器储存间及医护人员办公室和生活区等；潜在感染区域包括透析治疗室/区、专用手术室/操作室、接诊室/区及患者更衣室等；污染区域包括污物处理室、洁具间、透析器复用间等。分别设工作人员通道、患者通道及污物通道。

每个血液透析单元由一台血液透析机和一张透析床（椅）组成，使用面积不少于$3.2 m^2$；血液透析单元间距能满足医疗救治及医院感染控制的需要，不少于 1 m。透析治疗区内设置护士站，便于护士对患者实施观察及护理技术操作；治疗室等其他区域面积和设施能够满足正常工作需要。

设备配备齐全。至少配备 10～20 台血液透析机，其他医疗机构可根据地域、人口密度和服务人群的需求等实际情况，合理配置相应透析机数量；必须含有 1 台以上用于急诊的血液透析机，设置双路供电系统及稳定电源和储备电源（≥2 小时），机器电源和照明电源分开安装；配备满足工作需要的水处理设备、供氧装置、负压吸引装置。配备除颤器、简易呼吸器、抢救车等急救设备。至少配备 1 台能够上网的电脑，配备与功能相适应的信息管理系统。手卫生设施配置符合要求。

1. 透析治疗室/区

(1) 环境符合《医院消毒卫生标准》（GB 15982—2012）中规定的Ⅲ类环境要求，保持通风良好、环境安静、光线充足。具有通风设施、空气消毒装置和空调等，地面使用防酸材料并设置地漏。

(2) 每个透析单元有电源插座组、反渗水供给接口、透析废液排水接口、氧气负压吸引接口等。

(3) 应具备双路电力保障。配备供氧装置、中心负压接口或移动式负压抽吸装置。

(4) 应配备工作人员个人防护用品如手套、口罩、工作服、护目镜/防护面罩等。

(5) 隔离治疗室/区：用于具有传染性的乙型病毒性肝炎、丙型病毒性肝炎、梅毒及艾滋病等血源性传染疾病患者进行专区、专机隔离血液透析治疗。

2. 水处理间

(1) 水处理间面积为水处理装置占地面积的 1.5 倍以上；地面承重符合设备要求；地面应进行防水处理并设置地漏。

(2) 室温适宜，有隔音和通风设施。水处理设备避免日光直射，放置处有排水装置。

(3) 供给水处理机的自来水水量充足，入口处安装压力表，压力符合要求。

3. 治疗室　用于存放各种药物和无菌物品，配制透析常规用药等。

4. 候诊区和接诊室　候诊区面积应根据患者数量决定，以不拥挤、舒适为宜。接诊室用于评估患者体重、生命体征、确定透析方案等。

5. 储存室　用于透析器、管路、穿刺针等耗材存放，符合无菌物品存放要求。宜设置干性物品储存室和湿性物品储存室。

【管理要求】

1. 同普通护理单元。

2. 人员管理

（1）根据透析机和患者的数量、透析室环境布局及护士的工作能力，合理安排护士，每名护士每班负责治疗和护理的患者相对集中，且数量不超过 5 名透析患者，采用集中供透析液全自动透析系统时，护士每班次管理的患者数量可适当增多，但不超过 8 人。

（2）从事透析器、滤器复用的人员必须经过相关培训，正确掌握有关操作程序；建立复用操作人员健康档案，定期检查肝炎等传染病指标，并接受免疫接种。

3. 环境管理

（1）透析治疗室/区、治疗准备室、储存室、水处理间与配液间等区域应当达到《医院消毒卫生标准》（GB 15982—2012）中规定Ⅲ类环境的要求。

（2）布局合理、分区明确、标识清楚，符合功能流程和洁污区域分开的基本要求。

（3）透析治疗室/区应禁止摆放鲜花、带土植物及水生植物水族箱，不得存放工作人员的生活用品；不能存放非本班次、未使用的透析耗材、浓缩液及消毒用品；透析机开机、透析管路安装及预冲期间，患者及其照护人员不能进入透析治疗室/区。

（4）一个透析单元不能同时放置多个患者的治疗用品；医疗物品与患者生活物品不得混放。

（5）质量准备室、水处理间、配液间应授权封闭管理。

4. 业务管理

（1）应制订并落实本专科各项规章制度、人员岗位职责、相关技术操作规程等，有预防动-静脉瘘感染、坠床、各类导管滑脱等突发事件应急预案。

（2）实施患者透析治疗方案。认真核对患者姓名、透析器、治疗方式、治疗时间、脱水量、抗凝剂用量等；密切观察患者的意识、生命体征及各项参数的改变，及时观察穿刺点是否渗血、肿胀等；保持血管通路固定良好、各侧管处于关闭状态、无管路脱落现象、透析器及管路无凝血，压迫止血用力得当，部位准确，无血肿、无渗血，发现病情变化，及时报告医师。

（3）应为每台血液净化设备（包括水处理设备、血液透析机、血液透析滤过机等）编号并建立档案。透析过程中密切观察机器运行状况，保持血液透析机清洁、功能完好、报警系统正常，专人定期保养，及时维修，有记录可查。

（4）复用透析器/滤器只能供同一患者使用，不得他人使用。严格执行复用操作规程。

（5）医院感染预防与控制：严格执行消毒隔离措施，重点做好如下工作：

1）患者进行血液透析治疗时应当严格限制非工作人员进入透析治疗区。

2）医务人员进入透析治疗区应穿工作服、换工作鞋，操作时戴口罩。医务人员对患者进行治疗或者护理操作时按照医疗护理常规和诊疗规范，在诊疗过程中应当实施标准预防，严格执行手卫生规范和无菌操作技术。

3）对乙型病毒性肝炎、丙型病毒性肝炎、梅毒及艾滋病等血源性传染疾病患者，应在隔离透析治疗室/区进行专机血液透析，配备专门治疗用品和相对固定工作人员。

4）每次透析结束后，应当对透析单元内透析机等设备设施表面、物品表面进行擦拭消毒，对透析机进行有效的水路消毒，对透析单元地面做好清洁，地面有血液、体液及分泌物污染时使用消毒液擦拭。做好空气消毒并记录。患者使用的床单、被套、枕套等物品应一人一用一更换。

5）血液透析治疗区、治疗室、水处理室每月做空气细菌培养1次。

6）应当根据设备要求定期对水处理系统进行冲洗消毒，并定期进行水质检测。检测结果必须符合国家行业标准《血液透析和相关治疗用液体的制备和质量管理 通用要求》（GB/T 43050—2023）。每日监测 1 次软水器出水的硬度及活性炭罐出水总氯含量 ≤0.1 mg/L；每月做透析用水细菌培养菌落计数≤100 CFU/mL（细菌总数>50 CFU/mL应给予干预），每三个月监测透析用水内毒素≤0.25 EU/mL（内毒素含量>0.125 EU/mL应给予干预），并准确记录，对超标项目有复查、原因分析和整改。透析液的溶质浓度每批次至少检测 1 次。每月做透析液细菌培养，保证透析液质量。

7）排出的污水应遵循《医疗机构水污染物排放标准》（GB 18466—2005）的要求处理。

（6）医疗及生活废弃物管理：严格按照《医疗废物管理条例》《医疗卫生机构医疗废物管理办法》等相关规定妥善处理医疗废物，各种医疗废弃物处理原则：第一时间现场（透析治疗室/区）分类处理，封闭包装，封闭转运，严禁渗漏和遗撒；严禁锐器、生活与医疗废物混放。各种医疗生活废弃物密闭存放，存放时间不超过 24 小时。

§3.22　介入诊疗中心

介入诊疗技术是指在临床影像技术（X线、CT、MRI等）引导下，通过经皮穿刺或体腔途径将特制的导管导丝等细微的器械导入病变部位进行诊断、治疗的技术。介入诊疗中心包括介入门诊、介入手术室和介入护理单元。介入门诊和介入护理单元布局设置与管理要求同普通门诊和普通病房，本节重点介绍介入手术室。

【设置与布局】

介入手术室要求周围环境安全，靠近介入护理单元及急诊、重症监护室，适合手术、影像工作的环境；应布局合理，符合功能流程及严格三区划分，即限制区、半限制区和非限制区，各区之间标识明显。限制区设于内侧，包括手术间（手术操作室）、无菌物品存放间、药品存放间、清洁走道（内走道）、控制室、洗手区；半限制区设于中间位置，包括办公室、患者等待区、麻醉后监测治疗室；非限制区设于手术部（室）入口端，包括更衣室、餐厅、家属谈话室、家属等候区、候诊区、污物处理间、污物走道（外走道）等。非限制区与半限制区、半限制区与限制区之间用电动门相隔，保持关闭状态。介入手术室患者通道、工作人员通道、污物通道应分开设置，设置为三通道。

1. 手术间

（1）每间面积应大于 40 m²，限设 1 张手术床，通风设备齐全，手术间之间有内走道相连，内走道应宽敞，宽度≥1.5 m；墙面和天花板采用有 X 线可防护功能、有 2 mm 铅当量的防护厚度、可隔音、坚实、光滑、无空隙、防火、防湿、易清洁的材料，墙角呈圆形，防止积灰；地面采用抗静电材料，质地坚固、光滑、无缝隙、可冲洗、不易腐蚀、不易被血液浸染。手术间工作人员通道与手术间之间设有缓冲区，内放置铅衣等防护用品。

（2）室内有足够的电源插座、日光灯、除湿机、空气消毒机等。设置双路电源、备用供电装置。

（3）设有 X 线影像系统、手术摄像系统、血管内超声显像设备，有良好的放射防护设施，其四周及天棚设有铅板屏障，手术操作室外有防护警示标识。

（4）仪器设施：配备导管储藏柜、药品储藏柜、无菌物品储藏柜、抢救车及抢救流程图、心电监护仪、除颤仪、输液泵、麻醉机、呼吸机、吸氧和吸痰装置、高压注射器、手术无影灯、阅片器、电子计时器等，各专科根据需要备专科仪器设施。

2. 控制室　与手术间之间用有 2 mm 铅当量的防护厚度的铅玻璃相隔，方便控制室工作人员与手术者配合。设有 X 线机操作控制台、监视器、刻盘机、录音设备、录像设备等。

3. 无菌物品存放间　应设置于靠近手术间的限制区内。各种导管、导丝等一次性介入治疗耗材存放于专用无菌柜内，有条件者配备多功能智能柜。室内配备空气消毒装置。

4. 洗手区　紧邻手术间，备感应式水龙头、冷热水装置及外科手消毒装置与用品。

5. 污物处理间　设置于非限制区，有清洗池、污物敷料处理设施、各种物品的初步消毒处理设备等。

6. 辅助用房　可根据需要设立办公室、谈话室、更衣室、值班室等。

7. 有条件者宜设立术前准备室和麻醉后监测治疗室，紧邻手术间。监测治疗室规模应与介入手术间的规模相适应，配置必要的监护设备、给氧系统、吸引系统、急救设施设备等。

【管理要求】

1. 同手术部（室）管理要求。

2. 人员管理要求

（1）人员配备，按手术台与护士比（1:2.5）～（1:3）配备，资质、职称、年龄结构形成梯队，层次合理。宜根据手术间数量及手术台次配备 1～5 名护理辅助人员。

（2）人员资质：护士应经过专科培训、急救技能培训及放射防护知识培训等，获取辐射安全与防护考核证书和专科资质证书。

（3）工作人员应定期健康检查，建立个人健康档案。

3. 辐射安全防护要求

（1）应有醒目的电离辐射标识及必要的文字告知。

（2）配备充足的辐射防护用品，工作人员严格遵守介入诊疗操作规程，做好患者防护及工作人员的自身防护。

§3.23 高压氧科（室）

【设置与布局】

高压氧医学是一门新兴的医学专科，高压氧疗法在许多疾病的治疗中发挥了非常重要的作用。高压氧科（室）应严格按下列要求进行配置：

1. 空气加压氧舱 ①包括治疗大厅、机房（含储气、配电）、氧气源。②应有独立的医护办公室、诊疗室、候诊室、更衣室（分男女）、值班室、处置间（医院感染防控用）、卫生间（分男女）。

2. 氧气加压氧舱 ①包括氧舱治疗室及氧气源室。②成人氧舱应有医护办公室，单独的更衣室、卫生间。③婴幼儿氧舱可参照成人氧舱实施，也可只设置氧舱治疗室、氧气源室。

3. 高压氧舱内外应严格按要求配备消防设施，并具有完善的消防疏散通道。

【管理要求】

1. 人员管理

（1）人员资质：

1）高压氧科（室）从业护士要求具有护理专业相应学历。

2）高压氧医护人员、操舱人员必须到湖南省医用高压氧岗位培训中心接受培训，取得《医用高压氧专业上岗合格证》（有效期 3 年），并在有效期内，方可上岗工作。

3）高压氧舱设备维护保养人员必须经湖南省市场监督管理局认可的机构（湖南省医用高压氧岗位培训中心）培训、考核，取得《特种设备作业人员证（R3 证）》（有效期 4 年），并在有效期内，方可上岗工作。

4）应熟练掌握舱内护理的各项操作，能准确及时发现舱内患者的病情变化及各种仪器的常见故障，并采取应急措施。

5）熟悉医用氧的基本理论、基本知识，了解医用氧的治疗原理及对人体各系统的影响，掌握治疗的适应证和禁忌证、治疗过程中可能发生的并发症及意外事件的防范措施等。

（2）人员配置：高压氧科（室）应合理进行人员配置（表 3-5），拥有 18 舱位以上座位数的高压氧舱医疗单位宜成立建制的高压氧科，并按要求配置医、护、技等工作人员。

表 3-5　　　　　　　　　　　　高压氧科（室）工作人员配备表

舱　　　型		医　　师	护　　士	技术人员
氧气加压氧舱	婴幼儿氧舱	专职或兼职 1 名	专职 1 名	兼职 1 名
	成人氧舱	专职或兼职 1 名	专职 1~2 名	兼职 1 名
空气加压氧舱	1≤舱位≤8	专职 1 名	专职 1~2 名	兼职 1 名
	8<舱位≤14	专职 1~2 名	专职 2 名	专职或兼职 1 名
	舱位>14	专职 2 名	专职 2~3 名	专职 1~2 名

（3）高压氧科（室）医务人员应有很强的责任心与安全防火意识，坚守岗位，严格执行操舱规程与制度，严防差错与事故。

2. 环境管理

（1）高压氧科应远离锅炉房、变电间等火种、火源地 50 m 以上。消防通道通畅、设施齐全，有"严禁烟火""禁烟""禁油脂""非本室工作人员免入"等醒目标识。

（2）环境宽敞、整洁，空气流通。多人治疗舱、单人治疗舱、婴幼儿治疗舱摆放合理，进出舱通畅无障碍，方便轮椅、平车出入。

3. 安全管理

（1）高压氧科/室临床治疗前必须具备《医用氧舱合格证》《压力容器使用证》《医用氧舱使用证》《医用高压氧临床质量管理体系认证证书》，并通过监管部门验收合格。

（2）高压氧治疗患者必须经高压氧科（室）医师检查、确认无禁忌证后方可行高压氧治疗。

（3）严格遵守各项规章制度和操作规程，多人空气加压舱每台由二人专门操作（至少 1 人为医护人员），单人氧舱每台由一人操作。坚守岗位，不做与操舱无关的事情，禁止无关人员进入氧舱控制台工作区域。

（4）进舱前的安全管理：

1）认真观察和了解患者病情，详细介绍进舱须知，做好进舱治疗的安全教育，严格检查进舱人员的安全防范措施，杜绝火种及易产生静电的物品入舱。指导进舱人员做耳咽管调压动作：如吞口水、嚼口香糖、捏鼻子鼓气等。指导正确使用氧气面罩。

2）开舱前严格检查设备，确认设备无故障后方可开舱治疗。氧气加压氧舱治疗时，患者应更换由国家相关纤维检验部门认定的全棉衣物，并注意将患者系上静电接地线。

3）根据季节及温度的变化，加减压前提前开启空调，将舱内温度调整在 18 ℃~26 ℃。

4）介绍舱内吸氧装置、紧急呼叫装置、递物筒设备使用方法及注意事项。

5）危重患者进舱前还需做好以下准备：①必须向入舱陪护人员交代注意事项；②备好需要的药物、器械；③备好一级供氧和开放式设备；④备好负压吸引装置；⑤患者带导管入舱时，检查导管是否通畅，并妥善固定。加压前关闭各种引流管。

6）严格执行医嘱和氧舱操作规程，不得擅自更改。

7）对气性坏疽、芽孢杆菌感染等传染病及多重耐药菌感染者，应单独舱室治疗。

（5）治疗阶段安全管理：

1）开始加压时，告知患者"开始加压"，待舱内人员做好准备后方可开始。

2）加压过程中，经常询问患者有无耳痛或其他不适，根据具体情况做出加压速度的调整。严防中耳气压伤、鼓膜穿孔的发生。

3）指导患者戴好面罩正确吸氧，随时注意观察患者吸氧情况。

4）监视各项仪表的运转状况，注意舱内压力、温度、氧浓度的变化。空气加压氧舱内维持氧浓度≤23％，氧气加压氧舱稳压阶段舱内平均氧浓度应≥80％。

5）注意危重患者的呼吸、面色等变化，保持呼吸道通畅。带静脉输液进舱者，注意调节输液速度。

6）减压时告知患者"开始减压"，取下面罩休息，注意保暖，提醒患者和陪舱者忌做屏气动作，不用力咳嗽，以防肺气压伤；开放所有导管，保持引流通畅；注意伤口渗出情况。

7）治疗时间内严禁非工作人员出入。

（6）出舱后安全管理：

1）协助患者出舱，嘱患者多饮水、进食清淡营养、易消化饮食，注意休息。

2）关闭所有开关和电源，完善各项记录。

3）严格执行氧舱消毒隔离制度。

（7）抢救用物、药品处于备用状态，完好率100％。有专科突发事件应急预案。

§3.24　内镜中心

【设置与布局】

内镜中心的建筑面积应当与医疗机构的规模和功能相匹配，内镜的附件及数量应与接诊患者数相适应。内镜中心宜设置候诊区、术前准备区、诊疗区、麻醉后监测治疗室、清洗消毒区、综合办公区等功能区域；应根据具体开展的内镜诊疗项目设置相应的诊疗室。合理划分"三区两通道"，明确标识诊疗路线。

1. 候诊区　宜根据内镜中心日均诊疗量规划候诊区域面积，环境宽敞明亮，设候诊椅。区域内有注意事项告知图文资料、视频等健康教育设施设备；注重人文关怀，充分考虑老年和残障患者的需求，有条件的单位宜设置符合国家《无障碍设计规范》（GB 50763—2012）标准的卫生间。

2. 术前准备区　术前准备区应注重保护患者隐私，增加私密性，有条件的单位可设立更衣室，推荐实心墙分隔成单个房间，也可用吊帘分隔，吊帘分隔者平行床间距不应小于1.40 m，床沿与墙面净距不应小于1 m。术前准备区应配备负压吸引、供氧、生命体征监测设备以及麻醉镇静、术前准备所需用物等。宜设置谈话室，以便进行术前谈话、麻醉风险评估以及签署相关知情同意书等。

3. 诊疗区　内镜诊疗室数量应与日常诊疗人数、内镜及主机数量相适应。各诊疗室之间推荐用实心墙或吊帘分隔，室内装修应满足易清洁、耐腐蚀的要求。每个诊疗室的面积原则上不小于 20 m²，放置相关设备后，检查床应可 360°旋转，在诊疗操作过程中，内镜医师、护士和麻醉医师应能在患者周围快捷移动。每个内镜诊疗室进出口应足够宽，以便病床能顺利通过。内镜诊疗室内应设置存放各种诊疗附件的专用柜，以便内镜诊疗操作过程中及时取放。

内镜诊疗室应配置与诊疗操作相适应的内镜主机及若干条内镜，推荐采取集成吊塔或移动推车，其内集成内镜主机、显示器、信号线、高频电发生器、吸引装置、气体（空气、氧气、二氧化碳）管道等。开展无痛内镜诊疗时，必须配备麻醉机等相关设备。内镜诊疗室应保证充分换气，必要时配备灭菌级空气消毒机。有条件的内镜中心可设置独立的负压诊疗室，为严重传染病患者进行内镜诊疗操作。

内镜诊疗区应配备与诊疗量相适应的心电监护仪、除颤仪、气管插管、喉罩、简易呼吸器等急救设施设备。

4. 麻醉后监测治疗室　麻醉后监测治疗室面积不小于 20 m²，麻醉内镜诊疗室与监测治疗室床位的理想比例为 1∶2.5。监测治疗室应配置必要的监护设备、给氧系统、吸引系统、急救设施设备等。

5. 清洗消毒区　清洗消毒区应独立设置，配备相应规模的清洗消毒设备，包括全自动和（或）人工内镜洗消设备、附件超声清洗机器、测漏装置、干燥装置等。室内保持通风良好，如采用机械通风，宜采用"上送下排"方式，换气次数宜大于 10 次/h，最小新风量宜达到 2 次/h。配备洗手和洗眼设施，设置独立的污物间。

6. 综合办公区　综合办公区应满足医护人员办公需求，有条件的单位可设置培训教室、档案室及网络控制室等。

【管理要求】

1. 布局合理，诊疗区、清洗消毒区等分区清楚，标识醒目。

2. 诊疗室应保持清洁、干燥、整齐，无有害及易燃气体。内镜储存区应保持恒定的湿度和温度。内镜转运应采用相对密闭的内镜转运车或转运袋，避免转运过程中受到污染。应设置相对独立的医用耗材库房，并定期对库存医用耗材进行养护与质量检查，确保安全有效储存。

3. 诊疗操作、清洗和消毒人员防护用品配备齐全（工作帽、医用外科口罩、工作服、乳胶手套、防水围裙或防水隔离衣、护目镜或防护面罩、专用鞋等），使用规范。

4. 不同系统（如呼吸、消化系统）软式内镜的诊疗工作应分室或分时段进行；不同部位内镜应分池清洗。

5. 每日诊疗工作结束后，必须对清洗消毒槽进行清洗消毒。诊疗室开窗通风，对地面、台面、仪器设备表面予以清洁消毒。

6. 严格执行《内镜清洗消毒技术规范》，做好内镜及附件的使用、消毒、维护和保养，专人管理各种内镜和设备，有简明的操作流程和使用说明。操作前应检查仪器设备运行状态是否符合要求，发现异常及时维修。内镜每次清洗前应测漏，条件不允许时，应至少每日测漏1次。消毒后内镜应储存于清洁、干燥的环境中，软式内镜悬挂。

7. 按要求进行消毒/灭菌剂浓度监测并记录监测结果；每季度进行内镜生物学培养，记录医务人员手消毒效果监测、内镜的使用情况，记录内镜的清洗消毒情况、内镜操作引起的感染并报至相关人员。内镜清洗消毒情况应可追溯。

8. 检查前严格落实告知并签字，取得患者配合。检查中密切观察病情变化，发现异常及时处理。检查后详细告知检查后注意事项。

9. 妥善保存标本，认真执行标本送检制度，确保标本及时、准确送检，有记录可查。

10. 抢救车及用物齐全，处于完好备用状态。有专科突发事件应急预案。

11. 根据需要配备麻醉药品，严格执行麻醉药品管理制度。

§3.25　消毒供应中心

【设置与布局】

医院消毒供应中心（central sterile supply department，CSSD）地理位置宜接近手术室、产房和临床科室，或与手术室之间有物品直接传递专用通道，不宜建在地下室或半地下室。周围环境应清洁、无污染源，区域相对独立，内部通风采光良好。建筑面积应符合医院建设方面的有关规定并与医院的规模、性质、任务相适应，并兼顾未来发展的需要。

1. 建筑布局　分为辅助区域与工作区域，辅助区域包括工作人员更衣室、值班室、办公室、休息室、卫浴间、洁具间等；工作区域包括去污区、检查包装及灭菌区（含独立的敷料制备或包装间）和无菌物品存放区。各工作区域之间有实际屏障，标识明显；进入各区域应设缓冲间（带），缓冲间（带）设洗手设施，采用非触式水龙头开关，无菌物品存放区内不设洗手池。采用其他机构提供消毒灭菌服务的医院，应分别设污染器械收集暂存间及灭菌物品交接发放间，两房间互不交叉、相对独立。

建筑面积每张床位0.7~0.9 m²，并兼顾未来发展的需要。去污区面积占工作区域面积的30%~35%，检查包装及灭菌区面积占总面积的35%~40%，无菌物品存放区占总区域面积的20%，辅助区占总面积的10%~15%。

（1）工作区域的划分应遵循以下基本原则：①物品由污到洁，不交叉，不逆流。②空气流向由洁到污。③工作区域温度、相对湿度、机械通风换气次数应符合表3-6的要求，照明应符合表3-7的要求。④工作区域中化学物质浓度应符合表3-8的要求。⑤有消防安全通道、灭火装置和疏散指引标识。

表 3-6　　　　　　工作区域温度、相对湿度及机械通风换气次数要求

工作区域	温度/℃	相对湿度/%	换气次数/(次/h)
去污区	16～21	30～60	≥10
检查包装及灭菌区	20～23	30～60	≥10
无菌物品存放区	低于24	低于70	4～10

表 3-7　　　　　　　　　工作区域站照明要求　　　　　　　　　单位：lx

工作面/功能	最低照度	平均照度	最高照度
普通检查	500	750	1 000
精细检查	1 000	1 500	2 000
清洗池	500	750	1 000
普通工作区域	200	300	500
无菌物品存放区域	200	300	500

表 3-8　　　　　　工作区域空气中化学有害因素职业接触限值

中文名	英文名	化学文摘号（CAS 号）	OEL/(mg/m³)			临界不良健康效应
			MAC	PC-TMA	PC-STEL	
过氧化氢	Hydrogen peroxide	7722-84-1	—	1.5	—	上呼吸道和皮肤刺激，眼损伤
环氧乙烷	Ethylene oxide	75-21-8	—	2	—	皮肤、呼吸道、黏膜刺激，中枢神经系统损伤
甲醛	Formaldehyde	50-00-0	0.5	—	—	上呼吸道和眼刺激

注：OEL—职业接触限值；MAC—最高容许浓度；PC-TMA—时间加权平均容许浓度；PC-STEL—短时间接触容许浓度。

（2）工作区域设计与材料要求：

1）去污区、检查包装及灭菌区和无菌物品存放区之间应设实际屏障；去污区与检查包装区之间应设物品传递窗；并分别设人员出入缓冲间（带）；为应对朊毒体、气性坏疽及突发原因不明的传染病病原体污染的诊疗器械应设置特殊感染器械处置专区，与普通器械处置区域有实际屏障完全隔开，无特殊感染器械处置时可作为普通器械处置区域使用。

2）缓冲间（带）应设洗手设施，采用非触式水龙头开关。无菌物品存放区内不应设洗手池。

3）检查包装及灭菌区设专用洁具间的应采用封闭式设计。

4）工作区域的天花板、墙壁应无裂缝，不落尘，便于清洗和消毒；地面与墙面踢脚及所有阴角均应为弧形设计；电源插座应采用防水安全型；地面应防滑、易清洗、耐腐蚀；地漏应采用防返溢式；污水应集中至医院污水处理系统。

2. 设备设施的配置

（1）去污区设备及设施：配有污物回收器具、分类台、手工清洗池、专用特殊感染器械的消毒设备及设施、压力水枪、压力气枪（手工清洗）、超声清洗装置、洗眼装置、干燥设备及相应清洗用品，二级及以上的医院必须配备机械清洗消毒设备。

（2）检查包装及灭菌区设备及设施：带光源放大镜的器械检查台、器械包装台、敷料检查包装台（设带光源布类检查台）、敷料架/柜、压力气枪、包装材料切割设施、医用热封机及清洁物品装载设备、空气消毒器、温度计、湿度计、绝缘检测仪等。

（3）灭菌设备及设施：合理配置压力蒸汽灭菌器及装卸设备。根据需要配备灭菌蒸汽发生器、干热灭菌和低温灭菌装置、相应环境有害气体浓度超标报警器和生物监测阅读仪。有条件的医院可配备物品信息追溯配套设备，包括电脑、打印机、扫码枪、信息移动终端等。各类灭菌设备应符合国家相关标准，并有配套的辅助设备。

（4）无菌物品存放区设备及设施：灭菌物品卸载设备、无菌物品存放设施、无菌物品密闭下送车及运送器具、空气消毒器、温度计、湿度计、信息追溯配套设备设施等。

（5）缓冲间主要设施配置：完善的洗手设施、干手设施、更衣更鞋设施，个人防护用品包括圆帽、口罩、隔离衣或防水围裙、手套、专用鞋、护目镜、面罩等。

（6）应配有水处理设备：清洗用水应有自来水、热水、软水、纯化水供应，终末漂洗用水的电导率≤15 μS/cm（25 ℃）［自来水水质应符合《生活饮用水卫生标准》（GB 5749—2022）的规定］。灭菌蒸汽供给水的质量指标符合《医院消毒供应中心　第1部分：管理规范》（WS 310.1—2016）要求。

3. 耗材的管理

（1）医用清洗剂：应符合国家相关标准和规定，根据器械材质、污染物种类，选择适宜的清洗剂，使用遵循厂家产品说明书。

1）碱性清洗剂：pH＞7.5，对各种有机物有较好的去除作用，对金属腐蚀性小，不会加快返锈的现象。

2）中性清洗剂：pH 6.5～7.5，对金属无腐蚀。

3）酸性清洗剂：pH＜6.5，对无机固体粒子有较好的溶解去除作用，对金属物品的腐蚀性小。

4）酶清洗剂：含酶的清洗剂，有较强的去污能力，能快速分解蛋白质等多种有机污染物。

5）医用润滑剂：应为水溶性，与人体组织有较好的相容性，不应影响灭菌介质的穿透性和器械的机械性能。

（2）医疗器械消毒剂：

1）应符合国家相关标准和规定，使器械腐蚀性降低。

2）长期使用的消毒剂，对医疗器械整机及各元器件宜具有良好的相容性，无明显腐蚀性。

3）特殊医疗器械用消毒剂对各元器件无明显损害，医疗器械对其应具有耐受性。

4）包装完好的医疗器械消毒剂产品有效期应不低于12个月，且储存期间产品感官指标、pH 值等应无明显改变。

5）实验室杀灭微生物应符合表 3 - 9 的要求。

表 3 - 9 消毒剂实验室杀灭微生物要求

实验微生物	灭菌剂	不同水平消毒剂杀灭或灭活微生物对数值的要求					
		高水平		中水平		低水平	
		悬液法	载体法	悬液法	载体法	悬液法	载体法
枯草杆菌黑色变种芽孢	实验室定性灭菌实验合格（无活菌生长）	≥5.0	≥3.0	—	—	—	—
金黄色葡萄球菌	—	—	—	≥5.0	≥3.0	≥5.0	≥3.0
铜绿假单胞菌	—	—	—	≥5.0	≥3.0	≥5.0	≥3.0
白念珠菌	—	—	—	—	—	≥4.0	≥3.0
分枝杆菌	—	—	—	≥4.0	≥3.0	—	—
脊髓灰质炎病毒（Ⅰ型疫苗株）	—	—	—	≥4.0	≥4.0	—	—

注：杀灭对数值是指当微生物以 10 为底的对数表示时，灭菌前后微生物对数数量的差值。

（3）医用灭菌剂：在使用说明书规定的最低作用浓度及 50% 最短作用时间的剂量下，所试模拟医疗器械上应无活菌（枯草杆菌黑色变种芽孢）生长，判为医疗器械的模拟现场灭菌试验合格。

（4）包装材料：遵照《最终灭菌医疗器械的包装》（GB/T 19633—2005）的要求。皱纹纸、无纺布、纺织品还应符合《最终灭菌医疗器械包装材料 第 2 部分：灭菌包裹材料 要求和试验方法》（YY/T 0698.2—2022）的要求；纸塑袋还应符合《最终灭菌医疗器械包装材料 第 5 部分：透气材料与塑料膜组成的可密封组合袋和卷材 要求和试验方法》（YY/T 0698.5—2023）的要求；硬质容器还应符合《最终灭菌医疗器械包装材料 第 8 部分：蒸汽灭菌器重复性使用灭菌容器 要求和试验方法》（YY/T 0698.8—2009）的要求。普通棉布应为非漂白织物，除四边外不应有缝线，不应缝补，初次使用前应高温洗涤，脱脂去浆。开放式储槽不应做无菌物品的最终灭菌包装材料。

（5）消毒灭菌监测材料：

1）一次性使用监测材料应符合国家相关标准和规定，在有效期内使用。

2）自制测试标准包应符合《医院消毒供应中心 第 3 部分：清洗消毒及灭菌效果监测标准》（WS 310.3—2016）及《医疗机构消毒技术规范》（WS/T 367—2012）的相关要求。①压力蒸汽标准生物测试包的制作：将嗜热脂肪杆菌芽孢生物指示剂置于标准测试包的中心部位，标准测试包由 16 条 41 cm×66 cm 的全棉手术巾制成，即每条手术巾的长边先折成 3 层，短边折成 2 层，然后叠放，制成 23 cm×23 cm×15 cm、1.5 kg 的标准测试包。②干热灭菌标准生物测试管的制作：将枯草杆菌黑色变种芽孢菌片装入无菌试管内（1 片/管），制成标准生物测试管。③环氧乙烷标准生物测试包的制作：取一个 20 mL 无菌注射器，去掉针头，拔出针栓，将枯草杆菌黑色变种芽孢生物指示物放入针筒内，带孔的塑料帽应朝向针头处，再将注射器的针栓插回针筒（注意不要碰及生物指示物），之后用一条全棉小毛巾两层包裹，置于纸塑包装袋中，封装。④过氧化氢低温等离子体灭菌管腔生物的灭菌过程验证装置（process challenge device，PCD）或非管腔生物监测包的制作：采用嗜热脂肪杆菌芽孢生物指示物制作管腔生物PCD或非管腔生物监测包，生物指示物的载体应对过氧化氢无吸附作用，每一载体上的菌量应达到1×10^6 CFU，所用芽孢对过氧化氢气体的抗力应稳定并鉴定合格。⑤低温蒸汽甲醛灭菌管腔生物PCD或非管腔生物测试包的制作：采用嗜热脂肪杆菌芽孢生物指示物制作管腔生物PCD或非管腔生物监测包，生物指示物的载体应对甲醛无吸附作用，每一载体上的含菌量应达到1×10^6 CFU，所用芽孢对甲醛的抗力应稳定并鉴定合格。⑥B-D测试包的制作：由100%脱脂纯棉布或100%全棉手术巾折叠成长（30±2）cm、宽（25±2）cm、高25～28 cm的布包，将专用的B-D测试纸放入上述布包的中间，制成的B-D测试包的重量要求为（4±0.2）kg。

【管理要求】

1. 管理模式 ①应采取集中管理的模式，对所有需要消毒或灭菌后重复使用的诊疗器械、器具和物品由消毒供应中心负责回收、清洗、消毒、灭菌。②内镜、器械的清洗消毒，可以依据国家相关标准进行处理，也可以集中由CSSD统一清洗、消毒和（或）灭菌。

2. 组织管理 管理组织应健全，管理目标和责任明确。建立健全垂直管理体系内的护士长负责制，在主管院长或护理部直接领导下开展工作。主管部门（如护理部、医院感染管理部门等）有针对性地深入科室指导工作，定期进行检查与评价，发现问题及时改进，确保医疗安全。职能科室履行职责，保证消毒供应中心工作顺利开展。科室设有感控管理小组和质量管理小组，并有相应职责和执行记录。

3. 人力资源管理

（1）人员编制：根据CSSD的工作量及各岗位需求，科学、合理配置具有执业资格的护士、灭菌员和其他工作人员。人员与床位之比（2.5～3）:100，其中护士占比大于1/3。

（2）人员资质：

1）护士长具有大专及以上学历和从事护理工作5年以上。

2）护士持有效"护士执业资格证"上岗，质检员或专职监测员和各区组长由护士担任。

3）具有一定比例的消毒供应专科护士，推荐占比≥10%。

4）消毒灭菌员必须持特种设备操作人员资格证，在有效期内持证上岗。

5）CSSD的工作人员有接受与其岗位职责相应的岗位培训记录（证）。

4. 相关职能部门职责

（1）应在主管院长领导下，在各自职权范围内，履行对CSSD的相应管理职责。

（2）主管部门应履行以下职责。

1）会同相关部门，制定落实CSSD集中管理的方案与计划、研究、解决实施中的问题。

2) 会同人事管理部门，根据 CSSD 的工作量合理调配工作人员。

3) 负责 CSSD 清洗、消毒、包装、灭菌等工作的质量管理，制定质量指标，并进行检查与评价。

4) 建立并落实对 CSSD 人员的岗位培训制度；将消毒供应专业知识、医院感染相关预防与控制知识及相关的法律法规纳入 CSSD 人员的继续教育计划，并为其学习、交流创造条件。

（3）护理管理、医院感染管理、设备及后勤管理等部门还应履行以下职责：

1) 对 CSSD 清洗、消毒、灭菌工作和质量监测进行指导和监督，定期进行检查与评价。

2) 发生可疑医疗器械所致的医源性感染时，组织、协调 CSSD 和相关部门进行调查分析，提出改进措施。

3) 对 CSSD 新建、改建与扩建的设计方案进行卫生学审议；对清洗消毒与灭菌设备的配置与性能要求提出意见。

4) 负责设备购置的审核（合格证、技术参数）；建立对厂家设备安装、检修的质量审核、验收制度；专人负责 CSSD 设备的维护和定期检修，并建立设备档案。

5) 保证 CSSD 的水、电、压缩空气及蒸汽的供给和质量，定期进行设施、管道的维护和检修。

6) 定期对 CSSD 所使用的各类数字仪表如压力表、温度表等进行校验，并记录备查。

（4）物资供应、教育及科研等其他部门，应在 CSSD 主管院长或职能部门的协调下履行相关职责，保障 CSSD 的工作需要。

5. 管理制度与职责　应建立健全各项规章制度、岗位职责、应急预案、操作流程和大型设备的操作规程。

6. 专科护理质量　专科质量管理体系持续改进，实行非惩罚性不良事件报告制度，主动报告不良事件。科室对不良事件有原因分析、整改和追踪，定期对员工进行安全警示教育。有职业暴露规范处置流程，发生暴露有上报和追踪记录。

7. 职业防护　科室有职业防护相关规定，根据工作岗位的不同需要，防护用品配备齐全、定位放置、合格、有效。职业防护培训到位，对职业防护知晓率和职业防护用品使用率 100%。

8. 设备设施管理　设备安装及检修有质量审核、验收记录。定期对 CSSD 压力蒸汽灭菌器及蒸汽发生器的压力表、安全阀等进行校验，每年用温度压力检测仪监测温度、压力和时间等参数。清洗消毒器应每年有温度、时间等主要性能参数的检测。每日进行设备运行前的安全检查并登记备查。

9. 质量控制

（1）CSSD 库房管理规范，无菌物品与非无菌物品分库房放置，建立出入库登记制度，无过期物品。发放记录应具有可追溯性。

（2）建立完善的监测制度，清洗、消毒、灭菌效果的物理、化学、生物监测（执）应符合规范要求，质量控制过程满足追溯要求。专人负责质量监测工作。日常监测和定期监测有记录，体现持续改进。清洗、消毒监测资料和记录的保存期应≥6个月，灭菌质量监测资料和记录的保存期应≥3年。

（3）医院建立外来医疗器械集中管理制度和处理流程，处置规范，记录完善。处置人员应相对固定，遵照厂家说明书处置外来医疗器械。灭菌植入物应每批次进行生物监测，生物培养记录完善。使用后的外来医疗器械，应由 CSSD 清洗消毒后方可交器械供应商。

（4）清洗后的器械、器具和物品应进行消毒处理。首选机械湿热消毒，也可采用 75% 乙醇、酸性氧化电位水或其他消毒剂进行消毒。消毒后直接使用的诊疗器械、器具和物品，湿热消毒温度应≥90 ℃，时间≥5 min，或 AO 值≥3000；消毒后继续灭菌处理的，其湿热消毒温度应≥90 ℃，时间≥1 min，或 AO 值≥600。

（5）灭菌质量的监测：包外湿包、物理监测及包外化学监测不合格的灭菌物品不得发放，包内湿包和包内化学监测不合格的灭菌物品不得使用，应分析原因进行改进，直至监测结果符合要求。生物监测不合格时，应尽快召回上次生物监测合格以来所有尚未使用的灭菌物品，重新处理。分析不合格的原因，落实改进后，生物监测连续 3 次合格后方可使用。

（6）与临床科室的沟通联系：应建立与相关科室的联系制度，主动了解各科室专业特点，常见的医院感染与原因，掌握专用器械、物品的结构、材质特点和处理要点；对科室关于灭菌物品的意见有调查、反馈、落实，并有记录。

§3.26　健康管理中心

【设置与布局】

健康管理中心，具有相对独立的健康体检及候检场所，建筑总面积不少于 400 m²。各检查区域划分明确，布局合理，每个检查科室使用面积不少于 6 m²。

健康管理中心区域内应保持适宜温度和良好通风，各检查室和辅助仪器检查项目独立设置并有规范、清晰、醒目的标识。一般包括综合功能区、体检区、辅助功能区和管理区。登记的诊疗科目至少包括内科、外科、妇科、眼科、耳鼻喉科、口腔科、医学影像科和医学检验科。

1. 综合功能区

（1）体检大厅：应宽敞、明亮、通风良好，设置进出通道，实行单向流动，有条件的设置残疾人通道。有清晰醒目的布局平面图、路标及候检须知。通过电子显示屏、橱窗、手册、闭路电视系统等形式，介绍体检项目及诊疗收费标准、体检流程、健康指导、健康管理门诊等。

（2）预检问询区（台）：是处理接待咨询、受理投诉和意见建议、综合大厅的现场管理、接听电话、便民服务方面和体检报告领取等综合处理台。按要求配备所需用物，包括体温计、医用外科口罩、速干手消毒剂、薄膜手套等用物。

（3）检前咨询开单区（室）：用于体检前咨询、开单、问卷调查等服务，按要求配备所需用物。

（4）体检单自助打印区：可与自助挂号/缴费机器在同一区域，按要求配置适量的自助打印设备，设专人负责。

（5）回访室：按要求配备所需用物，为客户提供电话随访等工作。

2. 体检区　空间相对开放，独立设置，有明确标识，有专人负责。布局宜采用"U"形设计，检查项目集中布局，宜按性别分区设置。

（1）采血室：清洁区、污染区分区明确。配有无菌物品柜、无菌操作台、冰箱、空气消毒设备等。设有采血注意事项、七步洗手法等健康教育栏。

（2）处置室、污物室和抢救室：参照普通护理单元设置。

（3）诊室：设施设备参照门诊诊室配置标准。

（4）功能检查区：提供医学影像检查、医学检验、胃肠镜、肺功能、人体成分分析、心电图、经颅多普勒等检查项目。

3. 辅助功能区　包括餐厅、卫生间等，有条件的医院宜设置母婴室和儿童娱乐区。

4. 办公（管理）区　包括主任办公室、护士长办公室、医师办公室、信息化管理室、市场部等。

【管理要求】

1. 同门诊一般管理要求。

2. 建立健全并落实本科各项规章制度、岗位职责、质量标准、工作流程和应急预案等。

3. 人员要求　至少配备 10 名注册护士，其中 5 名为主管护师及以上专业技术职称。

4. 健康体检项目宜设基础体检项目和备选体检项目，医护人员应指导受检者结合自身健康状况，选择适宜的体检项目。

5. 体检报告应客观、准确、完整、规范，使用医学术语。

6. 应按照国家有关法规着重加强信息安全管理，做好受检者信息资料保存及隐私保护。

§4

医院护理工作制度

§4.1 护理工作管理制度

一、护理部工作制度

1. 全面负责医院护理行政管理、业务管理，如护理人力资源管理和护理质量与安全管理等，完成与医院医疗、护理、教学、科研、预防保健、职业防护等相关的护理工作任务。

2. 根据医院工作重点，制订全院护理工作规划及年度工作计划，经主管院领导审批后组织实施。

3. 根据医院功能、任务及规模，明确临床护理岗位设置，科学合理配备全院各护理单元护理人力及应急状况下护理人力资源的调配。

4. 建立并落实各项护理管理制度、各级护士岗位职责、护理工作流程、常用护理技术操作规程、常见疾病护理常规、突发事件应急预案等。

5. 建立医院护理质量控制与评价标准，通过检查指导、分析讲评、信息通报和监督整改，促进护理质量持续改进。

6. 落实医院护士队伍建设和人才培养计划，对护理人员实施培训、考核、奖惩。

7. 定期组织护理工作会议，如护理部部务会、护士长例会等，及时传达上级精神和要求。

8. 关心全院护士的思想、工作、学习和生活情况，帮助解决实际问题，充分调动护士的工作积极性。

9. 负责护理文件档案管理，严格保密制度。

二、护理工作会议制度

1. **护理部部务会** 由护理部主任主持，护理部全体成员参加，每月至少2次。传达有关会议精神及上级指示，讨论、分析、总结、决策和部署工作。

2. **护士长例会** 由护理部主任主持，护理部副主任、科护士长及全院护士长参加，每月至少1次。三级医院科护士长管辖的护士长例会，由科护士长主持，片区内全体护士长参加，护理部主任、副主任不定期参加，每季度至少1次。会议主要内容：总结、讨论、分析和讲评片区护理工作，传达相关会议精神，开展护士长管理培训，布置工作等。

3. **护理单元护士会** 由护士长主持，全体护士参加，必要时请护理部主任、科护士长、科主任等参加，每月1次。会议主要内容：总结、讨论、分析和讲评科室护理工作，对护士绩效进行评定，传达相关会议精神，组织各类学习，沟通交流思想，布置工作等。

4. **护理单元晨会** 由护士长主持，护士参加，小结前一日护理工作，布置当日工作重点，强调疑难危重患者护理注意事项，对近期使用的新药及开展的新技术等进行讲解与提问。每周一的晨会做好对上周工作的总结，对本周工作进行布置，有记录可查。

5. **护理单元护患沟通会** 由护士长或指定专人主持，收集患者对护理服务的意见与建议，进行患者健康教育等，每月至少1次，有记录可查。

三、护理查房制度

1. 护理行政查房

（1）定期护理行政查房：由护理部主任主持，科护士长及相关的护理质量管理委员会成员参加，每月至少1次。有专题内容，重点检查岗位责任制、规章制度、护理技术规范等落实情况；护理工作计划执行、护理质量指标监测情况；患者或家属对护理工作的反馈；护士长、护士对护理工作的建议等情况。保存查房的原始资料，做好查房总结分析，制订整改措施，追踪改进效果，完善记录。

（2）不定期护理行政查房：护理部主任（副主任）及科护士长不定期到护理单元对护士长岗位职责落实情况及护理质量进行督导、沟通，及时了解、发现并解决问题，做好相关记录。

（3）护理部组织全院护士长参加节假日及晚夜班查房每周至少1次。了解全院危、急、重症及疑难患者治疗护理情况，及时发现并解决查房中发现的问题，做好相关记录。

2. 护理业务查房

（1）业务查房对象：危重患者、大手术患者、实施新业务及新技术的患者、存在或潜在护理并发症的患者（如压力性损伤等）及存在安全隐患的患者等。

（2）具体方法：

1）护理部主任、科护士长有针对性地组织或参与科室查房，对患者的护理提出指导性意见，提高护理质量，减少并发症。

2）护士长、护理组长每日组织对患者进行查房；每月至少组织1次全科护士对危重、疑难等患者进行查房，并有记录可查。

3. 护理教学查房

（1）由护士长或教学护士主持，护理部主任、副主任或科护士长不定期参加，护生及护士参加，每月至少1次。

（2）查房内容包括：分析典型病例，指导学生应用护理程序对患者实施整体护理；指导和示范护理技术操作；评价教学计划、教学目标落实情况。

（3）查房情况记录于护理临床教学记录本上。

四、护理会诊制度

护理会诊是根据患者的护理需求，由本病区以外或本机构以外的护理人员协助提出护理意见或提供护理技术服务的活动。按病情和护理问题的紧急程度，会诊分为紧急会诊和普通会诊。

1. 会诊人员资格　同时满足以下条件者：

（1）本专科临床工作≥5年。

（2）专科胜任力评价合格。

（3）具备专科护士培训证书。

2. 由申请方向相应的专科（部门）或护理部提出会诊申请，填写会诊申请单。

3. 受邀专科（部门）指派相应人员前往会诊；特殊、疑难或复杂的护理会诊，由护理部负责组织。

4. 普通会诊在 24～48 小时内完成，紧急会诊 10 分钟内执行。

5. 责任护士介绍患者病情、治疗、护理等情况，护士长或责任组长等进行必要的补充；会诊人员根据会诊需求提出护理会诊意见和建议，并做好会诊记录。

6. 申请方对会诊提出的意见，简要记录于护理记录单并及时组织实施，观察护理效果。

五、护理新业务、新技术、新用具申报及准入制度

1. 护理新业务、新技术、新用具是指在本单位从未开展过的护理业务、护理技术或未使用过的用具的临床应用。

2. 建立护理新业务、新技术、新用具准入管理办法和申报、准入流程，未经批准不得开展。

3. 申报的项目应在核准的执业诊疗科目内，严格遵守相关卫生管理法律法规、规章、诊疗规范、伦理和常规。

4. 申报的项目应根据实际需要，具有先进性、科学性、有效性和安全性，有利于提高本单位护理质量，促进患者康复，减轻护士劳动强度等。

5. 护理新项目开展前应填写申报审批表，护士长提出申请报告，经科主任签字同意后，上报护理部，经院级及以上专家委员会评审，院级伦理委员会审批后，方可开展。

6. 项目申请人对项目有直接管理责任，应对项目相关人员进行培训，考核合格后方可开展。新护理用具、新型材料等申请时必须提交规范的证明材料并留复印件存档备查。

7. 项目启动实施后，项目申请人应定期将实施情况向护理部汇报。

8. 护理新技术开展情况纳入护士个人技术档案。

六、特殊患者报告制度

1. 护理单元收治的特殊患者，值班护士应及时向护士长汇报。

2. 护士长将需要护理部给予指导的特殊患者及时上报护理部，上报对象主要包括：

（1）需要科护士长、护理部指导或多学科团队（multi-disciplinary team，MDT）护理会诊的病危患者。

（2）有医疗护理纠纷或潜在纠纷隐患的患者。

（3）住院时间超过 30 日的患者。

（4）开展新技术、大手术的患者。

（5）特殊感染患者。

3. 报告患者的基本信息（含姓名、床号、ID 号、年龄、主要疾病诊断等）以及患者基本情况。

4. 护理部主任、副主任或科护士长接到报告后，及时指导，必要时到现场评估患者情况，提出指导性建议或组织护理会诊，指导性建议或会诊意见由所在科室做好记录并存档。

5. 有条件的医院建议运用信息平台申报、指导和追踪。

七、护理投诉管理制度

1. 凡是在医疗护理工作中，因服务态度、护理质量、护士语言及技术等原因引起患者和家属不满，以来信、来访、电话等途径反映到科室/护理部或由有关部门反映到科室/护理部的意见，均为护理投诉。

2. 医疗机构主要负责人是本单位投诉管理第一责任人，临床科室以及护理部负责人是本科室/部门护理投诉管理第一责任人。医院实施医疗机构、投诉管理部门、科室三级投诉管理机制。

3. 护理部设专人接待护理投诉，实行首诉负责制，认真、耐心倾听投诉者的陈述及要求，安抚投诉者，做好解释说明工作，避免激化矛盾和引发新的冲突。

4. 对患者诉求快速响应，护理部接到投诉后，应及时处理并反馈至有关护理单元（部门）护士长/负责人。能当场核查处理的，应及时查明情况，现场处理和反馈；不能当场处理的，在规定时限内将处理情况或处理意见反馈给投诉人。对于情况较复杂，需调查、核实的投诉事项，应当在 5 个工作日内向投诉人反馈相关处理情况或处理意见；涉及多个科室，需组织、协调相关部门共同研究的投诉事项，应当在 10 个工作日内向投诉人反馈处理情况或处理意见。涉及医疗纠纷的，投诉管理部门应当告知投诉人按照医疗纠纷处理相关法律法规规定，积极协商解决；不能协商解决的，引导投诉人通过调解、诉讼等途径解决，并做好解释疏导工作。被投诉护理单元（部门）护士长/负责人及时组织护理人员认真分析事发原因，总结教训，及时整改。

5. 护理部设有护理投诉登记与处理记录本，记录投诉事件的发生原因、分析和处理经过、整改措施及处理结果。护理部每月分析投诉情况，并在全院护士长会上通报，提出相应的整改措施。

6. 落实"以患者为中心"服务理念，坚持标本兼治，注重人文关怀和提升医务人员沟通能力，做好普法学法守法教育，从源头上减少患者投诉量，积极化解存量纠纷。

7. 科室投诉情况作为相关负责人综合目标考核以及聘任、晋升、评先评优的重要参考依据。

八、护理人员在职培训管理制度

护理部按照全员培训与重点培训相结合、当前需要与长远需要相结合、培训内容与培训对象的层次与能力相结合的原则，制订全院护理人员在职培训计划并组织实施，开展以岗位需求为导向的培训。

（一）总则

1. 成立护士在职培训组织，即护理部、片区及科室三级培训体系或者护理部、科室二级培训体系。

2. 各级培训组织分层级制订培训计划，督查落实，定期考核，进行年度或者专项培训总结、分析、反馈和持续改进。

3. 落实不同层级、不同岗位在职护士培训计划，包括新入职护士规范化培训、不同职称护士在职培训、专科护士培训、护理管理者及进修护士培训计划等。

4. 培训计划内容有针对性，体现专业性、连贯性、递进性，每年更新，并应及时融入专科新业务、新知识、新技术、新药物、新设备、新材料使用等。

5. 严格按照培训计划，完成年度培训任务及医院规定的年度学分，新护士年度考核，护士晋升初、中、高级职称等应通过培训与考核。

6. 做好培训评价。实行多维度评价，考核结果纳入科室月质量及年度质量考核；不合格者，不予推荐参加转正、晋升及科室评优、评先。

（1）护士自评：及时完成相应层级或专科的培训与考核。

（2）科室评价：1年内新护士，按护理部要求完成护士轮岗前培训、护士独立上岗前评价、轮科培训科内考核；2年及以上护士，科室每半年进行一次专科理论和专科技能考核。每次培训有签到、有课件/案例分析、影像资料等，有考核记录或在考试培训平台可查到相关信息。

（3）护理部评价：对1年内新护士，每季度进行理论、技能考核1次，轮科出科阶段进行护士临床综合能力的现场随机考核，推荐个案护理的考核形式；对工作时间1年以上的护士，每季度进行1次理论考试，每年进行技能考核。

7. 科室分类、分层级建立在职护士、进修护士、轮科护士等培训档案。档案包括科室培训组织、培训组成员职责、年度培训计划；包括各层级护士基本信息、考试成绩、培训计划、护士培训实施与评价、培训课件及资料、试卷、技能考核评价标准，评价总结、分析、反馈与持续改进情况。

8. 高年资护士有承担低年资护士培训的责任和义务。

9. 带教老师及接受培训的护士应熟悉科室培训计划，并严格落实。

（二）不同岗位培训与考评

1. 临床岗位护士培训与考评

（1）护士培训与考评：

1）新护士上岗前必须接受医院、护理部、科室举办的岗前理论培训和技能培训（1个月内），培训考试合格方可进入临床从事护理工作。

2）新入职护士应完成规范化培训。参考附录8"新入职护士培训大纲（试行）"。

3）重点培训内容：①基本理论知识，包括法律法规、规范标准、规章制度、安全管理、护理文书、健康教育、心理护理、沟通技巧、职业素养等。②常用临床护理操作技术［参见附录8"新入职护士培训大纲（试行）"附件2］。③专业理论知识与技能［参见附录8"新入职护士培训大纲（试行）"附件3］。④医院文化、护士职业生涯规划、护士职业安全防护、患者权利与隐私保护等。

4）按计划完成每年、每阶段理论和技能培训与考核，并有记录。

5）建立新护士个人培训档案。

6）评价：理论知识考核；以标准化患者或个案护理的形式进行临床实践能力考核。

（2）护师培训与考评制度：

1）接受科室、片区及护理部年度培训，并完成相应的学分。

2）参加科内查房、会诊、病例讨论。

3）完成低年资护士的培训任务。

4）参加省内、外学术交流。

5）培训重点：①综合素养，包括医院文化、医院建设与发展、行为规范、法律法规、护士职业生涯规划、护士职业安全防护；患者权利与隐私保护等。②专业基础，包括患者安全、应急预案、分级护理；患者评估、病情观察、常用药物作用及不良反应、专科常见疾病诊疗原则、患者康复与健康促进、疑难病例查房、教学方法与技巧等。③专科技能，包括护理新技术，专科护理技术、专科急危重症知识与急救技术。④循证实践，包括文献查阅、证据转化等；专科护理发展动态、质量改进项目、论文撰写等。

6）评价：自评（完成年度规定的学分）；通过护理部及科室每年度专科护理理论和技能考核；针对本科生及研究生毕业人员的相关评价内容。

（3）主管护师培训与考评制度：

1）接受科室、片区及护理部年度主题培训及科室/片区主管护师培训，并完成相应的学分。

2）参加科内查房、会诊、病例讨论。

3）主持科内查房、会诊、病例讨论。

4）完成低年资护士培训任务。

5）参加省内、外学术交流。

6）培训重点：①综合素养，包括患者安全管理，护理与法律（医疗纠纷个案分析讨论）、护理伦理、患者权利与隐私保护，重症及疑难患者护理、临床问题分析与处理等。②专科知识与技能，包括专科/亚专科护理知识和技术、专科急危重症知识与急救技术，专科护理发展动态、护理新技术等。③护理管理，包括护理质控能力（品质管理及其工具的应用等）、护理风险管理、护理教学与管理、护理科研与管理，论文撰写及循证实践能力等。

6）评价：自评（完成年度规定的学分）；通过护理部及科室年度理论和技能考试；针对专门小组和专项工作的评价。

（4）副主任护师及主任护师培训与考评制度：

1）接受科室、片区及护理部年度主题培训及科室/片区副主任护师、主任护师培训，并完成相应的学分。

2）参加科内查房、会诊、病例讨论。

3）主持科内查房、会诊、病例讨论。

4）完成低年资护士培训任务。

5）省内外、境外学术交流。

6）培训重点：①综合素养，包括患者安全管理，护理与法律（医疗纠纷个案分析讨论）、护理伦理、患者权利与隐私保护，临床问题分析与处理等。②专科知识与技能，包括专科/亚专科护理知识和技术、专科急危重症知识与急救技术，重症及疑难患者护理与管理、专科护理发展动态、护理新技术开展等。③护理管理，包括行政能力（办文、办事、办会），护理质控能力（项目管理、品质管理及其工具的应用等）、护理风险管理、护理教学与管理、护理科研与管理，循证实践能力等。

6）评价：自评（完成年度规定的学分）；通过护理部及科室年度理论和技能考核；常规工作、专门小组和专项工作的评价。

2. 教学岗位护士培训与考评

（1）接受科室、片区及护理部年度培训，并完成相应的学分。

（2）主持和组织科室或片区护士、护师、主管护师的培训；主持和组织科室实习护生、进修护士、轮科护士的培训。

（3）完成科室/片区护士、护师及主管护师的培训任务≥4次/年。

（4）培训重点：除相应层级临床护士培训的内容外，接受教学、科研相关知识和技能的培训。

（5）参加省内外、国内外学术交流。

（6）评价：自评；通过护理部及科室年度理论和技能考核；教学评价，包括学员双向反馈、护理部培训检查等。

3. 护理管理岗位护士培训与考评

（1）掌握本专业/专科知识和技能及学科发展动态。

（2）上岗前接受院级及以上护理管理人员岗前培训，考核合格。

（3）参加护理管理人员年度继续教育培训，完成年度规定的培训学分。

（4）主持科室、片区或全院护士在职培训。

（5）参加省内、国内、国际学术交流。

（6）培训重点：①综合素养，包括医院文化、医院发展与建设、职业精神、护理领导力、管理沟通、患者安全管理、法律法规、护理伦理、患者权利与隐私保护、临床问题分析与处理。②专科知识与技能，包括专科/亚专科护理知识和技术、急危重症知识与急救技术，危重症及疑难患者的护理及管理，专科护理发展动态。③护理管理，包括行政能力（办文、办事、办会），护理质控能力（项目管理、品质管理及其工具的应用等）、护理风险管理、护理教学与管理、护理科研与管理，循证实践能力等。

7）评价：包括自评；护理部年度理论和技能考核；医院和护理系统分级考核和评价。

（三）专科护士培训与考评

1. 入职24个月内完成医院低年资护士规范化培训。

2. 参加省级以上专科护士认证培训，并通过认证考试，获得专科护士证书。

3. 取得专科护士培训证书后，按专科护士继续教育培训要求，完成规定的年度学分。

4. 参加省内、国内、国际学术交流。

5. 培训重点　急诊、ICU、器官移植、手术室、肿瘤、介入诊疗、血液净化、新生儿、康复、心脏专科、静脉治疗、呼吸、老年、骨科、产科、消化、糖尿病等专科的护士除完成低年资护士规范化培训、科室分层级培训、专科特色业务技术培训外，还应接受护理质控能力、护理风险管理、护理教学与管理、护理科研与管理、循证实践能力的培训等。

6. 评价　自评（完成年度规定的学分）；通过护理部及科室年度理论和技能考试及专科护士年度评价；学科建设有关评价。

（四）护理人员外出进修培训

1. 针对各专科的特点和工作需要，护理部每年有计划地分批、分期选送表现优秀、有进取心的护理人员去国外、省外、院外进修，培养专科护理骨干，学习先进经验，掌握先进仪器、设备的使用技能，引进护理新业务、新技术等。

2. 医院每年根据业务开展和服务能力需求为护士提供外出学习的机会，明确学习目标。学习结束2周后将学习总结上交护理部，并汇报或推广运用所学知识与技术。外出学习获得的资料属于公共资料，应上交科室或护理部，供相关护理人员学习。

3. 各专科选送护士外出学习、进修，须向护理部提出申请，通过医院行政审批。护士长在保证正常的护理工作不受影响的前提下，对本护理单元外出学习人员统筹安排。

4. 护士长本人外出学习，须报护理部审核批准，对外出期间护理单元护理工作负责人选合理安排。特殊情况如境外、国外学习，需通过医院行政审批。

（五）医疗护理员培训与考评

1. 医疗护理员接受医院认可机构的培训。培训内容：基础知识包括照护基础知识、安全与急救知识、相关法律法规知识；技能包括生活照护（清洁照护、饮食照护、睡眠照护、排泄照护）、基本照护（观察与测量、清洁消毒、预防压力性损伤、移动照护）、临床照护（冷热应用、标本采集、给药照护、应急救护）、心理支持（安抚、临终关怀）、功能锻炼（被动锻炼、主动锻炼）、医疗照护（疾病照护、长期照护）；职业道德基本知识和职业守则。

2. 入职前完成科室岗前培训。

3. 每月护士长对其德、勤、技等方面的工作进行综合评价，评价结果与绩效挂钩。

4. 其他有关工作　参见医疗护理员国家职业标准（2024版）（职业编码：4-14-01-02）。

九、护理教学管理制度

1. 护理部成立护理教学管理小组，建立由分管教学主任或副主任、教学干事、教学护士、带教老师组成的临床教学组织架构，制订师资培训计划，选拔有教学意愿、理论水平及教学能力的师资，提高教学水平。

2. 根据各护理院校实习大纲及教学计划，结合本院情况，制订护理带教具体实施方案。

各护理单元教学组长负责制订各层次人员实习计划和具体安排，包括教学内容、出科考核及出科鉴定。

3. 严格考核各级教学人员，新任课教师在开课前须进行预讲，经教学小组评议通过后方能授课。

4. 各护理单元应定期开展具有专科特色的小讲课、教学查房等教学活动。

5. 定期组织教学质量评估，反馈并整改教学中存在的问题。

6. 定期召开教学工作座谈会，征求护生、进修护士、授课与带教老师的意见，总结经验，及时反馈与改进。

十、护理科研管理制度

1. 护理部成立护理科研管理小组。由护理部指定具有较强科研能力的成员负责，成员可推选学科带头人、护士长和科研能力较强的护士担任。

2. 护理部及时掌握本学科领域的国内外发展动态，定期组织学术讲座，积极开展新技术、新业务。

3. 遵循护理科研贴近临床及解决临床实际护理问题的原则，护理科研管理小组结合本院护理工作特点及医院实际情况，有针对性地制订科研计划。对申报的科研项目进行充分论证，并遵守科研道德，实事求是，不剽窃他人成果。

4. 科研资料分类妥善保管，记录完整、真实，有据可查。科研设备、仪器专管专用，科研使用的剧毒药、易燃品等符合安全管理规定。

5. 鼓励护士撰写学术论文，积极开展科技创新并参与学术交流，建立科研激励机制。

6. 合理使用科研经费，开支手续完善、符合规定。

十一、突发公共卫生事件应急管理制度

1. 认真贯彻执行《突发公共卫生事件应急条例》规定，落实各级卫生行政部门、医院"突发事件防范及应急处理"领导小组的决策。

2. 护理部制订突发公共卫生护理事件应急处理方案，纳入医院整体应急预案中。内容包括护理应急队伍成员及职责，紧急状态下护理人力资源调配方案，应急或隔离护理单元，医务人员抢救药械、职业防护用物准备等。

3. 对护理应急队伍成员进行抢救技能、医院感染防控、个人防护、心理调适等培训与应急演练。

4. 执行突发公共卫生事件报告程序

（1）护理人员发现或接到突发公共卫生事件信息时，应立即报告护士长或医院总值班或应急办。报告内容包括突发事件发生的时间、地点、原因、伤情（人数、严重程度等）及已采取的救护措施等。

（2）护理部接到报告后立即向院领导报告，同时立即启动突发公共卫生事件应急处理预案。

5. 应急处理

（1）服从院领导安排，积极进行相关准备，如调配人员组成护理应急抢救队，通知相关人员处于备战状态等。

（2）指定专人准备和落实应急医疗设备、器械、药品、职业防护用品、通信器材等，做好出发前的一切准备。

（3）在现场救护的过程中，服从统一调配，互相配合，尽量将损害降至最低程度。

（4）及时收集、上报抢救工作情况，任务完成后总结并记录备案。

6. 医院及护理部为应急队伍成员提供全方位支持保障，维护其身心健康。

§4.2　护理质量与安全核心制度

一、查对制度

1. 医嘱查对制度

（1）医嘱应做到班班查对，包括医嘱单、执行卡、各种标识（饮食、护理级别、过敏、隔离等）。单线班处理的医嘱，由下一班负责查对。

（2）各项医嘱处理后，应核对并签名。

（3）护士及时查询接收医嘱信息，处理医嘱前要先查对医嘱种类、医嘱内容、起始时间、停止时间、给药方式、给药频率、药物浓度、给药速度等，有疑问及时澄清，确认无误后方可处理。

（4）护士不得擅自更改或取消医嘱，取消医嘱必须由医师执行和签名。

（5）护士及时查看并严格按照医嘱及时准确地执行，记录执行时间并签名。

（6）使用掌上电脑（personal digital assistant，PDA）的科室，处理长期医嘱或临时医嘱时要查看医嘱，正确打印条码，每班护士需及时查看未执行医嘱情况。

（7）护士及时查看新停医嘱。停止口服药、输液、注射、雾化、治疗、检验等医嘱需及时撤除药品及条码。

（8）每班确认所有医嘱在本班内处理完毕。

2. 发药、注射、输液查对制度

（1）发药、注射、输液等必须严格执行"三查八对一注意"。

1）"三查"：备药时和备药后查，发药、注射、处置前查，发药、注射、处置后查。

2）"八对"：对床号、姓名、药名、剂量、浓度、时间、用法、药品有效期。

3）"一注意"：注意用药后的反应。

（2）备药和使用药品前要检查药品有无变质、混浊、沉淀、絮状物，检查瓶口有无松动、裂缝等，检查标签、有效期和批号，任意一项不符合要求不得使用。

（3）备药及给药前均须经第二人核对，方可执行。

（4）给药前应查对患者有无过敏史。

（5）使用多种药物时，要注意配伍禁忌。

（6）发药、注射、输液时，护士至少同时使用两种患者身份识别方式，其中必须包含身份证号或病案号等患者唯一识别信息（不包括床号）确认患者身份，有条件的医院使用PDA扫描患者腕带进行患者身份识别。患者如提出疑问，应及时检查，核对无误后方可执行。

（7）输液瓶标签上应注明床号、姓名、药名、剂量、加药后留下空安瓿，经另一人核对后方可使用。如为静脉药物调配中心配药，护理单元护士签收时做好核对工作。

3. 输血查对制度

（1）采集血型和交叉配血标本查对制度：

1）根据医嘱认真核对交叉配血单、血型检验单，患者的床号、姓名、性别、年龄、住院号等信息，打印条码并粘贴于采血管。

2）抽血时2名护士（一名护士值班时，应由值班医师协助）一人抽血，一人核对，与患者核实无误后方可抽血，有条件的单位，须使用PDA进行身份识别。

3）抽血后须再次核对，无误后及时将血样本送检。

（2）取血查对制度：

1）取血时，取血者应与发血者一起进行查对，要求做到血袋无破损，袋口包封严密，血型无误，标签卡无破损不清，血液无溶血、凝块和污染情况。

2）应认真核对血袋上的姓名、性别、床号、血袋号、血型、血制品种类、输血量、血液有效期，交叉配血报告有无凝集，准确无误后将血袋放入清洁容器内送至护理单元。

3）血液自血库取出后勿振荡，勿加温，勿放入冰箱速冻，在室温放置时间不宜过长。

（3）输血过程查对制度：

1）输血前、输血时、输血后须由2名医护人员严格执行"三查十二对"。"三查"，即查血制品的有效期、血制品质量、输血装置是否完好；"十二对"，即核对受血者床号、住院号、科室、姓名、性别、年龄、血型、交叉配血试验结果、血液制品种类、剂量、血袋编号、采血日期。

2）输血前查对：2名医护人员进行"三查十二对"和查看输血治疗同意书签署情况，无误后进行下一步操作。

3）输血时查对：2名医护人员携带病历、交叉配血报告单、血制品到床旁，确认患者身份，询问患者血型，再次进行"三查十二对"，确认无误后方可输血。

4）输血后查对：完成输血操作后，再次进行"三查十二对"，确认无误后签名，将血袋号条形码粘贴到交叉配血报告单上，再将交叉配血报告单粘贴在病历中。

5）输完的血袋注明受血者姓名和住院号，常温下保存24小时后按医疗废弃物处理。

4. 无菌物品查对制度

（1）取用灭菌物品和一次性无菌物品时，应检查包装和容器是否完整、严密、干燥、清洁，检查灭菌日期、失效日期、灭菌效果指示标识是否符合要求。任意一项未达标者，一律禁止使用。

（2）使用灭菌物品前，应认真检查包内指示卡是否变色达到灭菌效果、物品是否齐全、器械敷料是否洁净、有无污染等。

（3）使用已启用的灭菌物品，应核查开启时间、物品质量、包装是否严密、有无污染。

（4）医院发放一次性无菌物品的记录应具有可追溯性。记录内容包括物品出库日期、名称、规格、数量、生产厂家、生产批号、灭菌日期、失效日期等。

（5）科室指定专人负责无菌物品的领取、分类保管。定期清点、检查，确保产品外包装严密、清洁，无菌物品无潮湿、霉变、过期。

5. 手术安全核查制度

（1）患者接入手术室前：手术室接患者人员与科室当班护士核查患者科室、床号、住院号、姓名、性别、诊断、手术名称与手术部位、配血报告、术前用药、药物过敏试验结果、有无特殊感染、影像学资料、是否佩戴好身份识别标识（腕带）和物品。

（2）患者进入手术室后：必须由具有执业资质的手术医师、麻醉医师和手术室护士三方（以下简称三方），分别在麻醉实施前、手术开始前和患者离开手术室前，共同对患者身份和手术部位等内容进行核查并签名。

（3）手术室安全核查由手术医师或麻醉医师主持。三方共同执行并逐项填写《手术安全核查表》，实施手术安全核查的内容及流程如下：

1）麻醉实施前：按"手术安全核查表"的内容，三方共同依次核对患者身份（姓名、性别、年龄、住院号）、手术方式、知情同意情况、手术部位与标识、麻醉安全核查、皮肤完整性、术野皮肤准备、静脉通道建立情况、患者过敏史、抗菌药物皮试结果、术前备血情况、假体及体内植入物情况、影像学资料等内容。此次核查由麻醉医师主持，麻醉医师填写"手术安全核查表"，三方签名。

2）手术开始前：三方共同核查患者身份（姓名、性别、年龄）、手术方式、手术部位与标识，并确认风险预警等内容。手术物品准备情况的核查由手术室护士执行并向手术医师和麻醉医师报告。此次核查由主刀医师主持，三方签名。

3）患者离开手术室前：三方共同核查患者身份（姓名、性别、年龄）、实际手术方式、术中用药及输血情况，清点手术用物，确认手术标本，检查皮肤完整性、动静脉通路及引流管等，确认患者去向等内容。此次核查由巡回护士主持，三方签名。

（4）术前使用抗生素的核查：严格落实三查八对，切皮前30分钟内完成抗生素的输注。

（5）术中用药的核查：由手术医师或麻醉医师根据情况需要下达医嘱并做好相应记录，由手术室护士负责核查。

（6）凡体腔或深部组织手术，要在手术前、关闭体腔前后查对纱垫、纱布、棉球、缝针、器械等数目是否与术前相符。

（7）手术取下的标本，由洗手护士与手术医师核对后，由手术医师填写病理检验单送检，并进行登记与交接。

二、值班、交接班制度

1. 值班人员应严格遵守各项规章制度，遵照医院规定的上班时数与护士长安排的班次值班，不得擅自减少或变动值班时间。

2. 接班者提前 15 分钟上班，着装规范，根据工作需要佩戴胸牌，未取得护士执业证书的人员不得独立值班。

3. 值班人员必须坚守岗位，遵守劳动纪律，做到"四轻"（说话轻、走路轻、操作轻、开关门轻），"十不"（不擅自离岗外出、不违反护士仪表规范、不带私人用物入公共场所、不在工作区吃东西、不做私事、不玩手机、不打瞌睡或闲聊、不与患者及探陪人员争吵、不接受患者礼物、不利用工作之便谋私利）。

4. 值班人员定时巡视，了解病室动态，密切观察患者的病情与心理状态，保证各项治疗护理工作准确及时完成。

5. 值班人员须在交班前完成本班的各项工作，做好各项记录，处理好使用过的物品，为下一班做好用物准备。做到"十不交接"，即衣着穿戴不整齐不交接；危重患者抢救时不交接；患者入、出院或死亡、转科未处理好不交接；皮试结果未观察、未记录不交接；医嘱未处理不交接；床边处置未做好不交接；物品数目不清楚不交接；清洁卫生未处理好不交接；未为下一班工作做好用物准备不交接；交班报告未完成不交接。

6. 下班前完成交班报告的书写，交班报告的内容包括护理单元工作动态、患者病情变化及处理结果等。先写离开护理单元的患者（出院、转出、死亡），再写进入护理单元的患者（入院、转入），最后写本班重点患者（手术、分娩、危重及有异常情况者）。护士长每日检查交班报告并签名。凡另有护理记录的病例，护理交班报告上可填写索引。

7. 建立科室用物交接记录本，班班交接仪器设备、特殊药品、常用物品的数量与状态。

8. 晨间集体交接班时，由夜班护士重点报告危重症、手术和新入院患者病情、诊断及治疗、护理情况，晨会时间一般不超过 15 分钟。

9. 交班者与接班者双方需对所有患者进行床旁交接，危重、手术、新入院及异常情况等患者为床旁交接的重点。需下一班完成的治疗、护理等必须交代清楚。接班时发现的问题由交班者负责，接班后发现的问题由接班者负责。

三、分级护理制度

主管医师根据患者病情等级和（或）生活自理能力变化的情况合理动态调整患者的护理级别，护士根据患者的护理级别和医师制订的诊疗计划，为患者提供基础护理和专业技术服务。各医院、各科室应根据本章"基础护理服务内容"要求，结合实际，细化分级护理项目内容，在护理单元醒目位置公示并落实到位。不依赖患者家属或家属自聘护工护理患者。

1. 特级护理

（1）分级依据：

1）维持生命、实施抢救性治疗的重症监护患者。

2）病情危重，随时可能发生病情变化需要进行监护、抢救的患者。

3）各种复杂或大手术后、严重创伤或大面积烧伤患者。

（2）护理要点：

1）床头卡和患者一览卡应用红色标识。

2）严密观察患者病情变化，监测生命体征。

3）根据医嘱，正确实施治疗、给药措施。

4）根据医嘱，准确测量和记录出入量。

5）根据患者病情，正确实施基础护理和专科护理，落实安全防范措施。具体的基础护理服务内容见表4-1。

表4-1　　　　　　　　　　　特级护理患者基础护理服务内容

项　目	项目内涵	备　注
晨间护理	1. 整理床单位	每日1次
	2. 面部清洁和梳头	
	3. 口腔护理	
晚间护理	1. 整理床单位	每日1次
	2. 面部清洁	
	3. 口腔护理	
	4. 会阴护理	
	5. 足部清洁	
进食护理	1. 对非禁食患者协助进食/水	需要时
	2. 指导服药	
	3. 管饲饮食	
卧位护理	1. 协助患者翻身及有效咳嗽	每2小时1次
	2. 协助床上移动	必要时
	3. 压力性损伤预防及护理	
	4. 采取合适卧位	
排泄护理	1. 失禁护理	需要时
	2. 床上使用便器	需要时
	3. 留置尿管护理	每日2次
皮肤清洁	床上温水擦浴	冬季每2～3日1次　夏季每日1次

项　目	项目内涵	备　注
其他护理	1. 协助更衣	需要时
	2. 床上洗头	每周1次
	3. 指/趾甲护理	需要时
	4. 床椅转移	需要时
患者安全管理	1. 安全转运	需要时
	2. 约束带使用	
环境管理	1. 病室环境清洁消毒	1次/日
	2. 床单位清洁或消毒	

6）保持患者的舒适和功能体位。

7）提供相关的健康指导，给予患者及家属心理护理。

2. 一级护理

（1）分级依据：

1）病情趋向稳定的重症患者。

2）病情不稳定或随时可能发生变化的患者。

3）手术后或者治疗期间需要严格卧床的患者。

4）自理能力重度依赖的患者。

（2）护理要点：

1）床头卡和患者一览卡应用粉色标识。

2）至少每小时巡视1次患者，观察患者病情变化。

3）根据患者病情，测量生命体征。

4）根据医嘱，正确实施治疗、给药措施。

5）根据患者病情，正确实施基础护理和专科护理，落实安全防范措施，为患者提供适宜的照顾，促进康复。具体的基础护理服务内容见表4-2。

表4-2　　　　　　　　　　一级护理患者基础护理服务内容

项　目	项目内涵	备　注
A. 患者生活完全不能自理		
晨间护理	1. 整理床单位	每日1次
	2. 面部清洁和梳头	
	3. 口腔护理	
晚间护理	1. 整理床单位	每日1次
	2. 面部清洁	

项 目	项目内涵	备 注
晚间护理	3. 口腔护理	每日1次
	4. 会阴护理	
	5. 足部清洁	
进食护理	1. 对非禁食患者协助进食/水	需要时
	2. 指导服药	
	3. 管饲饮食	
卧位护理	1. 协助患者翻身及有效咳嗽	每2小时1次
	2. 协助床上移动	必要时
	3. 压力性损伤预防及护理	
	4. 采取舒适卧位	
排泄护理	1. 失禁护理	需要时
	2. 床上使用便器	需要时
	3. 留置尿管护理	每日2次
皮肤清洁	床上温水擦浴	冬季每2～3日1次 夏季每日1次
其他护理	1. 协助更衣	需要时
	2. 床上洗头	每周1次
	3. 指/趾甲护理	需要时
患者安全管理	1. 安全转运	需要时
	2. 约束带使用	
B. 患者生活部分自理		
晨间护理	1. 整理床单位	每日1次
	2. 协助面部清洁和梳头	
晚间护理	1. 协助面部清洁	每日1次
	2. 协助会阴护理	
	3. 协助足部清洁	
进食护理	1. 对非禁食患者协助进食/水	需要时
	2. 指导服药	
	3. 管饲饮食	
卧位护理	1. 协助患者翻身及有效咳嗽	每2小时1次
	2. 协助床上移动	必要时
	3. 压力性损伤预防及护理	

项　目	项目内涵	备　注
排泄护理	1. 失禁护理	需要时
	2. 协助床上使用便器	需要时
	3. 留置尿管护理	每日 2 次
皮肤清洁	协助温水擦浴	冬季每 2～3 日 1 次，夏季每日 1 次
其他护理	1. 协助更衣	需要时
	2. 协助洗头	
	3. 协助指/趾甲护理	
患者安全管理	1. 患者安全转运	需要时
	2. 床椅转移	
环境管理	1. 病室环境清洁消毒	1 次/日
	2. 床单位清洁或消毒	

6）提供疾病相关护理的健康指导。

3. 二级护理

（1）分级依据：

1）病情趋于稳定或未明确诊断前，仍需观察，且自理能力轻度依赖的患者。

2）病情稳定，仍需卧床，且自理能力中度依赖的患者。

（2）护理要点：

1）床头卡和患者一览卡应用蓝色标识。

2）每 2 小时巡视患者，观察患者病情变化。

3）根据患者病情，测量生命体征。

4）根据医嘱，正确实施治疗、给药措施。

5）根据患者病情，正确实施护理措施和安全措施。具体的基础护理服务内容见表 4-3。

6）提供疾病相关护理的健康指导。

表 4-3　　　　　　　　　　二级护理患者基础护理服务内容

项　目	项目内涵	备　注
A. 患者生活部分自理		
晨间护理	1. 整理床单位	每日 1 次
	2. 协助面部清洁和梳头	
晚间护理	1. 协助面部清洁	每日 1 次
	2. 协助会阴护理	
	3. 协助足部清洁	

项　　目	项目内涵	备　　注
进食护理	1. 对非禁食患者协助进食/水	需要时
	2. 指导服药	
卧位护理	1. 协助患者翻身及有效咳嗽	每2小时1次
	2. 协助床上移动	必要时
	3. 压力性损伤预防及护理	
排泄护理	1. 失禁护理	需要时
	2. 协助床上使用便器	需要时
	3. 留置尿管护理	每日2次
皮肤清洁	协助沐浴或擦浴	冬季每2~3日1次　夏季每日1次
其他护理	1. 协助更衣	需要时
	2. 协助洗头	
	3. 协助指/趾甲护理	
患者安全管理	安全转运	需要时
B. 患者生活完全自理		
整理床单位		每日1次
患者安全管理	安全转运	需要时
环境管理	1. 病室环境清洁消毒	每日1次
	2. 床单位清洁或消毒	

4. 三级护理

（1）分级依据：病情稳定或处于康复期，且自理能力轻度依赖或无须依赖的患者。

（2）护理要点：

1）床头卡和患者一览卡应用绿色标识。

2）每3小时巡视患者，观察患者病情变化。

3）根据患者病情，测量生命体征。

4）根据医嘱，正确实施治疗、给药措施，具体的基础护理服务内容见表4-4。

5）提供护理相关的健康指导。

表4-4　　　　　　　　　三级护理患者基础护理服务内容

项　　目	项目内涵	备　　注
整理床单位	1. 评估床单位整洁度 2. 扫床，必要时卧床患者更换床单 3. 床单位管理指导	每日1次

项　目	项目内涵	备　注
患者安全管理	1. 患者安全健康教育 2. 避免伤害的指导、协助和处置	

四、执行医嘱制度

1. 护士及时接收医嘱，并认真核对患者信息及医嘱内容。

2. 执行医嘱时，必须经双人认真核对，正确执行。

3. 执行长期医嘱后（含使用 PDA）再次核对有无漏执行项目。长期医嘱包括：长期输液、长期注射、长期口服药和长期处置治疗等。长期医嘱执行时间界定见表 4－5。执行临时医嘱后（含使用 PDA）核对有无漏执行项目。临时医嘱包括皮试、临时处置治疗、临时输液、临时口服给药、临时注射等。凡需下一班执行的临时医嘱，应认真交班，并在交班本上注明。

表 4－5　　　　　　　　　　长期医嘱执行时间界定表

名　称	简　写	时间界定				
每日 1 次	qd	8:00				
每日 2 次	bid	8:00	16:00			
每日 3 次	tid	8:00	12:00	16:00		
每日 4 次	qid	8:00	12:00	16:00	20:00	
每 4 小时 1 次	q4h	4:00	8:00	12:00	16:00	20:00	24:00
每 6 小时 1 次	q6h	2:00	8:00	14:00	20:00	
每 8 小时 1 次	q8h	8:00	16:00	24:00		

4. 对于皮试医嘱，经双人核对后执行，对皮试结果进行双人判读，并记录结果。

5. 手术室护士在执行医嘱后，在临时医嘱单的相应医嘱条目上签字，注明给药日期和时间。

6. 护士将出院带药交给患者时，要认真核对医嘱后发放。

7. 一般情况下不执行口头医嘱，抢救时或手术中除外。严禁执行电话医嘱。因抢救执行口头医嘱时，护士应向医师复述医嘱内容，取得确认后方可执行。执行后要保留空安瓿并记录，待医嘱补齐后再次核对。

8. 护士要正确执行医嘱。当发现医嘱有疑问时，护士应及时向医师反馈，核实后方可执行。当医师拒绝核实有疑问的医嘱时，护士有责任向上级医师或科主任报告。

五、口头医嘱执行制度

1. 在非抢救的情况下，护士不得执行口头医嘱。

2. 危重患者抢救过程中，医师下达口头医嘱，护士需大声复述完整的医嘱内容，医、护双方确认无误方可执行。

3. 在执行口头医嘱给药前，需经 2 人核对药物名称、浓度、剂量、用法等，以确保用药安全，并立即执行，保留安瓿、液体瓶于抢救后再次核对，并记录所用抢救用药名称及剂量。

4. 抢救结束后，请护士签署实际执行时间和执行者姓名。医师在 6 小时内补开所下达的口头医嘱，并在备注中注明"补"。

六、抢救制度

1. 各临床科室必须设抢救室，建立科室快速反应小组，有抢救组织、专科抢救常规和与最新指南一致的抢救流程图。

2. 抢救车须保持性能良好，方便移动，停放于指定区域（位置），注意防潮，防晒。抢救车内药品须标记清楚，按照药品摆放平面图进行摆放、取用和归位。药品摆放平面图须粘贴于抢救车表面醒目位置。

3. 抢救物品、器材及药品必须处于备用状态，有明显标记，不准任意挪动或外借，做到"四定三及时"。"四定"：定品种数量、定位放置、定人管理、定期维修；"三及时"：及时检查、及时消毒灭菌、及时补充。

4. 抢救车内药品的种类和数量需确保满足临床急救需要。抢救车药品储存按效期排列。如有不同批次药品，其补充和使用须遵循"左进右出、近效期先用"的原则。近效期药品要及时联系药房报损或者更换。医务人员须熟练掌握抢救车内药品的使用方法。

5. 抢救车指定专人负责管理，根据使用频率，每周或每月对抢救车内物品、器材、药品进行清理（如更换过期包等）。抢救车应配备管理登记本，并如实记录药品种类、数量、有效期、标签及质量等情况，并在管理登记本上注明清点时间及清点人员姓名。抢救车内用物、药品备齐后，使用一次性锁扣或封条封锁抢救车；每日检查封条或一次性锁扣的完好性并予以登记，一次性锁扣需登记锁牌号；使用频率较高的抢救车，应每日进行清点，可不使用一次性锁扣或者封条。抢救结束后，及时补充抢救车药品，确保抢救车时刻处于备用状态。护理部定期检查抢救车管理情况，确保规范管理。

6. 抢救室由护士长统一管理，根据不同抢救需求启动医院三级快速反应小组（科室-片区-院级）。科室快速反应小组（rapid response team，RRT），负责本科室内突发情况下的基本生命支持等急救工作，一般抢救由科室 RRT 完成。科主任、护士长、医疗（技）组长统筹管理；片区及院级 RRT，由医疗（技）组长统筹管理。护理人员必须熟练掌握各种器械、仪器的性能，抢救车内用物的使用方法和各种抢救操作技术。

7. 当患者出现生命危险，医师未赶到现场前，护士应根据病情给予力所能及的抢救措施，如吸氧、吸痰、测量血压、建立静脉通道、进行心肺复苏术等。

8. 抢救人员必须分工明确，紧密配合，听从指挥，坚守岗位，严格执行各项规章制度和抢救规程。

9. 危重患者应就地抢救，待病情稳定后方可搬动。抢救过程中应严密观察患者病情变化。抢救期间，应有专人守护。

10. 及时、正确执行医嘱。医师下达口头医嘱时，护士应当复述一遍，双方确认无误后方可执行。抢救结束后，所用药品的安瓿必须经两人核对记录后方可弃去，并提醒医师据实、及时补记医嘱。

11. 对患者病情变化、抢救经过、各种用药等应详细、及时、准确记录。因抢救患者未能及时书写病历的，有关人员应当在抢救结束后6小时内补记，并加以注明，仔细交接班。

12. 及时与患者家属或单位联系。

13. 抢救结束后，做好清理消毒工作，及时补充抢救车药品、物品，确保抢救仪器物品处于备用状态。

〔附〕 抢救设施及抢救车配备要求

1. 抢救设施设备　吸引装置、输氧装置，根据医院条件及科室特点备心电监护仪、除颤仪、呼吸机及输液泵等。

2. 抢救车内用物　心脏按压板、扳手（使用氧气筒的科室）、手电筒、血压计、听诊器、电插板、抢救包（开口器、舌钳、压舌板、纱布）、不同型号复苏气囊及面罩、喉镜、不同型号气管导管、输液用物（弯盘、压脉带、砂轮、皮肤消毒剂、胶布、贴膜/输液贴、棉签、注射器、输液器、留置针）、吸痰用物、输氧用物、检查手套等。根据科室特殊需要另备除颤仪、开胸包、胸穿包、气管切开包、无菌手套等。

3. 抢救车内药品

急救药品的配备：肾上腺素，异丙肾上腺素，去甲肾上腺素，多巴胺，利多卡因，去乙酰毛花苷，阿托品，地塞米松，呋塞米，10%葡萄糖酸钙注射液，艾司洛尔，氨甲环酸，胺碘酮，地西泮，纳洛酮。

各级各类医疗机构抢救车应根据《湖南省医疗机构抢救车药品配备清单》（参见附录7附件1）配备15种急救药品。根据各级各类医疗机构的不同需求，二级以下医疗机构可配备12种急救药品。各级各类医疗机构还可根据实际需求，在抢救车内选配硝酸甘油、25%硫酸镁注射液、地尔硫草、50%葡萄糖注射液、急救中成药等，还可增配溶栓、解痉平喘等急救药品。每种药品配备数量需满足2人抢救时的常用量（不少于最小包装数量）。

静脉输液用药物的配备：各医院、各科室根据实际需要配备常用液体1～2瓶，如生理盐水、林格注射液、甘露醇注射液、碳酸氢钠注射液等。

七、患者身份识别制度

1. 住院患者必须佩戴腕带便于身份识别。

2. 在为患者进行各项护理操作、手术、检查、转科前，必须认真核对患者身份，应至少使用两种患者身份识别方法，如姓名、年龄、床号、性别、ID号等，禁止仅以房间号或床号作为识别的依据。不得采用条码扫描等信息识别技术作为唯一识别方法。

3. 核对患者身份时，主动邀请患者参与安全识别，请患者自己说出姓名。当护理人员无法与患者进行有效身份确认时，请家属陈述患者姓名，或核对腕带上的ID号，确保核对正确。

4. 对于无名氏患者，暂时用"无名氏"替代姓名，以×年×月×日×时（具体到分钟

＋无名氏＋字母顺序命名）作为紧急情况下的患者标识码（如 2023 年 5 月 16 日 15：00 无名氏 A，2023051615 无名氏 A）。如遇同时有多名无名氏患者就诊，在无名氏后按 A、B、C、D 等编号。在入院信息、腕带、病历记录、抢救记录及处方等姓名处的信息应保持一致。患者转科或手术等交接、治疗、护理、检查等操作时需严格进行身份核对，应以"无名氏"、性别和病案号（或 ID 号）作为身份核对的信息。

5. 在各关键流程中，均有对患者身份识别的具体措施及记录。

八、护理安全管理制度

1. 患者安全管理

（1）评估患者安全危险因素，向患者、家属及陪伴人员做好安全教育工作。

（2）儿童、老年患者、意识障碍和需要卧床的患者，设提示牌，加护栏等，落实床边安全护理措施，向患者及家属做好解释，防止跌倒、坠床、烫伤、误吸、导管脱出、自杀、走失等意外事件发生。

（3）患儿玩具应选用较大、不易误吞的物品，禁止玩弄刀、剪及易破损的物品。任何针头、刀剪、玻璃等锐器在操作完毕后必须清点检查，不能遗留在病房内。工作人员工作服上不使用大头针、别针等，以免刺伤患儿。

（4）新生儿室及无陪护护理单元要严格执行出入人员的核查与管理。

（5）落实患者诊疗信息安全管理，注意保护患者隐私。

2. 环境安全管理

（1）护理单元物品固定放置，不影响行走。护理单元地面保持清洁干燥，及时清理地面水渍和污渍，重要地点张贴防滑警示标志，避免患者行走时滑倒。

（2）使用的物品合理放置，便于患者拿取。

（3）提供足够的照明设施。

（4）开水房、直饮水设备、卫生间、浴室要有防烫、防滑标识，有热水使用提示标识或使用指引。

3. 防火安全管理

（1）护理单元内一律不准吸烟，禁止使用电炉、酒精灯及点燃明火，以防失火。

（2）保持消防通道通畅，有明显的标志，不堆放杂物。

（3）保持消防设施完好（如灭火器等）。

（4）医护人员能熟练应用消防设施和熟悉安全通道。

（5）按照微波炉的使用说明，正确使用微波炉。

4. 停电安全管理

（1）有停电的应急措施，护理单元备应急灯或其他照明设施。

（2）有停电的应急预案，并定期开展演练，有记录可查。

5. 用氧安全管理

（1）防火、防油、防热、防震、防堵塞，标志明显。

（2）氧气房要上锁，做好交接工作。

（3）有氧、无氧标识清楚。

（4）对用氧患者进行注意事项宣教。

6. 防盗安全管理

（1）做好患者宣传工作，妥善保管个人物品，贵重物品不放在护理单元（部门）。

（2）每晚根据医院探视时间规定提前清点、劝导探视人员离开，锁好大门。

（3）加强巡视，如发现可疑人员，及时报告保卫科。

（4）有条件的医院在重点环境、重点部位如新生儿室、麻醉药品库房等，安装视频监控设施和防盗监控系统，安装一键式报警装置。

九、消毒隔离制度

1. 加强组织领导，各科室建立院感管理小组，设兼职监控员，做好各项监测（监测内容、方法及要求见第七章医院感染预防与控制）。

2. 各科室人、物流向符合环境卫生学要求。感染性疾病护理单元应设在医院相对独立的区域，与其他护理单元保持一定距离，尤其要远离儿科、重症监护病房和生活区，设有三区两通道，不同种类的传染病应分室安置。疫情防控期间，严格落实疫情防控要求。

3. 准确配制各种消毒液，监测消毒液的浓度及消毒效果。诊疗用物定时消毒（消毒方法详见第七章医院感染预防与控制），患者出院或死亡后按要求做好床单位的终末消毒。

4. 严格遵守清洁卫生制度，保持室内外清洁卫生。清洁做到一床一巾、一桌一抹布。洗手设施符合要求，工作人员讲究个人卫生，遵守手卫生管理要求，做好个人防护，不准穿污染的工作服进食堂、会议室、商场。

5. 保证患者饮食卫生。做好卫生员、配餐员、陪人、探视人员的卫生管理及宣教工作。

6. 无菌操作时严格遵守无菌操作规程。

7. 按照《医院感染管理办法》的要求，对免疫力低下患者采取保护性隔离措施，对特殊感染和传染病患者采取相应的隔离措施。

8. 对于新发突发传染病和重大公共卫生事件，严格执行国家、省市各级行政部门组织制定有关消毒隔离技术的规范、条例、专家共识及指南等，根据流行病学调查结果，确定现场消毒的范围和对象。

十、护理不良事件管理制度

1. 护理不良事件定义及分级　护理不良事件是指医疗机构运行过程中，或者患者在接受诊疗服务过程中出现的，除患者自身疾病自然过程外，与护理工作相关的各种因素对患者安全、医务人员安全和医疗机构医疗安全造成或即将造成不良影响的事件。参考国家医疗安全不良事件分级分类标准，根据事件导致后果的严重程度，将其分为4类9个等级，见表4-6。

表 4 - 6　　　　　　　　　　　　　医疗质量安全不良事件分级分类标准

严重程度分类	给患者造成损害的程度
Ⅳ类事件（隐患事件）：未发生不良事件	A 级：环境或条件可能引发不良事件
Ⅲ类事件（无后果事件）：发生不良事件，但未造成患者伤害	B 级：不良事件发生但未累及患者
	C 级：不良事件累及患者但没有造成伤害
	D 级：不良事件累及患者，需进行监测以确保患者不被伤害，或需通过干预阻止伤害发生
Ⅱ类事件（有后果事件）：发生不良事件，且造成患者伤害	E 级：不良事件造成患者暂时性伤害并需进行治疗或干预
	F 级：不良事件造成患者暂时性伤害并需住院或延长住院时间
	G 级：不良事件造成患者永久性伤害
	H 级：不良事件发生并导致患者需要治疗挽救生命
Ⅰ类事件（警告事件）：发生不良事件，造成患者死亡	Ⅰ级：不良事件发生导致患者死亡

2. 处置

（1）发生护理不良事件后，首先要积极采取补救措施，最大限度地降低对患者的损害。

（2）发生不良事件的各种有关记录、检验报告及造成患者损害的药品、器具均要妥善保管，不得擅自涂改、销毁、藏匿、转移、调换，相关标本须保留，以备鉴定。违反规定者要追究其相关责任。

3. 上报程序　不良事件发生后，当事人除口头向护士长汇报外，应登记事实经过、原因及后果。不良事件上报应有多种形式，如面对面报告、电话报告、表单报告、信息网络报告等。

（1）Ⅰ类、Ⅱ类事件：当事人应立即报告护士长和值班医师，护士长立即向护理部、科主任汇报。护理部根据不良事件的严重程度，逐级向上汇报，必要时组织进行全院多科室的抢救、会诊等工作，并在 24 小时内完成书面上报；护理部于抢救后或紧急处理结束后立即组织人员进行调查核实。

（2）Ⅲ类、Ⅳ类事件：当事人应及时报告护士长，24 小时内上报护理部，并于 7 日内提交书面材料。

4. 科室分析讨论　护士长应于Ⅰ类、Ⅱ类事件发生 1～3 日内，Ⅲ类、Ⅳ类事件发生 30 日内组织科室人员进行分析讨论，将发生原因、整改措施及处理意见填写在"护理不良事件报告表"上（表格样式参见 §9　护理管理工作记录表 9 - 2）。发生Ⅰ类事件，要求责任科室在事件发生后 45 日内完成根因分析，对多发、频发事件应作根因分析。

5. 护理部分析讨论　护理部每月组织护理质量管理委员会成员对上报的不良事件进行分析讨论，每季度、每年度进行统计、分析、总结、报告。通过分析讨论，制订整改措施，提出改进意见，并追踪改进效果。定期组织全院护理人员开展护理不良事件警示教育，消除护理安全隐患及缺陷，杜绝此类事件再次发生。

6. 处罚及奖励　护理部实行非惩罚性护理不良事件报告制度，建立护士主动报告的激励机制，鼓励责任人及科室主动报告护理不良事件，营造一种自愿性、无惩罚性和学习性的安全文化。对主动报告护理不良事件的科室及个人应当不予处罚，对主动发现和及时报告重要不良事件和隐患，避免严重不良后果发生的科室和个人给予奖励和保护；对发生护理不良事件后不按规定报告、有意隐瞒的科室与个人，事后经主管部门或他人发现，按情节轻重及医院有关规定从重处罚。凡实习、进修人员发生的护理不良事件或安排护理员、卫生员、陪人进行其职责范围以外的工作而发生的不良事件，均由带教者及安排者承担责任。

§4.3　护理工作基本制度

一、护理单元管理制度

1. 护理单元由护士长负责管理，全体护理单元工作人员积极协助。

2. 护理单元布局有序，统一陈设，室内床位和物品定位放置、摆放整齐，不得随意变动。

3. 保持护理单元整洁、舒适、安静、安全，避免噪声，工作人员做到走路轻、开关门轻、说话轻、操作轻。

4. 护理单元内禁止吸烟，注意通风。

5. 定期召开护患沟通会，征求意见，不断改进护理单元工作。

6. 医务人员按要求着装，佩戴胸牌上岗。

7. 护士长全面负责保管护理单元财产、设备，分别指派专人管理，建立账目，定期清点，如有遗失及时查明原因，按规定处理。

二、患者入院、出院、转科/转院管理制度

1. 患者入院管理制度

（1）患者入院必须由医师签发住院证，携带相关证件（身份证、医疗保险手续等），按规定办理入院手续。

（2）护士接到入院通知后，不得以任何理由推诿，应及时准备好床单位。

（3）患者入院时，护士热情接待，通知分管医师和责任护士。

（4）患者入院后视病情予以个人卫生处置。

（5）对急症手术或危重患者须立即做好手术和抢救准备。

（6）责任护士对患者进行入院评估，根据评估结果进行有针对性的分级护理。

（7）详细介绍住院环境、人员、相关制度，指导相关设备（如床头呼叫器、床栏、饮水机、电视机等）的正确使用方法。

（8）及时执行医嘱。

2. 患者出院管理制度

（1）患者出院由医师根据病情决定并下达出院医嘱，责任护士将出院日期预先通知患者。

（2）注销各种治疗护理卡，整理病历，填写出院登记，通知住院结算中心结账，有条件者采用自助信息化终端结账。

（3）向患者及家属做好出院指导，包括办理出院手续的方法、目前病情、饮食、活动及出院带药指导（用法、剂量、作用、不良反应等）、复诊要求等。

（4）主动征求患者对医疗、护理等各方面的意见与建议。

（5）协助患者整理物品，开具物品放行单，送患者离开病房，必要时做好交接。

（6）做好床单位的终末料理和消毒工作。

（7）根据患者出院时的病情，给予有针对性的随访。

3. 患者转科/转院管理制度

（1）医师下达患者转科/转院医嘱后，及时与相关科室联系，告知转科时间，以便对方准备床单位、准备抢救用品等。

（2）患者转科/转院前，责任护士协助主管医师告知患者或家属目前患者病情，转运途中的注意事项等。

（3）执行转科/转院医嘱，完善护理记录，将病历/病情介绍等资料随同转科/转院。

（4）护送转科/转院患者前往所转科室/医院时，注意转运途中安全。

（5）协助妥善安置患者，与接收科室交接患者病情、治疗、护理、物品，交接双方签名。

（6）注销各种执行卡，做好床单位的终末料理和消毒工作。

三、探视和陪护人员管理制度

1. 为建立良好的治疗休养环境，减轻患者负担。医院应通过落实基础护理工作，尽量减少陪护。患者是否需要留陪护由主管医师根据病情决定，同时尊重患者及其家属的意愿，但一名患者最多只能留一个陪护，儿童住院3岁以下限留陪护2人，3岁以上原则上限留陪护1人，发给陪护证。重症监护病房（含专科监护病房）、新生儿室一律不留陪护。陪护人员需相对固定并凭有效凭证陪护患者和出入护理单元。有条件的医院可以采取刷脸等信息化方式进行规范管理。

2. 在查房及治疗检查时间，督促陪护人员暂时离开房间，如需了解患者情况，查房结束后可向医护人员询问。

3. 指导陪护人员遵守医院规章制度，不擅自翻阅病历和其他医疗记录；不私自将患者带出院外；不在病室内谈论有碍患者健康和治疗的事宜；不坐卧在患者床上。保持护理单元的清洁、安静，督促陪护人员不在护理单元内吸烟，不随地吐痰、丢纸屑和往窗外泼水、丢物，不大声喧哗，爱护公物，节约水电。

4. 在医护人员指导下陪护人员协助做好患者的思想工作、倾听患者的感受，不得干涉医疗工作，未经许可不到院外请医师会诊。

5. 探视者应按照医院规定的时间（16：00—20：00）探视，学龄前儿童不宜带入护理单元，每次探视不得超过 2 人。如病情不宜探视者，应听从医护人员的劝告；传染病患者一般不予探视和陪护。

6. 陪护人员如违反院规或影响医院治安，经劝说教育无效者，可停止其陪护，并与有关部门联系处理。

7. 探视、陪护人员损坏、丢失医院物品，应照价赔偿。

8. 特殊时期，按相应要求执行探陪人员管理。

四、护理告知制度

1. 护理告知的对象为患者本人或其监护人、委托代理人，特殊情况下（患者不能完全具备自主行为能力）可为符合相关法律规定的人。患者有权了解有关的治疗、护理信息，也有权接受和拒绝治疗。护士应和患者及其家属保持良好的沟通，增进护患信任。

2. 护士在实施护理操作前，应先向患者及家属进行说明，使其了解治疗的过程、潜在的危险、副作用和预期的后果等，以取得相应的配合。

3. 进行复杂的侵入性护理操作，如经外周静脉穿刺的中心静脉导管（peripherally inserted central venous catheter，PICC）或者保护性约束等，应告知患者或家属该操作的目的、操作过程、潜在危险等，患者或家属理解并签具书面同意书后，护士方可进行操作。

4. 护士应使用患者或其家属能够理解的语言和方式说明相关诊疗信息，对患者反馈的意见予以确认，必要时做好记录。

5. 对患者进行安全告知，如热水袋安全使用、电插座的使用规定、防火安全、防盗安全、安全警示、防跌倒警示、不得请假外宿、保管好自己的贵重物品等。

6. 应用保护性约束时，必须严格掌握指征，应告知患者或家属（患者清醒时告知患者）约束的目的，注意保护患者隐私，并认真做好护理记录。

7. 无论何种原因导致操作失败时，应礼貌道歉，取得患者谅解。

8. 及时解答患者及其家属提出的各种质疑或询问，如本人无法解答者，可向护士长或科主任请示。

9. 如果患者拒绝应该施行的护理措施，应向患者或家属告知可能产生的后果，由患者或委托人在知情同意书上签字，在护理记录中说明，并向主管医师及护士长报告。

五、健康教育制度

1. 护理人员须对住院及门诊患者进行疾病及健康相关知识的教育。

2. 应采取多种形式的健康教育方法，如文字宣传（板报、宣传栏、健康教育单、微信公众平台等），视听教材（如多媒体、视频、音频、广播），展览（如模型、图片或实物）等，根据具体情况选择个别指导、集体讲解、召开座谈会及候诊区域的教育，并灵活运用回授法（teach-back）等健康教育技巧，提升健康教育效果。

3. 住院患者健康教育内容　主要包括：医院规章制度、护理单元设施设备、疾病、药物、饮食、检查、手术、治疗、康复及出院指导等。健康教育内容应根据患者疾病诊治的不同阶段和个体实际情况决定，将健康教育融入日常护理工作中。

4. 门诊患者健康教育内容　主要包括：①一般指导（休养环境、心理调适、体能锻炼、饮食营养等）；②保健知识（妇幼保健、优生优育等）；③常见病、多发病、季节性传染病的防治知识；④常用急救知识；⑤专科诊疗指导（检查、标本留取、复查等）等，根据情况确定相关主题。

5. 根据健康教育对象的需要及接受能力制订合适的目标和计划；宣教内容应贴近临床，资料定期更新；及时评价健康教育效果并反馈，根据需要记录相关内容并存档。

六、医院膳食管理制度

1. 患者的饮食种类由医师根据病情决定，医师开出医嘱后，护士应及时通知营养科/室，按规定做好饮食标识。同时告知患者或家属患者所需饮食种类。

2. 凡禁食患者，应在饮食卡与床头牌上设有醒目标识，告诉患者及家属禁食的原因和时限。

3. 向患者说明治疗饮食的目的。因病情需要禁忌或限制某些食物的患者，其家属送来的食物需经医护人员核实后方可食用。

4. 开餐前停止一般治疗，禁止打扫室内卫生，保持室内清洁、整齐、空气新鲜。

5. 注意饭菜的保暖，运输途中要加盖防污染。

6. 开餐人员要洗手，戴口罩并保持衣、帽整洁。

7. 开餐用具每餐用后及时清洗，保持清洁、干燥。传染病患者餐具单独处理。

8. 危重患者及不能自行进食者，应予以协助或喂食，餐毕做好口腔护理，必要时做好记录。

9. 观察患者饮食情况，患者食欲不佳时应告知医师，必要时进行干预，保证患者营养供应。随时征求患者意见，及时与营养科/室保持联系。

10. 对出院时有特殊饮食要求的患者，根据需要给予出院饮食宣教和指导，并做好记录。

七、药品管理制度

1. 科室设专人负责药物的管理，随时接受相关管理部门/科室人员的检查、核对与指导。

2. 各护理单元的药品配备应根据专科特点，合理设置基数。配备药品品种、数量不宜过多，适量领取，防止积压。禁止使用过期、变质的药品，工作人员不得擅自挪用科室备用药品。

3. 各护理单元应当制定和执行药品保管制度，采取必要的冷藏、防冻、防潮、防虫、防鼠等措施，保证药品质量。按照药品说明书的储存要求进行存放，并按照药品效期远近顺序进行摆放和使用。每日定期检查药品储存区温、湿度，每月定期全面清理药柜，清点药品数量，检查药品质量等。如发现药物有杂质、沉淀、变色、过期等情况必须立即封存（或销毁），若发现药物有其他的异常情况，报告相应的管理部门，查找原因。

4. 根据药品的种类与性质将外用、口服、注射、静脉用药分开放置或分区放置、分类正确保管。对包装近似、一品多规的药品，应分开放置并有明显提醒标识。药物标签应规范、完整、清晰，标签不清或有涂改时不得使用。

5. 所有针剂及口服药存放容器必须符合相关药品管理要求，并做好标识。

6. 急救药品统一编号，放于抢救车内，各科室根据临床需求配备满足2人抢救时常用量（不少于最小包装数量）的基数，可根据本科需要增加品种并依次编号，按编号排列定量、定位存放。根据不同场所/护理单元使用情况，及时补充完整并做好记录和交接，保证随时取用。

7. 患者的贵重药品及专用药品，应注明床号和姓名，单独保存。因患者出院、死亡或其他原因停用药物时，应及时清理退回药房。

8. 严格规范特殊药品管理及高警示药品管理。对高警示药品进行分级管理，如10%氯化钾、10%氯化钠等高浓度电解质制剂、肌肉松弛药、细胞毒性药物等特殊药品应分别专区单独存放，有醒目标识。

9. 毒、限、剧药应设专柜（屉、箱）存放并加锁，按需要固定基数，使用后由医师开出处方，向药房领取，每班交接清楚并有记录。

10. 麻醉药品、第一类精神药品严格按照《麻醉药品和精神药品管理条例》进行管理。具体要求如下：

（1）固定基数、标签清晰，专柜存放并双人双锁保管。应严格按照"五专"（专用处方、专用账册、专本登记、专人管理和专柜加锁）管理。设麻醉药物交接班本，班班交接，账物相符，如有误差及时追查。

（2）麻醉药和第一类精神药品使用后应保留空安瓿或废贴，核对批号和数量，与处方一同交接。对于未使用完的注射液和镇痛泵中的剩余药液，由医师或护士在视频监控下双人核对后按相关规定废弃处理，并逐条记录。

（3）手术室、内镜室等配备麻精药品基数的重点部门，要采用双锁保险柜或麻精药品智能调配柜储存，储存区域设有防盗设施和安全监控系统，以监控取药及回收药品等行为。相关监控视频保存期限原则上不少于180日。

11. 第二类精神药品实行"四专"管理，即专人负责、专柜加锁、专用账册、专用处方，做到账物相符。

12. 经批准实施人工终止妊娠的药品应做到"专人负责、专柜加锁、专用账册"，医师和护士需要为终止妊娠药品使用者建立完整档案。

八、物品、器材、设备管理制度

1. 一般物品管理制度

（1）护士长全面负责护理单元物品、器械的领取、保管及使用，建立账目，分类保管，定期检查，做到账物相符。

（2）掌握各类物品的领取、使用时间，做到定期清点及保养维护，提高使用率。

（3）凡因不负责任，违反操作规程，损坏、丢失各类物品者，应根据医院赔偿制度进行处理。

（4）借出物品，必须履行登记手续，借物人要签名；贵重物品须经护士长同意后方可借出；除抢救患者院内调配外，抢救器材一律不外借。

（5）护士长工作调动，必须办理移交手续，交接双方共同清点并签字。

2. 被服管理制度

（1）各护理单元根据病床/工作需要确定被服基数与机动数，每1～3个月定期清点，如基数不符或遗失，须及时追查原因。

（2）保持护理单元/部门使用中的被服床褥整洁、干净、无破损。

（3）患者出院时，值班护士应清点被服。

（4）待洗被服放于指定地点，与洗衣部人员当面清点，不得在走道和清洁区清点。

（5）护理单元的被服，私人不得借用。

3. 设备、仪器保管使用制度

（1）设备、仪器执行"四定"制度，即定数量、定位放置、定人负责、定期检查，使之处于完好备用状态。

（2）每周检查仪器设备的性能、数量、使用维护、清洁消毒等情况并记录。

（3）妥善保管资料档案，如原始的使用说明书及有关资料，操作方法与程序，重要仪器使用情况及维修维护情况记录。

（4）使用者必须了解仪器的性能，严格按操作程序进行操作。

（5）新进设备、仪器必须组织科内人员培训并做好培训记录，考核合格方可操作。

九、护理单元清洁卫生制度

1. 工作人员口罩、衣、帽、鞋整洁，无长指甲，按规定做好手卫生，向患者及陪护人员做好卫生宣教。

2. 指导并督促保洁员完成护理单元清洁卫生工作。

3. 应保持护理单元内环境整洁、干燥，无卫生死角，应遵循先清洁再消毒的原则，采取湿式卫生的清洁方式。

4. 清洁护理单元诊疗区域时，应有序进行，由上而下，由里到外，由轻度污染到重度污染，环境表面不宜使用高水平消毒剂进行日常消毒。

5. 实施清洁消毒时应做好个人防护，工作结束时做好手卫生和人员卫生处理。

6. 床单位定期进行清洁和消毒　应进行定期清洗和消毒，遇污染时及时更换、清洗与消毒，患者出院时应进行终末消毒。

7. 按照科室的规模设立清洁工具复用处理的房间，房间应具备相应的处理设施和储存条件，并保持环境干燥，定期通风换气。

8. 清洁工具应分区使用，实行颜色标记，使用后及时清洁与消毒，干燥保存。

9. 一般物体表面按清洁卫生要求清洁消毒（详见第七章表 7-2）。

10. 保持治疗室、换药室、配餐室等工作用房清洁干燥，无私人物品，用物摆放整齐、洁净、无污渍。

11. 垃圾处理遵循由清洁区域向污染区域的流向原则进行，避免回复和往返。

12. 按《医疗废物管理条例》的有关规定正确分类、处理医疗废物。

十、医疗废物管理制度

严格按照《医疗废物管理条例》落实管理，详见附录 6。

§5

临床护理工作流程

§5.1 常规工作流程

一、患者入院流程

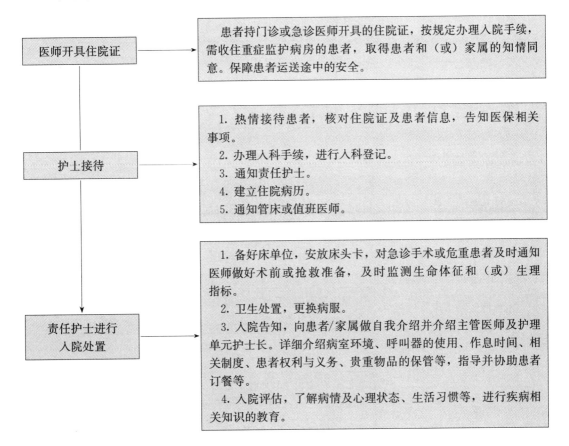

医师开具住院证

患者持门诊或急诊医师开具的住院证，按规定办理入院手续，需收住重症监护病房的患者，取得患者和（或）家属的知情同意。保障患者运送途中的安全。

护士接待

1. 热情接待患者，核对住院证及患者信息，告知医保相关事项。
2. 办理入科手续，进行入科登记。
3. 通知责任护士。
4. 建立住院病历。
5. 通知管床或值班医师。

责任护士进行入院处置

1. 备好床单位，安放床头卡，对急诊手术或危重患者及时通知医师做好术前或抢救准备，及时监测生命体征和（或）生理指标。
2. 卫生处置，更换病服。
3. 入院告知，向患者/家属做自我介绍并介绍主管医师及护理单元护士长。详细介绍病室环境、呼叫器的使用、作息时间、相关制度、患者权利与义务、贵重物品的保管等，指导并协助患者订餐等。
4. 入院评估，了解病情及心理状态、生活习惯等，进行疾病相关知识的教育。

二、患者出院流程

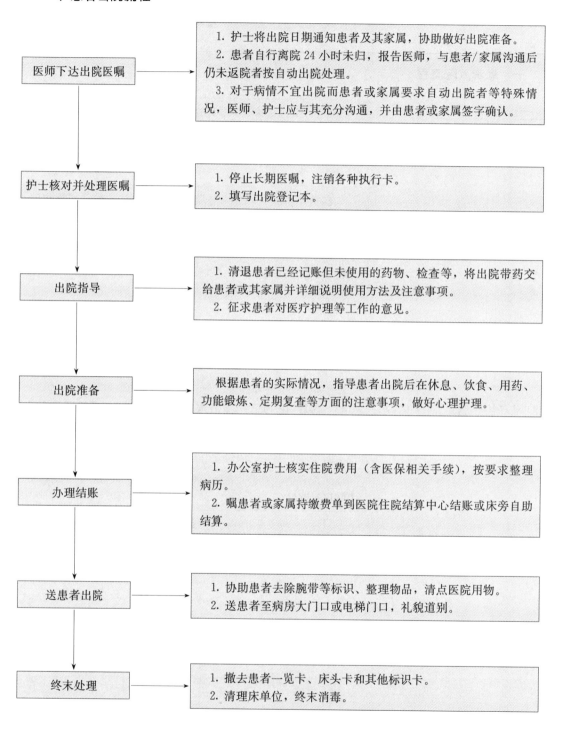

医师下达出院医嘱

1. 护士将出院日期通知患者及其家属，协助做好出院准备。
2. 患者自行离院 24 小时未归，报告医师，与患者/家属沟通后仍未返院者按自动出院处理。
3. 对于病情不宜出院而患者或家属要求自动出院者等特殊情况，医师、护士应与其充分沟通，并由患者或家属签字确认。

护士核对并处理医嘱

1. 停止长期医嘱，注销各种执行卡。
2. 填写出院登记本。

出院指导

1. 清退患者已经记账但未使用的药物、检查等，将出院带药交给患者或其家属并详细说明使用方法及注意事项。
2. 征求患者对医疗护理等工作的意见。

出院准备

根据患者的实际情况，指导患者出院后在休息、饮食、用药、功能锻炼、定期复查等方面的注意事项，做好心理护理。

办理结账

1. 办公室护士核实住院费用（含医保相关手续），按要求整理病历。
2. 嘱患者或家属持缴费单到医院住院结算中心结账或床旁自助结算。

送患者出院

1. 协助患者去除腕带等标识、整理物品，清点医院用物。
2. 送患者至病房大门口或电梯门口，礼貌道别。

终末处理

1. 撤去患者一览卡、床头卡和其他标识卡。
2. 清理床单位，终末消毒。

三、患者外出检查流程

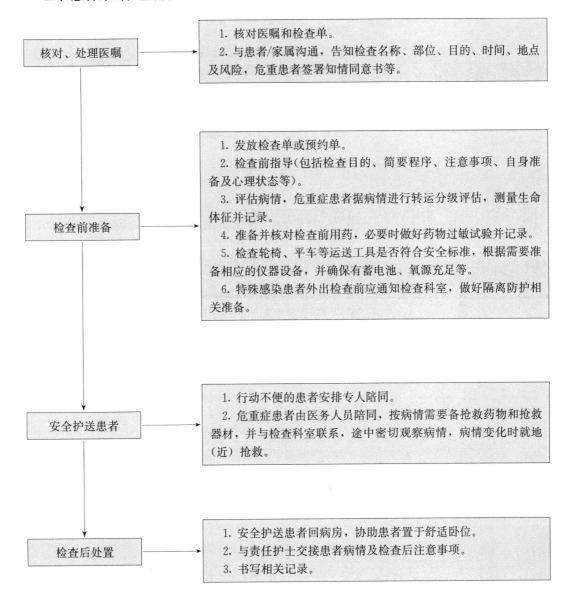

核对、处理医嘱 →
1. 核对医嘱和检查单。
2. 与患者/家属沟通，告知检查名称、部位、目的、时间、地点及风险，危重患者签署知情同意书等。

检查前准备 →
1. 发放检查单或预约单。
2. 检查前指导（包括检查目的、简要程序、注意事项、自身准备及心理状态等）。
3. 评估病情，危重症患者据病情进行转运分级评估，测量生命体征并记录。
4. 准备并核对检查前用药，必要时做好药物过敏试验并记录。
5. 检查轮椅、平车等运送工具是否符合安全标准，根据需要准备相应的仪器设备，并确保有蓄电池、氧源充足等。
6. 特殊感染患者外出检查前应通知检查科室，做好隔离防护相关准备。

安全护送患者 →
1. 行动不便的患者安排专人陪同。
2. 危重症患者由医务人员陪同，按病情需要备抢救药物和抢救器材，并与检查科室联系，途中密切观察病情，病情变化时就地（近）抢救。

检查后处置 →
1. 安全护送患者回病房，协助患者置于舒适卧位。
2. 与责任护士交接患者病情及检查后注意事项。
3. 书写相关记录。

四、患者转床流程

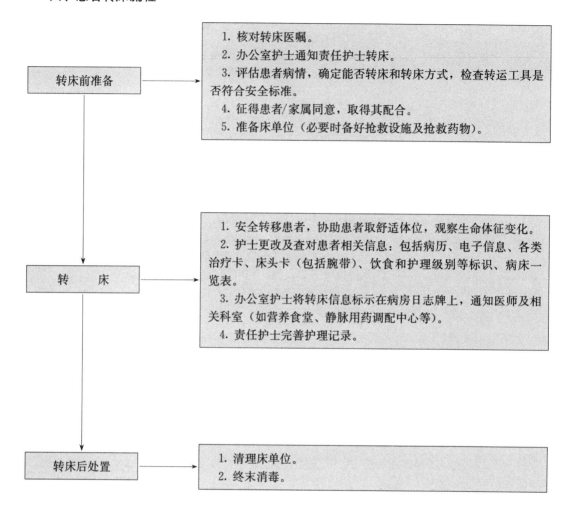

转床前准备

1. 核对转床医嘱。
2. 办公室护士通知责任护士转床。
3. 评估患者病情，确定能否转床和转床方式，检查转运工具是否符合安全标准。
4. 征得患者/家属同意，取得其配合。
5. 准备床单位（必要时备好抢救设施及抢救药物）。

转　　床

1. 安全转移患者，协助患者取舒适体位，观察生命体征变化。
2. 护士更改及查对患者相关信息：包括病历、电子信息、各类治疗卡、床头卡（包括腕带）、饮食和护理级别等标识、病床一览表。
3. 办公室护士将转床信息标示在病房日志牌上，通知医师及相关科室（如营养食堂、静脉用药调配中心等）。
4. 责任护士完善护理记录。

转床后处置

1. 清理床单位。
2. 终末消毒。

五、医嘱处理流程

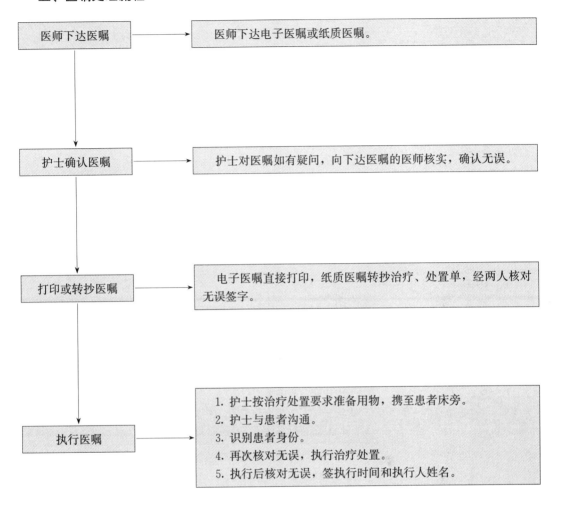

医师下达医嘱	→ 医师下达电子医嘱或纸质医嘱。
护士确认医嘱	→ 护士对医嘱如有疑问，向下达医嘱的医师核实，确认无误。
打印或转抄医嘱	→ 电子医嘱直接打印，纸质医嘱转抄治疗、处置单，经两人核对无误签字。
执行医嘱	→ 1. 护士按治疗处置要求准备用物，携至患者床旁。 2. 护士与患者沟通。 3. 识别患者身份。 4. 再次核对无误，执行治疗处置。 5. 执行后核对无误，签执行时间和执行人姓名。

六、口头医嘱执行流程

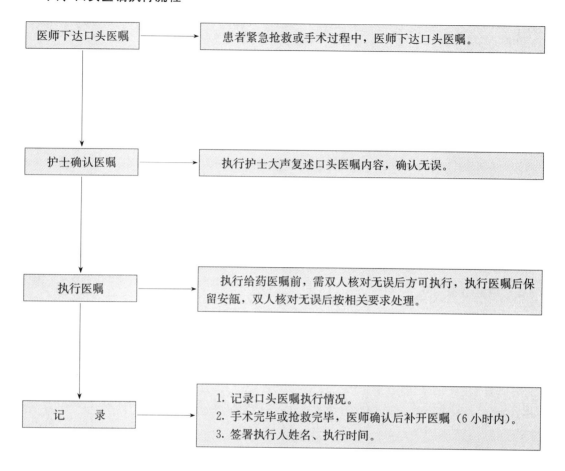

医师下达口头医嘱 → 患者紧急抢救或手术过程中，医师下达口头医嘱。

护士确认医嘱 → 执行护士大声复述口头医嘱内容，确认无误。

执行医嘱 → 执行给药医嘱前，需双人核对无误后方可执行，执行医嘱后保留安瓿，双人核对无误后按相关要求处理。

记　　录 →
1. 记录口头医嘱执行情况。
2. 手术完毕或抢救完毕，医师确认后补开医嘱（6小时内）。
3. 签署执行人姓名、执行时间。

七、患者身份识别流程

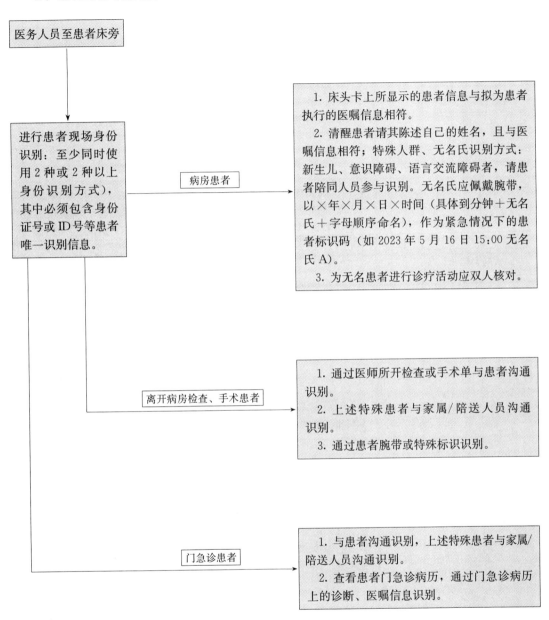

医务人员至患者床旁

进行患者现场身份识别：至少同时使用2种或2种以上身份识别方式），其中必须包含身份证号或ID号等患者唯一识别信息。

病房患者

1. 床头卡上所显示的患者信息与拟为患者执行的医嘱信息相符。
2. 清醒患者请其陈述自己的姓名，且与医嘱信息相符；特殊人群、无名氏识别方式：新生儿、意识障碍、语言交流障碍者，请患者陪同人员参与识别。无名氏应佩戴腕带，以×年×月×日×时间（具体到分钟＋无名氏＋字母顺序命名），作为紧急情况下的患者标识码（如2023年5月16日15:00无名氏A）。
3. 为无名患者进行诊疗活动应双人核对。

离开病房检查、手术患者

1. 通过医师所开检查或手术单与患者沟通识别。
2. 上述特殊患者与家属/陪送人员沟通识别。
3. 通过患者腕带或特殊标识识别。

门急诊患者

1. 与患者沟通识别，上述特殊患者与家属/陪送人员沟通识别。
2. 查看患者门急诊病历，通过门急诊病历上的诊断、医嘱信息识别。

§5.2 交接流程

一、患者转科流程

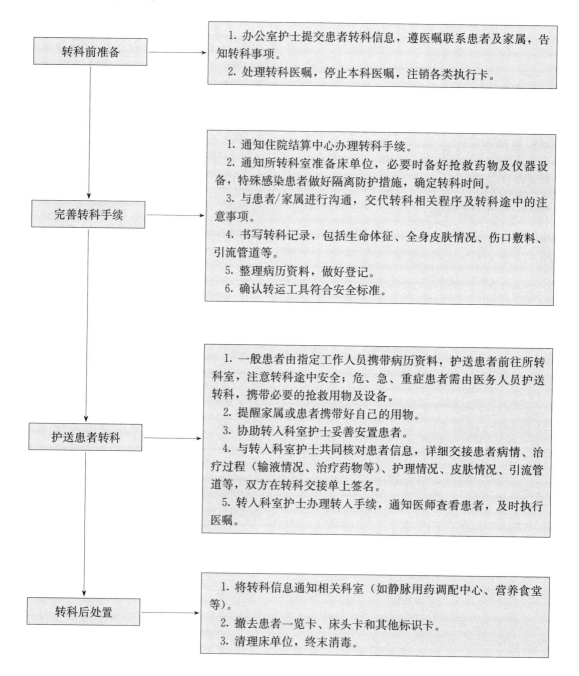

转科前准备
1. 办公室护士提交患者转科信息，遵医嘱联系患者及家属，告知转科事项。
2. 处理转科医嘱，停止本科医嘱，注销各类执行卡。

完善转科手续
1. 通知住院结算中心办理转科手续。
2. 通知所转科室准备床单位，必要时备好抢救药物及仪器设备，特殊感染患者做好隔离防护措施，确定转科时间。
3. 与患者/家属进行沟通，交代转科相关程序及转科途中的注意事项。
4. 书写转科记录，包括生命体征、全身皮肤情况、伤口敷料、引流管道等。
5. 整理病历资料，做好登记。
6. 确认转运工具符合安全标准。

护送患者转科
1. 一般患者由指定工作人员携带病历资料，护送患者前往所转科室，注意转科途中安全；危、急、重症患者需由医务人员护送转科，携带必要的抢救用物及设备。
2. 提醒家属或患者携带好自己的用物。
3. 协助转入科室护士妥善安置患者。
4. 与转入科室护士共同核对患者信息，详细交接患者病情、治疗过程（输液情况、治疗药物等）、护理情况、皮肤情况、引流管道等，双方在转科交接单上签名。
5. 转入科室护士办理转入手续，通知医师查看患者，及时执行医嘱。

转科后处置
1. 将转科信息通知相关科室（如静脉用药调配中心、营养食堂等）。
2. 撤去患者一览卡、床头卡和其他标识卡。
3. 清理床单位，终末消毒。

二、患者转院流程

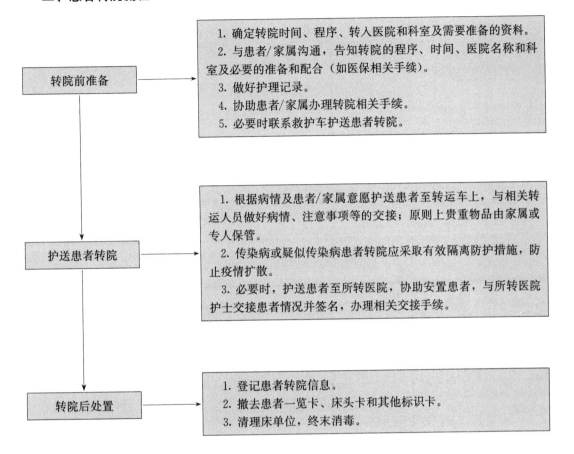

转院前准备

1. 确定转院时间、程序、转入医院和科室及需要准备的资料。
2. 与患者/家属沟通，告知转院的程序、时间、医院名称和科室及必要的准备和配合（如医保相关手续）。
3. 做好护理记录。
4. 协助患者/家属办理转院相关手续。
5. 必要时联系救护车护送患者转院。

护送患者转院

1. 根据病情及患者/家属意愿护送患者至转运车上，与相关转运人员做好病情、注意事项等的交接；原则上贵重物品由家属或专人保管。
2. 传染病或疑似传染病患者转院应采取有效隔离防护措施，防止疫情扩散。
3. 必要时，护送患者至所转医院，协助安置患者，与所转医院护士交接患者情况并签名，办理相关交接手续。

转院后处置

1. 登记患者转院信息。
2. 撤去患者一览卡、床头卡和其他标识卡。
3. 清理床单位，终末消毒。

三、患者从急诊科到护理单元（ICU）交接流程

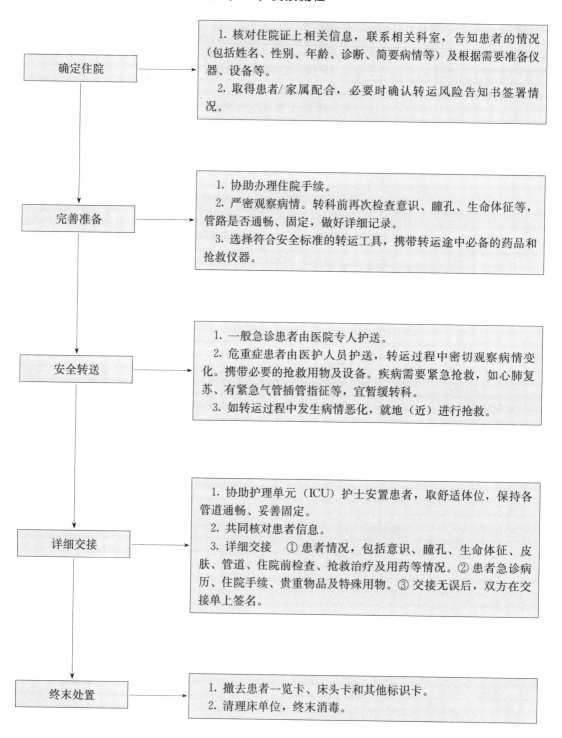

确定住院

1. 核对住院证上相关信息，联系相关科室，告知患者的情况（包括姓名、性别、年龄、诊断、简要病情等）及根据需要准备仪器、设备等。
2. 取得患者/家属配合，必要时确认转运风险告知书签署情况。

完善准备

1. 协助办理住院手续。
2. 严密观察病情。转科前再次检查意识、瞳孔、生命体征等，管路是否通畅、固定，做好详细记录。
3. 选择符合安全标准的转运工具，携带转运途中必备的药品和抢救仪器。

安全转送

1. 一般急诊患者由医院专人护送。
2. 危重症患者由医护人员护送，转运过程中密切观察病情变化。携带必要的抢救用物及设备。疾病需要紧急抢救，如心肺复苏、有紧急气管插管指征等，宜暂缓转科。
3. 如转运过程中发生病情恶化，就地（近）进行抢救。

详细交接

1. 协助护理单元（ICU）护士安置患者，取舒适体位，保持各管道通畅、妥善固定。
2. 共同核对患者信息。
3. 详细交接　①患者情况，包括意识、瞳孔、生命体征、皮肤、管道、住院前检查、抢救治疗及用药等情况。②患者急诊病历、住院手续、贵重物品及特殊用物。③交接无误后，双方在交接单上签名。

终末处置

1. 撤去患者一览卡、床头卡和其他标识卡。
2. 清理床单位，终末消毒。

148

四、患者从急诊科到手术部（室）交接流程

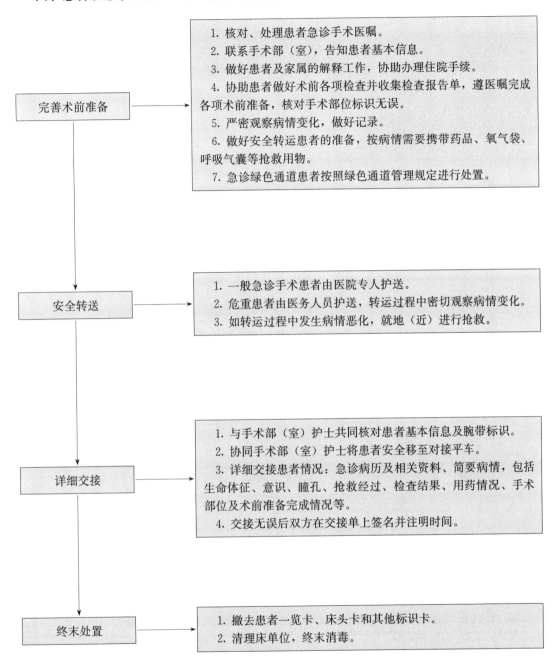

完善术前准备

1. 核对、处理患者急诊手术医嘱。
2. 联系手术部（室），告知患者基本信息。
3. 做好患者及家属的解释工作，协助办理住院手续。
4. 协助患者做好术前各项检查并收集检查报告单，遵医嘱完成各项术前准备，核对手术部位标识无误。
5. 严密观察病情变化，做好记录。
6. 做好安全转运患者的准备，按病情需要携带药品、氧气袋、呼吸气囊等抢救用物。
7. 急诊绿色通道患者按照绿色通道管理规定进行处置。

安全转送

1. 一般急诊手术患者由医院专人护送。
2. 危重患者由医务人员护送，转运过程中密切观察病情变化。
3. 如转运过程中发生病情恶化，就地（近）进行抢救。

详细交接

1. 与手术部（室）护士共同核对患者基本信息及腕带标识。
2. 协同手术部（室）护士将患者安全移至对接平车。
3. 详细交接患者情况：急诊病历及相关资料、简要病情，包括生命体征、意识、瞳孔、抢救经过、检查结果、用药情况、手术部位及术前准备完成情况等。
4. 交接无误后双方在交接单上签名并注明时间。

终末处置

1. 撤去患者一览卡、床头卡和其他标识卡。
2. 清理床单位，终末消毒。

五、院前急救与院内急诊衔接流程

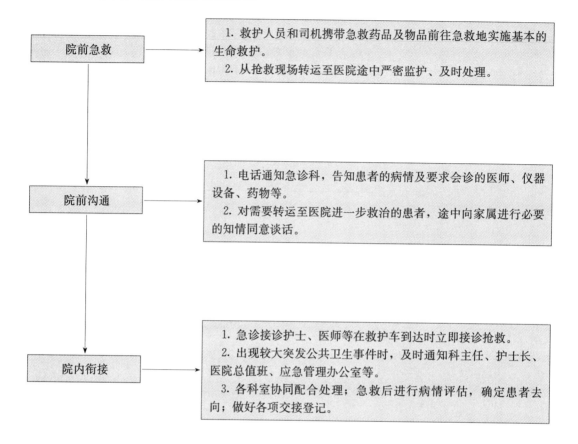

院前急救 →
1. 救护人员和司机携带急救药品及物品前往急救地实施基本的生命救护。
2. 从抢救现场转运至医院途中严密监护、及时处理。

院前沟通 →
1. 电话通知急诊科，告知患者的病情及要求会诊的医师、仪器设备、药物等。
2. 对需要转运至医院进一步救治的患者，途中向家属进行必要的知情同意谈话。

院内衔接 →
1. 急诊接诊护士、医师等在救护车到达时立即接诊抢救。
2. 出现较大突发公共卫生事件时，及时通知科主任、护士长、医院总值班、应急管理办公室等。
3. 各科室协同配合处理；急救后进行病情评估，确定患者去向；做好各项交接登记。

六、患者从护理单元到手术部（室）交接流程

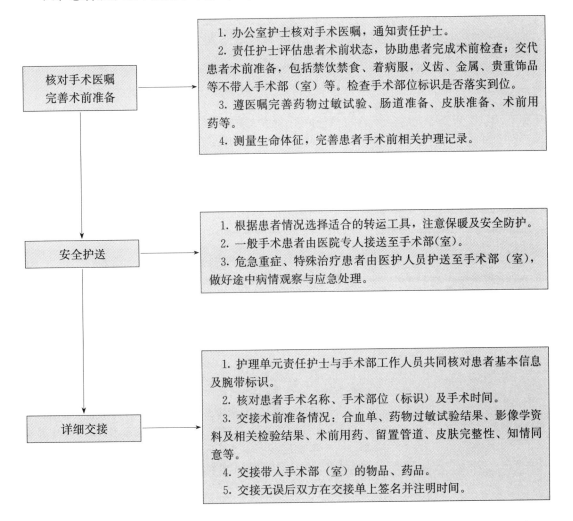

核对手术医嘱 完善术前准备

1. 办公室护士核对手术医嘱，通知责任护士。
2. 责任护士评估患者术前状态，协助患者完成术前检查；交代患者术前准备，包括禁饮禁食、着病服，义齿、金属、贵重饰品等不带入手术部（室）等。检查手术部位标识是否落实到位。
3. 遵医嘱完善药物过敏试验、肠道准备、皮肤准备、术前用药等。
4. 测量生命体征，完善患者手术前相关护理记录。

安全护送

1. 根据患者情况选择适合的转运工具，注意保暖及安全防护。
2. 一般手术患者由医院专人接送至手术部(室)。
3. 危急重症、特殊治疗患者由医护人员护送至手术部（室），做好途中病情观察与应急处理。

详细交接

1. 护理单元责任护士与手术部工作人员共同核对患者基本信息及腕带标识。
2. 核对患者手术名称、手术部位（标识）及手术时间。
3. 交接术前准备情况：合血单、药物过敏试验结果、影像学资料及相关检验结果、术前用药、留置管道、皮肤完整性、知情同意等。
4. 交接带入手术部（室）的物品、药品。
5. 交接无误后双方在交接单上签名并注明时间。

七、患者从 ICU 转入护理单元交接流程

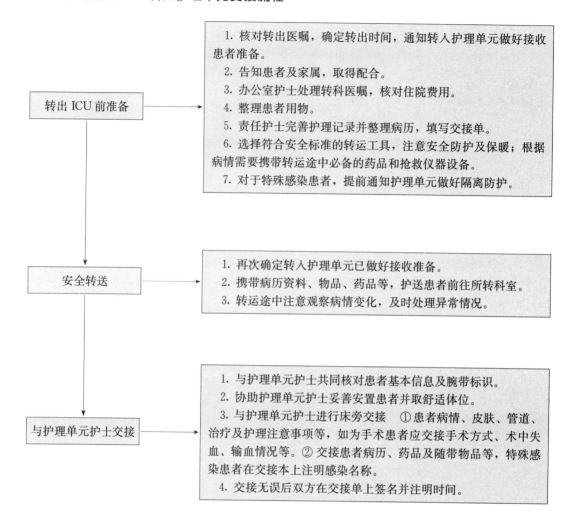

转出 ICU 前准备

　　1. 核对转出医嘱，确定转出时间，通知转入护理单元做好接收患者准备。
　　2. 告知患者及家属，取得配合。
　　3. 办公室护士处理转科医嘱，核对住院费用。
　　4. 整理患者用物。
　　5. 责任护士完善护理记录并整理病历，填写交接单。
　　6. 选择符合安全标准的转运工具，注意安全防护及保暖；根据病情需要携带转运途中必备的药品和抢救仪器设备。
　　7. 对于特殊感染患者，提前通知护理单元做好隔离防护。

安全转送

　　1. 再次确定转入护理单元已做好接收准备。
　　2. 携带病历资料、物品、药品等，护送患者前往所转科室。
　　3. 转运途中注意观察病情变化，及时处理异常情况。

与护理单元护士交接

　　1. 与护理单元护士共同核对患者基本信息及腕带标识。
　　2. 协助护理单元护士妥善安置患者并取舒适体位。
　　3. 与护理单元护士进行床旁交接　①患者病情、皮肤、管道、治疗及护理注意事项等，如为手术患者应交接手术方式、术中失血、输血情况等。② 交接患者病历、药品及随带物品等，特殊感染患者在交接本上注明感染名称。
　　4. 交接无误后双方在交接单上签名并注明时间。

八、患者手术后从手术部（室）转入麻醉后监测治疗室（PACU）交接流程

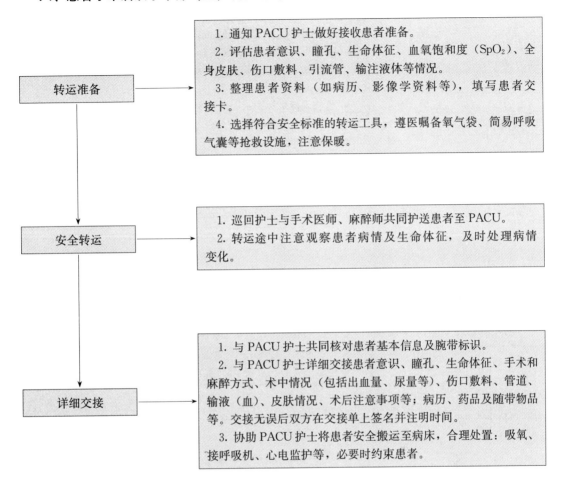

转运准备

1. 通知 PACU 护士做好接收患者准备。
2. 评估患者意识、瞳孔、生命体征、血氧饱和度（SpO_2）、全身皮肤、伤口敷料、引流管、输注液体等情况。
3. 整理患者资料（如病历、影像学资料等），填写患者交接卡。
4. 选择符合安全标准的转运工具，遵医嘱备氧气袋、简易呼吸气囊等抢救设施，注意保暖。

安全转运

1. 巡回护士与手术医师、麻醉师共同护送患者至 PACU。
2. 转运途中注意观察患者病情及生命体征，及时处理病情变化。

详细交接

1. 与 PACU 护士共同核对患者基本信息及腕带标识。
2. 与 PACU 护士详细交接患者意识、瞳孔、生命体征、手术和麻醉方式、术中情况（包括出血量、尿量等）、伤口敷料、管道、输液（血）、皮肤情况、术后注意事项等；病历、药品及随带物品等。交接无误后双方在交接单上签名并注明时间。
3. 协助 PACU 护士将患者安全搬运至病床，合理处置：吸氧、接呼吸机、心电监护等，必要时约束患者。

九、患者从手术部（室）/麻醉恢复室转入护理单元/ICU 交接流程

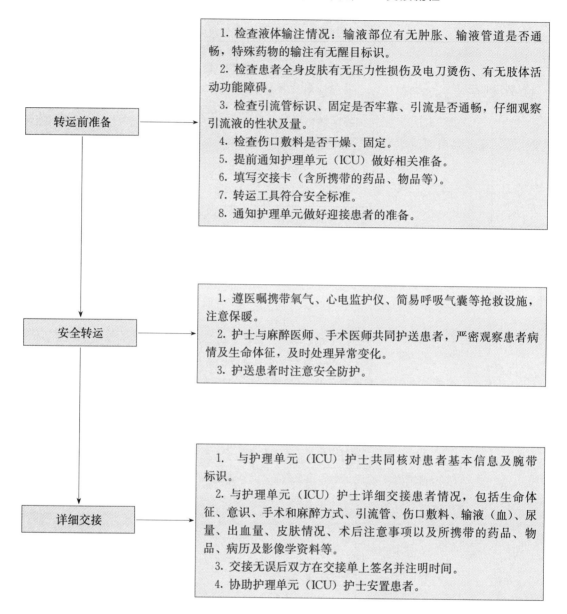

转运前准备

1. 检查液体输注情况：输液部位有无肿胀、输液管道是否通畅，特殊药物的输注有无醒目标识。
2. 检查患者全身皮肤有无压力性损伤及电刀烫伤、有无肢体活动功能障碍。
3. 检查引流管标识、固定是否牢靠、引流是否通畅，仔细观察引流液的性状及量。
4. 检查伤口敷料是否干燥、固定。
5. 提前通知护理单元（ICU）做好相关准备。
6. 填写交接卡（含所携带的药品、物品等）。
7. 转运工具符合安全标准。
8. 通知护理单元做好迎接患者的准备。

安全转运

1. 遵医嘱携带氧气、心电监护仪、简易呼吸气囊等抢救设施，注意保暖。
2. 护士与麻醉医师、手术医师共同护送患者，严密观察患者病情及生命体征，及时处理异常变化。
3. 护送患者时注意安全防护。

详细交接

1. 与护理单元（ICU）护士共同核对患者基本信息及腕带标识。
2. 与护理单元（ICU）护士详细交接患者情况，包括生命体征、意识、手术和麻醉方式、引流管、伤口敷料、输液（血）、尿量、出血量、皮肤情况、术后注意事项以及所携带的药品、物品、病历及影像学资料等。
3. 交接无误后双方在交接单上签名并注明时间。
4. 协助护理单元（ICU）护士安置患者。

十、产妇从产房转入母婴同室区交接流程

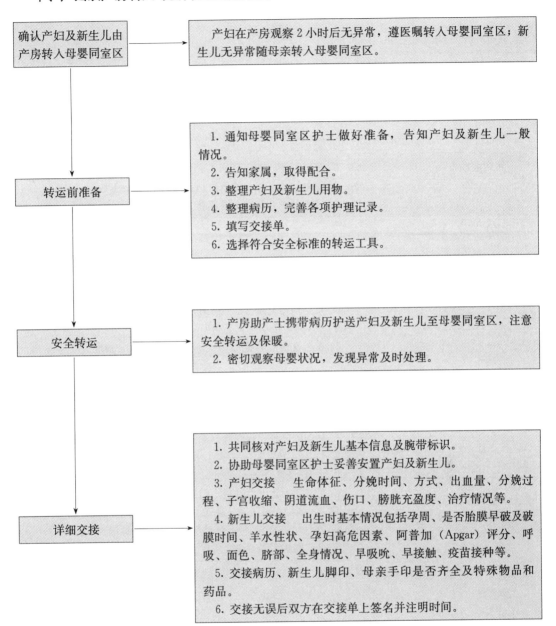

确认产妇及新生儿由产房转入母婴同室区 → 产妇在产房观察 2 小时后无异常，遵医嘱转入母婴同室区；新生儿无异常随母亲转入母婴同室区。

转运前准备 →
1. 通知母婴同室区护士做好准备，告知产妇及新生儿一般情况。
2. 告知家属，取得配合。
3. 整理产妇及新生儿用物。
4. 整理病历，完善各项护理记录。
5. 填写交接单。
6. 选择符合安全标准的转运工具。

安全转运 →
1. 产房助产士携带病历护送产妇及新生儿至母婴同室区，注意安全转运及保暖。
2. 密切观察母婴状况，发现异常及时处理。

详细交接 →
1. 共同核对产妇及新生儿基本信息及腕带标识。
2. 协助母婴同室区护士妥善安置产妇及新生儿。
3. 产妇交接　生命体征、分娩时间、方式、出血量、分娩过程、子宫收缩、阴道流血、伤口、膀胱充盈度、治疗情况等。
4. 新生儿交接　出生时基本情况包括孕周、是否胎膜早破及破膜时间、羊水性状、孕妇高危因素、阿普加（Apgar）评分、呼吸、面色、脐部、全身情况、早吸吮、早接触、疫苗接种等。
5. 交接病历、新生儿脚印、母亲手印是否齐全及特殊物品和药品。
6. 交接无误后双方在交接单上签名并注明时间。

十一、新生儿从产房/母婴同室区转入新生儿重症监护病房（NICU）交接流程

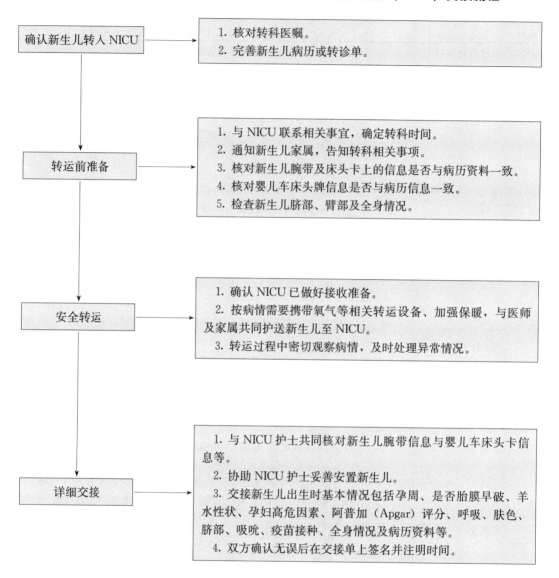

确认新生儿转入 NICU

1. 核对转科医嘱。
2. 完善新生儿病历或转诊单。

转运前准备

1. 与 NICU 联系相关事宜，确定转科时间。
2. 通知新生儿家属，告知转科相关事项。
3. 核对新生儿腕带及床头卡上的信息是否与病历资料一致。
4. 核对婴儿车床头牌信息是否与病历信息一致。
5. 检查新生儿脐部、臀部及全身情况。

安全转运

1. 确认 NICU 已做好接收准备。
2. 按病情需要携带氧气等相关转运设备、加强保暖，与医师及家属共同护送新生儿至 NICU。
3. 转运过程中密切观察病情，及时处理异常情况。

详细交接

1. 与 NICU 护士共同核对新生儿腕带信息与婴儿车床头卡信息等。
2. 协助 NICU 护士妥善安置新生儿。
3. 交接新生儿出生时基本情况包括孕周、是否胎膜早破、羊水性状、孕妇高危因素、阿普加（Apgar）评分、呼吸、肤色、脐部、吸吮、疫苗接种、全身情况及病历资料等。
4. 双方确认无误后在交接单上签名并注明时间。

§5.3 其他流程

一、护理会诊流程

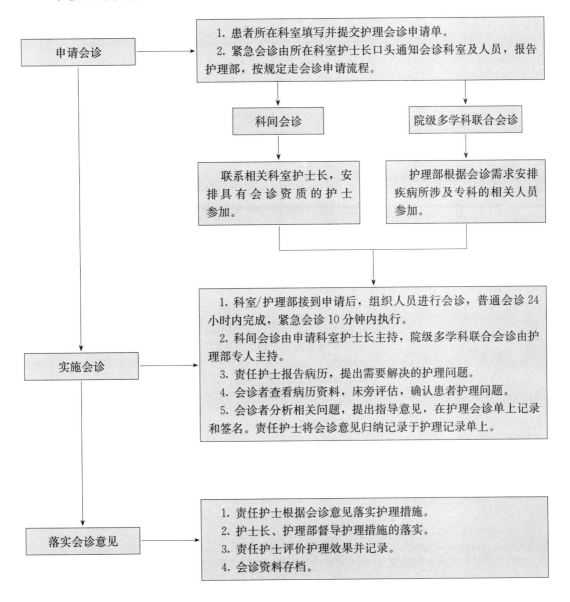

申请会诊
1. 患者所在科室填写并提交护理会诊申请单。
2. 紧急会诊由所在科室护士长口头通知会诊科室及人员,报告护理部,按规定走会诊申请流程。

科间会诊
联系相关科室护士长,安排具有会诊资质的护士参加。

院级多学科联合会诊
护理部根据会诊需求安排疾病所涉及专科的相关人员参加。

实施会诊
1. 科室/护理部接到申请后,组织人员进行会诊,普通会诊24小时内完成,紧急会诊10分钟内执行。
2. 科间会诊由申请科室护士长主持,院级多学科联合会诊由护理部专人主持。
3. 责任护士报告病历,提出需要解决的护理问题。
4. 会诊者查看病历资料,床旁评估,确认患者护理问题。
5. 会诊者分析相关问题,提出指导意见,在护理会诊单上记录和签名。责任护士将会诊意见归纳记录于护理记录单上。

落实会诊意见
1. 责任护士根据会诊意见落实护理措施。
2. 护士长、护理部督导护理措施的落实。
3. 责任护士评价护理效果并记录。
4. 会诊资料存档。

二、护理投诉处理流程

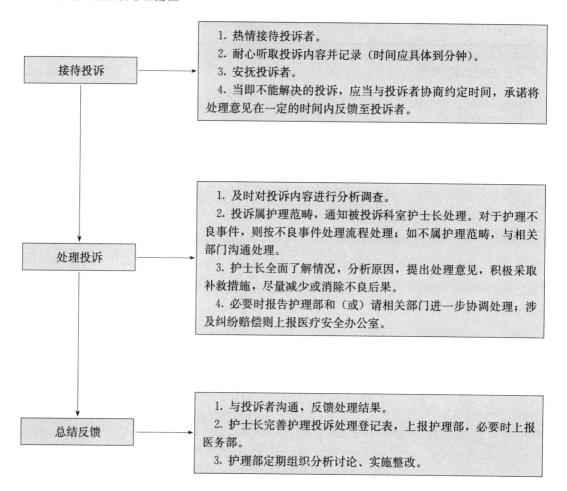

接待投诉
1. 热情接待投诉者。
2. 耐心听取投诉内容并记录（时间应具体到分钟）。
3. 安抚投诉者。
4. 当即不能解决的投诉，应当与投诉者协商约定时间，承诺将处理意见在一定的时间内反馈至投诉者。

处理投诉
1. 及时对投诉内容进行分析调查。
2. 投诉属护理范畴，通知被投诉科室护士长处理。对于护理不良事件，则按不良事件处理流程处理；如不属护理范畴，与相关部门沟通处理。
3. 护士长全面了解情况，分析原因，提出处理意见，积极采取补救措施，尽量减少或消除不良后果。
4. 必要时报告护理部和（或）请相关部门进一步协调处理；涉及纠纷赔偿则上报医疗安全办公室。

总结反馈
1. 与投诉者沟通，反馈处理结果。
2. 护士长完善护理投诉处理登记表，上报护理部，必要时上报医务部。
3. 护理部定期组织分析讨论、实施整改。

三、护理不良事件处置流程

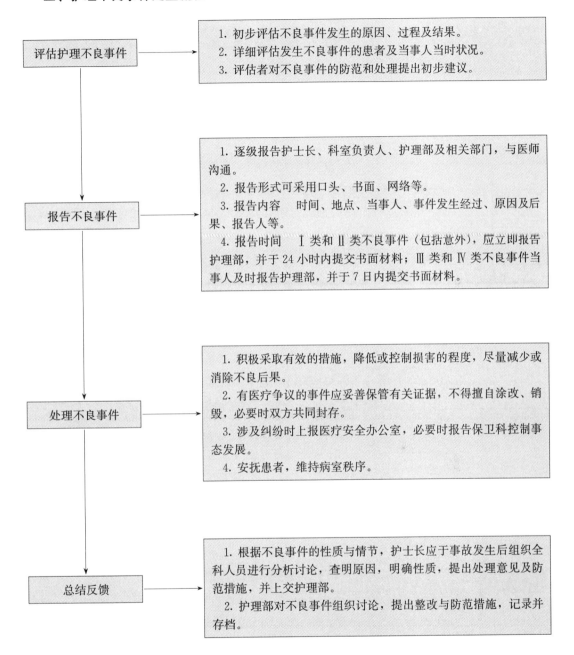

评估护理不良事件 → 1. 初步评估不良事件发生的原因、过程及结果。
2. 详细评估发生不良事件的患者及当事人当时状况。
3. 评估者对不良事件的防范和处理提出初步建议。

报告不良事件 → 1. 逐级报告护士长、科室负责人、护理部及相关部门，与医师沟通。
2. 报告形式可采用口头、书面、网络等。
3. 报告内容　时间、地点、当事人、事件发生经过、原因及后果、报告人等。
4. 报告时间　Ⅰ类和Ⅱ类不良事件（包括意外），应立即报告护理部，并于 24 小时内提交书面材料；Ⅲ类和Ⅳ类不良事件当事人及时报告护理部，并于 7 日内提交书面材料。

处理不良事件 → 1. 积极采取有效的措施，降低或控制损害的程度，尽量减少或消除不良后果。
2. 有医疗争议的事件应妥善保管有关证据，不得擅自涂改、销毁，必要时双方共同封存。
3. 涉及纠纷时上报医疗安全办公室，必要时报告保卫科控制事态发展。
4. 安抚患者，维持病室秩序。

总结反馈 → 1. 根据不良事件的性质与情节，护士长应于事故发生后组织全科人员进行分析讨论，查明原因，明确性质，提出处理意见及防范措施，并上交护理部。
2. 护理部对不良事件组织讨论，提出整改与防范措施，记录并存档。

四、患者跌倒后护理评估及处理流程

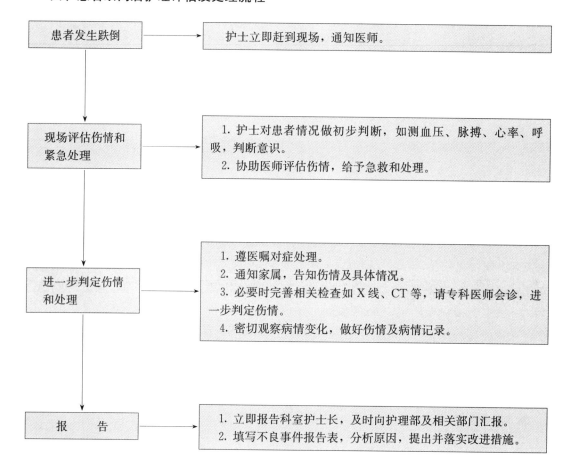

| 患者发生跌倒 | → | 护士立即赶到现场，通知医师。 |

| 现场评估伤情和紧急处理 | → | 1. 护士对患者情况做初步判断，如测血压、脉搏、心率、呼吸，判断意识。
2. 协助医师评估伤情，给予急救和处理。 |

| 进一步判定伤情和处理 | → | 1. 遵医嘱对症处理。
2. 通知家属，告知伤情及具体情况。
3. 必要时完善相关检查如 X 线、CT 等，请专科医师会诊，进一步判定伤情。
4. 密切观察病情变化，做好伤情及病情记录。 |

| 报　　告 | → | 1. 立即报告科室护士长，及时向护理部及相关部门汇报。
2. 填写不良事件报告表，分析原因，提出并落实改进措施。 |

五、急性胸痛急诊护理及配合流程

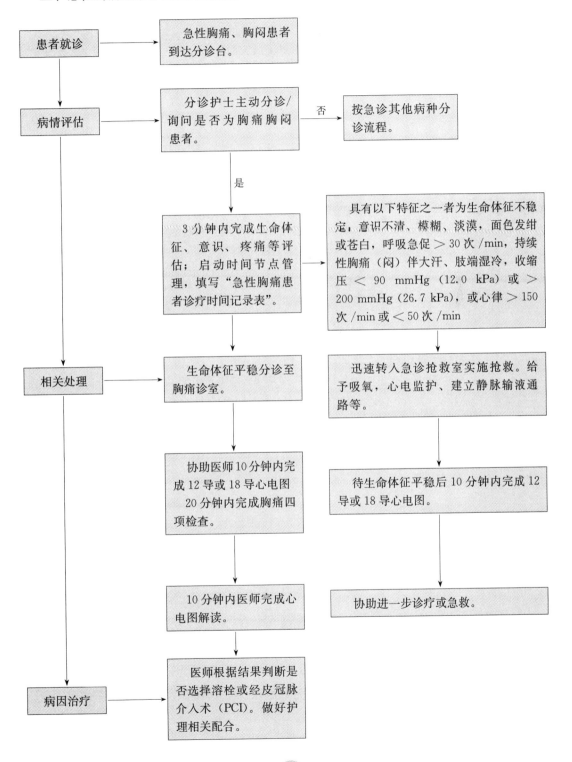

患者就诊 → 急性胸痛、胸闷患者到达分诊台。

病情评估 → 分诊护士主动分诊/询问是否为胸痛胸闷患者。 ──否→ 按急诊其他病种分诊流程。

是 ↓

3分钟内完成生命体征、意识、疼痛等评估；启动时间节点管理，填写"急性胸痛患者诊疗时间记录表"。 → 具有以下特征之一者为生命体征不稳定：意识不清、模糊、淡漠，面色发绀或苍白，呼吸急促 > 30 次 /min，持续性胸痛（闷）伴大汗、肢端湿冷，收缩压 < 90 mmHg（12.0 kPa）或 > 200 mmHg（26.7 kPa），或心律 > 150 次 /min 或 < 50 次 /min

相关处理 → 生命体征平稳分诊至胸痛诊室。

迅速转入急诊抢救室实施抢救。给予吸氧，心电监护、建立静脉输液通路等。

协助医师10分钟内完成12导或18导心电图 20分钟内完成胸痛四项检查。

待生命体征平稳后10分钟内完成12导或18导心电图。

10分钟内医师完成心电图解读。

协助进一步诊疗或急救。

病因治疗 → 医师根据结果判断是否选择溶栓或经皮冠脉介入术（PCI）。做好护理相关配合。

六、急性缺血性卒中急诊护理及配合流程

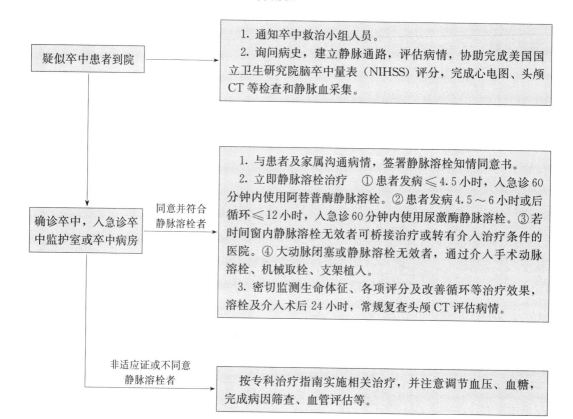

疑似卒中患者到院 →

1. 通知卒中救治小组人员。
2. 询问病史，建立静脉通路，评估病情，协助完成美国国立卫生研究院脑卒中量表（NIHSS）评分，完成心电图、头颅CT等检查和静脉血采集。

确诊卒中，入急诊卒中监护室或卒中病房

同意并符合静脉溶栓者 →

1. 与患者及家属沟通病情，签署静脉溶栓知情同意书。
2. 立即静脉溶栓治疗　①患者发病≤4.5小时，入急诊60分钟内使用阿替普酶静脉溶栓。②患者发病4.5～6小时或后循环≤12小时，入急诊60分钟内使用尿激酶静脉溶栓。③若时间窗内静脉溶栓无效者可桥接治疗或转有介入治疗条件的医院。④大动脉闭塞或静脉溶栓无效者，通过介入手术动脉溶栓、机械取栓、支架植入。
3. 密切监测生命体征、各项评分及改善循环等治疗效果，溶栓及介入术后24小时，常规复查头颅CT评估病情。

非适应证或不同意静脉溶栓者 →

按专科治疗指南实施相关治疗，并注意调节血压、血糖，完成病因筛查、血管评估等。

七、急诊创伤患者急诊护理及配合流程

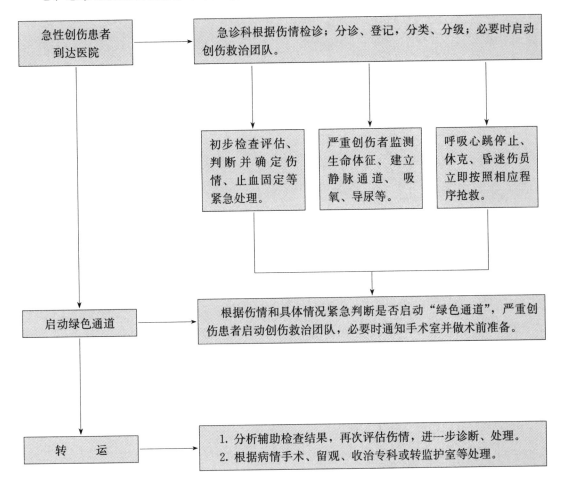

急性创伤患者到达医院 → 急诊科根据伤情检诊；分诊、登记，分类、分级；必要时启动创伤救治团队。

初步检查评估、判断并确定伤情、止血固定等紧急处理。

严重创伤者监测生命体征、建立静脉通道、吸氧、导尿等。

呼吸心跳停止、休克、昏迷伤员立即按照相应程序抢救。

启动绿色通道 → 根据伤情和具体情况紧急判断是否启动"绿色通道"，严重创伤患者启动创伤救治团队，必要时通知手术室并做术前准备。

转运 →
1. 分析辅助检查结果，再次评估伤情，进一步诊断、处理。
2. 根据病情手术、留观、收治专科或转监护室等处理。

§6

护理风险管理

护理风险管理是指对患者、护理人员、探陪人员可能产生伤害的潜在的风险进行识别、评估，并采取正确决策把风险减至最低的管理过程。护理风险贯穿在护理、处置、配合抢救等各个环节中，因此，应不断完善护理风险管理制度，建立健全护理风险预案，加强相关知识培训，强化护士的风险防范意识，提高其识别和处理风险的能力。本章归纳了临床较常见的护理风险，如药物过敏性休克、输液反应、输血反应、用药错误、导管脱落、跌倒/坠床、压力性损伤、烫伤、窒息、患者自杀、患者走失、针刺伤（锐器伤）等风险的防范与应急处理。

§6.1 药物过敏性休克防范与应急处置

1. 防范措施

（1）用药前详细询问患者药物过敏史、用药史、家族史，已知对某种药物过敏的患者，禁用该药物〔破伤风抗毒素（TAT）行脱敏注射除外〕。

（2）治疗时常规备好急救药物，如肾上腺素、地塞米松等。

（3）正确实施药物过敏试验。

（4）过敏试验阳性者，报告医师，并在床头卡、医嘱单、三测单、治疗卡及病历夹封面注明过敏药物名称，床头挂醒目的过敏试验阳性药物标识，汇报医师，并告知患者和家属。

（5）严格执行"三查八对"，密切观察药物反应，警惕迟发性过敏反应的发生。

2. 处理措施

（1）一旦发生过敏性休克，应立即停药，将患者平卧，就地抢救，同时通知医师。

（2）开放气道、吸氧，做好气管内插管或切开的准备，迅速建立静脉通路。

（3）遵医嘱使用肾上腺素、血管活性药、抗组胺药等。

（4）密切观察并记录患者意识、瞳孔、生命体征及尿量等变化，注意保暖。患者未脱离危险时，不宜搬动。

（5）发生呼吸、心搏骤停时应立即行心肺复苏术。

（6）做好患者和家属的安抚工作。

（7）6小时内完善抢救记录。

3. 处理程序

发生过敏性休克 → 立即停药、平卧，就地抢救 → 通知医师 → 遵医嘱注射肾上腺素 →

开放气道、吸氧、维持有效通气 → 建立静脉通路 → 解除支气管痉挛，维持有效循环 →

心搏骤停时进行心肺复苏 → 密切观察病情变化，做好记录 → 安抚患者及家属 →

告知患者避免使用该类药物

§6.2 输液反应防范与应急处置

1. 防范措施

（1）质量检查：严格检查药物及输液器具的质量。

（2）合理用药：一瓶液体中应尽量避免多种药物联用；特殊用药，两瓶之间连续静脉输液时，应使用生理盐水冲管，以减少药物相互配伍或避免其他原因造成的药物沉淀或结晶等。

（3）减少微粒：计划配药，选择大小合适的注射器抽吸药物，尽可能避免反复穿刺胶塞，减少药液中微粒的产生，现配现用。

（4）环境适宜：配药应在治疗室进行，减少人员流动。

（5）操作规范：输液治疗应严格执行无菌技术操作原则，遵循输液操作规程。

（6）遵医嘱或者根据患者的年龄及药物的性质调节输液速度，密切观察用药后反应。

2. 处理措施　发生输液反应后，应立即减慢或停止输液，呼叫医师，迅速对症处理。

（1）发热反应：根据病情的轻重，选择相应的处理措施。

1）轻者减慢输液速度，通知医师。严重者应立即停止输液，更换液体和输液装置（保留静脉通路）。患者或家属有异议时，将输液装置和剩余药液封存、双方签字并送检。

2）对高热者予以物理降温或遵医嘱给予药物治疗等对症处理。

3）遵医嘱抽血做血液培养及药物敏感试验。

4）观察病情变化，监测生命体征，做好患者及家属的安抚工作，及时完善各项记录。

5）及时报告医院护理部、医务部、医院感染控制中心、药学部等部门。

（2）急性肺水肿：

1）立即暂停输液，迅速通知医师，保留静脉通路。

2）患者出现明显呼吸困难并伴有低氧血症时，协助患者取端坐位。

3）吸氧，急性心力衰竭患者呼吸困难明显并伴有低氧血症〔$SaO_2 < 90\%$ 或 $PaO_2 < 60 \text{ mmHg}（8.0 \text{ kPa}）$〕时，推荐高流量给氧。

4）遵医嘱给予镇静、平喘、强心、利尿和扩血管等药物。

5）观察病情变化，监测生命体征，做好患者及家属的安抚工作，及时完善各项记录。

3. 处理程序

（1）发热反应应急处理程序：

立即减慢或停止输液 → 更换液体和输液装置（保留静脉通路），必要时封存、送检 → 通知医师 →

遵医嘱给药 → 监测生命体征和观察病情变化 → 完善各项记录 → 报告相关部门

（2）急性肺水肿应急处理程序：

立即暂停输液，通知医师 → 协助患者取端坐位 → 遵医嘱给药、吸氧等处理 →

监测生命体征和病情变化 → 安抚患者及家属 → 完善记录

§6.3 输血反应防范与应急处理

1. 防范措施

（1）按规范流程领取血液制品。

（2）严格执行输血查对制度，发血者和领血者共同核对签字。

（3）进行输血治疗时严格执行输血操作规范，输血前再次由两人核对并签字。

（4）血液领回病房后，须尽快输注，不得退回。切忌用非储血冰箱存储血液。

（5）对有过敏史的受血者，输血前遵医嘱使用抗过敏药物。

（6）输血速度适宜。开始输血时速度宜慢，15分钟后无不良反应可根据需要调整速度。

（7）加强巡视，保证输血安全。输血过程中应严密观察受血者生命体征和病情变化，仔细询问并倾听患者主诉。

2. 处理措施

（1）发生输血反应后，应立即停止输血，报告医师、护士长及科主任，并迅速查明原因，对症处理，尽量避免对患者身体造成损害，或将损害程度降至最低。

1）发热反应：反应轻者，减慢输血速度。若症状呈进行性发展，应立即停止输血，保留输血器、剩余血液备查，更换输血器，输注生理盐水；遵医嘱进行对症处理：畏寒、发冷时，注意保暖；高热时给予物理降温或遵医嘱使用药物治疗。

2）溶血反应：可疑溶血反应时立即停止输血，更换输血器，输注生理盐水；遵医嘱抽取患者血样与血袋及剩余血一并送输血科检验；密切观察肾区症状及尿液变化，遵医嘱给予吸氧、碱化尿液等对症处理；对尿少、无尿者，按急性肾损伤处理，必要时行透析疗法。

（2）监测生命体征和病情变化，稳定患者及家属情绪，完善各项记录。

（3）填写输血反应报告单，上报护理部、输血科、医院感染管理科等职能部门。

（4）患者或家属有异议时，按有关程序对剩余血液、输血器进行封存、送检。

3. 处理程序

可疑溶血反应 → 立即停止输血 → 更换输血器 → 输注生理盐水 → 报告医师/护士长及科主任 →

遵医嘱采取救治措施 → 监测生命体征和病情变化 → 完善各项记录 → 保留血袋剩余血与采患者血样送检 →

→ 报告护理部、输血科等职能部门

§6.4 用药错误防范与应急处理

1. 防范措施

（1）妥善保管药物。药物的放置符合药物存储要求，高警示药物有醒目标识。

（2）坚持"先进先出""需多少领多少"的原则，定时清理，杜绝过期药物。

（3）正确执行医嘱，做到时间、患者、剂量、给药途径和给药方式准确，并认真观察患者用药后的反应。

（4）严格落实查对制度。坚持"三查八对"，询问患者用药史、过敏史，如有疑问，停止用药，再次确认无误，方可执行。

（5）加强学习与培训，不断提高和更新临床药学知识，提高用药水平。

2. 处理措施

（1）发现药物错误或用药对象错误后，立即停止药物的使用，报告医师和护士长，迅速采取相应措施，避免对患者身体造成损害，或将损害程度降至最低。

（2）监测患者的生命体征和病情变化，稳定患者及家属情绪，完善各种记录。

（3）如患者或家属有异议，应在医患双方在场时封存剩余药物，及时送检。

（4）按照护理不良事件处理与报告制度的要求在规定的时间内上报护理部等职能部门，及时组织讨论、分析，进行整改。

3. 处理程序

用药错误 → 停止用药 → 报告医师、护士长 → 迅速采取相应措施 → 观察病情变化 → 完善各项记录

→ 报告不良事件 → 科室讨论、分析、整改 → 向护理部等职能部门汇报

§6.5 导管脱落防范与应急处理

1. 防范措施

（1）所有管道应妥善固定，由置管者做好标记，详细记录管道名称、留置时间、部位、长度，观察和记录引流液的性质、量，发现异常，及时处理。

（2）严格执行交接班制度，加强对高危患者（如意识障碍、躁动、谵妄、有拔管史、依从性差的患者）的观察及重点时段（中、晚夜班和交接班时段）的交接。

（3）做好患者及家属的健康教育，提高其防范意识及管道自护能力。

（4）严格遵守操作规程，治疗、护理中动作轻柔，注意保护导管，防止导管脱落。

（5）加强培训，提高护士防导管脱出移位的风险意识，如 PICC 的置管，穿刺时尽量避开肘窝，应以透明敷料固定体外导管，也可使用固定翼加强导管固定；更换敷料时，自下而上去除敷料，避免将导管带出体外。

2. 处理措施　根据脱落导管的类别采取相应的措施，查找原因，做好记录和交接班，

防止再次脱管。按护理不良事件处理与报告制度进行上报。

（1）伤口引流管脱落：立即报告医师，将脱出的引流管交医师查看是否完整，如有管道断裂在体内，则须进一步处理；观察伤口渗出情况，需要再次置管时，协助医师做好相关准备。

（2）胸腔闭式引流管脱落：引流管与引流瓶连接处脱落或引流瓶损坏，立即夹闭引流管并更换引流装置；引流管从胸腔滑脱，立即用手捏闭伤口处皮肤，通知医师并协助处理。

（3）T型管脱落：立即报告医师，密切观察腹痛情况，告知患者暂禁食禁饮，必要时协助医师重新插管。

（4）胃管脱落：观察患者有无窒息的表现，是否腹胀；如病情需要，遵医嘱重新置管。

（5）导尿管脱落：观察患者有无尿道损伤征象，是否存在尿急、尿痛、血尿等现象；评估患者膀胱充盈度、是否能自行排尿，必要时遵医嘱重新置管。

（6）气管导管脱落：对气管切开患者立即用止血钳撑开气管切开切口，确保气道通畅，同时报告医师，给予紧急处理。如发现气管内插管患者脱管，立即拔出气管插管，改面罩球囊通气或吸氧，必要请麻醉科进行气管内插管。

（7）PICC/深静脉置管脱落：

1）导管部分脱出：观察导管脱出的长度，用无菌注射器抽回血，如果无回血，报告医师，遵医嘱用肝素钠液或尿激酶通管，如导管不通畅则拔管；如果有回血，用生理盐水冲管保持通畅，重新固定，严禁将脱出的导管回送，必要时行X线片确定导管尖端位置。

2）导管完全脱出：测量导管的长度，观察导管有无损伤或断裂；评估穿刺部位是否有血肿及渗血，用无菌棉签压迫穿刺部位，直到完全止血；消毒穿刺点，用无菌敷贴覆盖；评估渗出液的性状、量；根据需要重新置管。

3）导管断裂：如为体外部分断裂，可修复导管或拔管；如为体内部分断裂，应立即报告医师并用止血带扎于上臂；如导管尖端已漂移至心室，应制动患者，协助医师在X线透视下确定导管位置，以介入手术取出导管。

（8）自控镇痛泵（patients controlled analgesia，PCA）导管脱落：立即检查导管末端是否完整，报告医师及麻醉师进行处理，密切观察病情及生命体征变化。

3.处理程序

发生脱管 → 应急处理并报告医师 → 协助医师处理，必要时重新置管 → 密切观察病情变化 → 查找原因 → 做好记录及交接班 → 防止再次脱管

§6.6 跌倒/坠床防范与应急处理

1.防范措施

（1）定期检查病房设施，保持设施完好，杜绝安全隐患。

（2）病房环境光线充足，地面平坦干燥，特殊情况时设防滑警示牌。

（3）对住院患者进行动态评估，识别跌倒高危患者并予以重点防范。做好相关健康教育，增强患者及家属的防范意识。

（4）服用镇静、安眠药的患者未完全清醒时，不要下床活动；服用降糖、降压等药物的患者，应注意观察用药后的反应，预防跌倒。

（5）对长期卧床、手术后、骨折、截肢等患者初次下床行走时，应有人守护，防止因体位性低血压或体质虚弱而致跌倒，并告知拐杖等助行器的使用方法。

（6）对于躁动不安、意识不清、年老体弱、婴幼儿以及运动障碍等易发生坠床的患者，应置护栏等保护装置，并对照顾者给予相关指导。

2. 处理措施

（1）当患者突然跌倒/坠床时，护士立即赶到患者身边，同时立即报告医师，协助评估患者意识、受伤部位与伤情、全身状况等，并初步判断跌伤原因和认定伤情。

（2）疑有骨折或肌肉、韧带损伤的患者，根据受伤的部位和伤情采取相应的搬运方法，协助医师对患者进行处理。必要时遵医嘱行 X 线检查及其他治疗。

（3）患者头部跌伤，出现意识障碍等严重情况时，遵医嘱迅速采取相应的急救措施，严密观察病情变化。

（4）受伤程度较轻者，嘱其卧床休息，安慰患者，酌情进行检查和治疗。

（5）对于皮肤出现瘀斑者进行局部冷敷；皮肤擦伤渗血者用聚维酮碘清洗伤口后，以无菌敷料包扎；出血较多者先用无菌敷料压迫止血，再由医师酌情进行伤口清创缝合，遵医嘱注射破伤风抗毒素等。

（6）孕妇发生跌倒/坠床，应观察和记录胎心、有无阴道流血、流水和宫缩等，早期发现流产、早产、胎膜早破、胎盘早剥等先兆。

（7）了解患者跌倒/坠床时的情形，分析跌倒/坠床的原因，加强巡视，向患者及家属做好健康教育，提高防范意识。

（8）准确、及时书写护理记录，做好交班。

（9）按护理不良事件处理与报告制度进行上报，及时组织讨论、分析，进行整改。

3. 处理程序

患者跌倒/坠床 → 护士立即赶到现场，同时报告医师 → 进行必要检查，伤情认定 → 对症处理

严密观察病情变化并记录 → 做好交班 → 强化健康教育 → 报告不良事件 → 组织讨论、分析、整改

§6.7　压力性损伤防范与处理

1. 防范措施

（1）对高危患者进行压力性损伤危险因素评估，采取针对性的预防措施。

（2）保持床单位清洁、干燥、平整。对大小便失禁患者注意肛周及会阴部皮肤护理。

（3）对长期卧床者，定时更换体位，避免皮肤长时间受压。

（4）病情不允许翻身的患者，可用体压分散床垫，骨隆突处或受压部位可使用减压敷料等缓解局部压力。

（5）加强营养，增强机体抵抗力。

2. 处理措施　避免或减少导致压力性损伤的因素，根据压力性损伤的程度采取相应的措施：

（1）第1期：皮肤完整、发红。

临床表现：局部皮肤出现指压不褪色的红斑。

处理措施：避免继续受压，增加翻身次数，减少局部刺激。禁止按摩，避免摩擦。可局部使用减压敷料或液体敷料等。

（2）第2期：表皮或真皮受损，但尚未穿透真皮层。

临床表现：疼痛、粉红色伤口床，无腐肉；完整的水疱或破裂的血清性水疱。

处理措施：①避免局部继续受压，定时更换体位，使用气垫床；②妥善处理创面，有条件者可使用水胶体敷料，且应预防感染；③促进上皮组织修复，有条件者可使用表皮生长因子。

（3）第3期：表皮或真皮全部受损，穿入皮下组织，但尚未穿透筋膜及肌肉层。

临床表现：有不规则的深凹，伤口基底部与伤口边缘连接处可能有潜行、深洞，可有坏死组织及渗液，但伤口基部基本无痛感。

处理措施：根据创面情况进行换药，保持局部清洁，必要时清创。可使用水凝胶、水胶体、泡沫类或银离子等新型敷料，促进伤口湿性愈合。

（4）第4期：全皮层损害，涉及筋膜、肌肉、骨。

临床表现：肌肉或骨暴露，可有坏死组织（腐肉或焦痂）、潜行、瘘管，渗出液较多。

处理措施：清创，去除坏死组织；促进肉芽生长，必要时手术治疗。

（5）不可分期：全皮层和组织缺失。

临床表现：溃疡底部有腐肉覆盖（黄色、黄褐色、灰色、绿色或褐色），或伤口有焦痂（炭色、褐色或黑色），一旦腐肉和坏死组织去除后，将会呈现3期或4期。

处理措施：清除焦痂和腐肉，保护和促进肉芽组织生长。

（6）深部组织损伤：局部皮肤完整，持续的指压不变白，呈深红色、栗色或紫色，或有瘀伤，或充血性水疱；受损区域的软组织可能有疼痛、硬块、有黏糊状的渗出、潮湿、发热或冰冷。

处理措施：保护皮肤，观察发展趋势；完全减压（水胶体或泡沫敷料）；皮肤完整时减少摩擦，禁止按摩；伤口处理（水疱按2期处理，恶化按3～4期处理）。

3. 处理程序

压力性损伤风险评估 → 采取防范措施 → 根据分期进行处理 → 做好记录及交接班 → 上报护理部

§6.8 烫伤防范与应急处理

1. 防范措施

（1）设立醒目的标识（如热水、开水、微波炉等）。

（2）及时、准确评估患者情况，对相关患者及家属进行预防烫伤的健康教育，强化对儿童和老人的安全宣教。

（3）保暖引起的烫伤：教会患者和家属正确使用保暖用具。如：使用热水袋时用布套或厚毛巾包裹，不直接接触皮肤，经常查看热水袋的位置及是否漏水；热水袋温度成人不超过 60 ℃，婴幼儿、老年人、术后麻醉未醒、感觉迟钝、末梢循环不良、昏迷等患者不超过 50 ℃。

（4）新生儿烫伤：严禁直接使用热水袋为新生儿复温；新生儿沐浴时必须经过两次试温；严禁戴手套为新生儿沐浴，因消毒隔离需要必须戴手套操作时，只能选择盆浴，并测好水温后方可进行操作。

（5）电器烧伤：安全使用各类医疗电器，防止因局部潮湿（汗水、血液等）导致电烧伤。使用温疗仪时，护士应熟练掌握使用方法，密切监测温度的变化，观察治疗部位的局部情况，告知患者和家属不随意调节仪器。

（6）指导患者和家属正确使用生活设施：调节水温时，先开冷水开关，再开热水开关；使用完毕，先关热水开关，再关冷水开关。热水瓶放置在固定且不易触碰的地方。

2. 处理措施

（1）脱离热源，采取冷疗法。立即用洁净冷水或冰水冲洗，浸泡或冷敷烫伤部位30～60分钟，终止热力对组织的继续损害，有效减轻损伤程度和疼痛。

（2）报告医师和护士长，根据烫伤程度、面积大小给予适当处理。

1）Ⅰ度烫伤：属于表皮烫伤，皮肤发红、干燥、灼痛、无水疱。

处理措施：冷敷，可用水胶体敷料（如透明贴）或湿润烧伤膏等。

2）Ⅱ度烫伤：浅Ⅱ度烫伤伤及表皮和真皮浅层，产生水疱，创面红润、疼痛加剧，色素沉着。深Ⅱ度烫伤：伤及表皮下方的真皮层，伴或不伴有水疱，创面红白相间，痛觉迟钝。

处理措施：正确处理水疱，避免小水疱破损，大水疱可在无菌操作下低位刺破放出水疱液；已破的水疱或污染较重者，应彻底消毒、清洗创面，外敷水胶体敷料或湿润烧伤膏。

3）Ⅲ度烫伤：烫伤直达皮下组织，皮肤有发硬、发白、焦黄或发黑的现象，虽然疼痛感并不明显，但却是非常严重的烫伤。

处理措施：立即请烧伤科医师会诊，进行清创处理、指导治疗。

（3）查找原因，采取针对性整改措施，安慰患者并进行健康教育，防止类似事件的再次发生。

3. 处理程序

发生烫伤 → 立即脱离热源 → 正确处理创面 → 遵医嘱用药 → 寻找原因 → 上报护理部 → 及时整改

§6.9 窒息防范与应急处理

1. 防范措施

（1）评估窒息的高危因素：意识障碍，吞咽、咳嗽反射障碍，呕吐物不能有效排出，鼻饲管脱出或食物反流，头颈部手术，气管内插管或气管切开，小儿、年老、体弱及进食过快者等。建议使用窒息噎食风险因子评估表进行评估。

（2）对相关患者及家属进行健康教育

1）指导患儿家属避免使用容易引起窒息的玩具和食物。

2）患者呕吐时，应弯腰低头或头偏于一侧，及时清理呕吐物。

3）根据患者病情选择合适的进食方式。进食时取半坐位，进食速度宜慢，进食过程中避免谈笑、责骂、哭泣等情绪波动。

（3）对高危患者采取相应措施：

1）床旁备抽吸等急救装置，头颈部手术患者床旁备气管切开包。

2）对意识、吞咽障碍等患者，应协助喂食或遵医嘱鼻饲流质，注意妥善固定管道，防止其移位、脱出。

3）不能自行排痰的患者，如需气道吸引者，宜在进食前30分钟执行，进食2小时内不宜进行吸引。

2. 处理措施

（1）患者发生窒息时，护士应立即采取解除窒息的措施，同时迅速呼叫医师，查找窒息的原因。

（2）针对导致窒息的原因采取相应的抢救措施。

1）误吸：意识尚清醒的患者可采用立位或坐位，使用海姆立克法，如果无效，隔几秒后，可重复操作1次。昏迷倒地的患者采用仰卧位，抢救者骑跨在患者髋部，按上法冲击脐上部位。

2）幼儿喉部异物：对于幼儿喉部异物处理应首先确认是否为喉部异物（吞入异物的患儿最初表现为咽部或食管明显的梗阻感，吞咽疼痛，流涎、进食困难、呕吐、拒乳等）；确认误吸者，应立即行拍背法、海姆立克法，如异物仍不能排出，则紧急行食管镜或外科手术取出。

3）咯血导致的窒息：应立即有效解除呼吸道阻塞，清除气道内的血块，保持气道畅通。若发现咯血过程中咯血突然减少或停止，患者出现烦躁、表情恐惧、发绀等窒息先兆时，应立即用吸引器吸出咽喉及支气管血块。

4）头颈部手术或气管切开术后窒息：应迅速报告医师，协助医师进行紧急处理。

175

（3）保持呼吸道通畅。因痰液堵塞导致呼吸困难者，应立即吸痰，必要时纤维支气管镜吸引或行气管内插管、气管切开术或呼吸机辅助呼吸。

（4）严密监测患者病情变化，出现意识丧失、呼吸心跳停止时，立即进行心肺复苏。

（5）做好记录并详细交接班。

3. 处理程序

发生窒息 → 立即清理呼吸道，保持气道畅通，吸氧，同时报告医师 → 进行对症处理 → 监测病情
→ 护理记录 → 交接病情 → 上报护理部或医务部

§6.10　患者自杀防范与应急处理

1. 防范措施

（1）加强巡视，了解患者心理状况，对有自杀倾向的患者给予心理疏导并及时报告医师和护士长，进行重点交接班。

（2）及时与家属沟通，密切观察患者心理状态、情绪变化，与家属共同做好患者心理护理，尽量减少不良刺激。告知家属需 24 小时陪护，不得离开患者。

（3）检查患者护理单元内环境、用物，清除不安全的器具和药品，必要时对患者给予针对性约束。

2. 处理措施

（1）发现患者自杀，立即判断患者相关情况，就地抢救；同时立即报告护士长、科主任、值班医师等。

（2）保护现场，清理无关人员，减少不良影响。保存自杀用具，协助公安部门调查取证。

（3）对死亡者做好尸体料理。无家属在场时，需两名医务人员共同清理患者遗物并签名，暂由护士长保存。

（4）做好家属的联络和安抚工作。

（5）观察其他患者动态，保证病房工作正常进行。

（6）做好相关护理记录。

3. 处理程序

患者自杀 → 就地抢救、逐级上报 → 协助取证 → 清理死亡患者遗物 → 安抚家属 → 做好记录 →
维持病室正常秩序 → 上报护理部

§6.11　患者走失防范与应急处理

1. 防范措施

（1）做好入院告知：对新入院患者及家属详细介绍入院须知。特殊情况离院外出在征得主管医师和护士长同意，患者及监护人签字后方可离开。

（2）评估患者病情、既往史，有无走失风险，及时做好心理疏导。

（3）对于评估属于走失高危的患者，在安置床位时尽量靠近护士站，床头挂警示标识，及时与家属沟通，要求家属24小时陪伴，开具"陪护"医嘱；加强巡视，列为重点交接班对象。患者宜携带个人信息卡，注明科室、患者姓名、诊断、联系人电话号码等。建议有条件者佩戴防走失腕带或信息提示卡。

2. 处理措施

（1）发现患者走失，及时寻找。了解患者走失前状况、有无异常表现，查看患者物件（留言、信件等），寻找有帮助价值的线索。

（2）确认患者走失时，立即报告医师、护士长及保卫部（晚夜班报告总值班）等，与家属尽快联系，共同寻找。

（3）分析患者走失的原因，进行相关处理。

3. 处理程序

患者走失 → 了解情况，联系家属 → 确认走失 → 报告备案 → 共同寻找 → 分析走失原因 →

进行相关处理 → 上报护理部

§6.12　针刺伤（锐器伤）防范与应急处理

1. 防范措施

（1）加强职业安全防护培训，纠正不安全注射行为。尤其对新上岗人员强化经血液传播疾病知识、防护用物（如手套等）的应用、医疗锐器的处理、锐器刺伤后的处理措施等培训，提高工作人员的自我防护意识。

（2）改善工作环境，提供足量、有效的防护用品。

（3）建立医院职业暴露报告系统。医护人员在发生血液体液暴露（锐器伤及黏膜暴露）时要向有关部门报告，填写"工作人员血液体液职业暴露登记表"，以便及时采取有效措施，减少发生医院感染的危险性。

2. 处理措施

（1）紧急处理：不慎被尖锐物体划伤或刺破时，用流动水和（或）肥皂液冲洗伤口，从伤口近心端向远心端轻轻挤压，避免挤压伤口局部，尽可能挤出损伤处血液，同时用

0.5％聚维酮碘或75％乙醇对伤口局部进行消毒处理。污染眼部、鼻腔等黏膜时，应用大量流动水/生理盐水/冲眼器反复对黏膜进行冲洗。

（2）进一步处理：就诊，确定暴露源级别，按处理预案及时进行有关处理，包括指导预防性用药、起始检测和追踪检测。

（3）预防性用药：

1）乙型病毒性肝炎暴露者，非乙型肝炎病毒感染者，无 HBsAb、HBsAb<10 mIU/mL 或 HBsAb 水平不详者。需要紧急预防性注射乙型肝炎免疫球蛋白，按照0、1个月、6个月全程接种乙肝疫苗。如果 HBsAb 阳性（>10 mIU/mL），无须特殊处理。如果乙型肝炎病毒感染者（HBsAg 阳性），与本次暴露无关，按照乙型肝炎病毒感染者处理。

2）丙型病毒性肝炎暴露者，非丙型肝炎病毒感染（抗-HCV 阴性），无预防性药物，定期复查。如果是丙型肝炎病毒感染，与本次暴露无关，按照丙型肝炎病毒感染者处理。

3）梅毒暴露者，非梅毒感染者，预防性注射苄星青霉素，如果青霉素过敏，可选多西环素或头孢曲松。如果是梅毒感染者，与本次暴露无关，按照梅毒感染者处理。

4）艾滋病暴露者，如果 HIV 阴性，尽可能在 2 小时内进行预防性用药，最好在 24 小时内，但不超过 72 小时，连续服药 28 日。如果 HIV 阳性，与本次暴露无关，按照 HIV 感染者处理。

（4）追踪随访（表6-1）：

表6-1　　　　　　　　　针刺伤（锐器伤）追踪随访时间

暴露病种	检查项目	建议复查时间					
		即刻（24小时内）	2周	4周	8周	12周	24周
乙型病毒性肝炎	乙肝全套、HBV DNA（必要时）	√		√		√	√
丙型病毒性肝炎	HCV 抗体、HCV RNA	HCV 抗体、HCV RNA	HCV RNA	HCV RNA		HCV RNA	HCV RNA
梅毒	梅毒螺旋体抗体	√		√		√	
艾滋病	HIV 抗体	√		√	√		√
暴露源不明	输血前四项	√		√	√	√	√

注：HBV DNA—乙型肝炎病毒的脱氧核糖核酸；HCV—丙型肝炎病毒；HCV RNA—丙型肝炎病毒的核糖核酸；HIV—人类免疫缺陷病毒。

（5）做好护理人员的心理护理。

3. 处理程序

立即冲洗、消毒处理伤口 → 暴露程度评估 → 针对暴露源进行实验检查和预防用药 → 登记、上报 → 追踪随访

§7

医院感染预防与控制

在医院感染预防与控制分级管理组织体系中，护理管理是重要的组成部分之一。本章着重对临床护理工作中与控制医院感染密切相关的要求、规定、措施进行归纳，以指导临床护理人员将预防与控制医院感染落实到护理工作的每个环节。

§7.1 护理管理体系中的医院感染预防与控制

一、组织架构

医院感染管理实行医院感染管理委员会→医院感染管理部门→科室医院感染管理小组三级管理模式。

1. 医院感染管理委员会 由医院感染管理部门、医务部、护理部、临床科室、消毒供应中心/室、手术室、临床检验部门、药事管理部门、设备管理部门、后勤管理部门及其他有关部门的主要负责人组成，主任委员由医院院长或者主管医疗工作的副院长担任。

2. 护理部感染预防与控制管理小组 由护理部副主任或指定专人任组长，科护士长、重点科室护士长、科室兼职感控护士任组员，在护理部质量管理委员会的领导和医院感染管理部门的业务指导下，负责护理工作中医院感染预防与控制质量管理，定期或者不定期地对全院进行督导，对检查结果进行分析反馈，持续改进质量。

3. 科室感染管理小组 由科主任、护士长、科室兼职感控医师和感控护士组成。在医院感染管理部门和护理部医院感染预防与控制质量小组的指导下，对本科室的感染预防与控制工作质量进行监控。对检查结果及时进行分析、反馈，持续改进质量。

二、护理部门的医院感染管理职责

1. 在医院感染管理委员会的领导和医院感染管理部门的业务指导下，护理部成立医院感染预防与控制管理护理小组，对护理工作中的医院感染预防与控制进行全面质量控制。

2. 落实医院感染预防与控制的规章制度和工作规范，严格执行有关技术操作规程和工作标准，有效预防和控制医院感染。

3. 负责对护理人员进行预防和控制医院感染的培训工作。护理人员应当掌握与本职工作相关的医院感染预防与控制知识与技能，并指导工勤人员在工作中有效落实。

4. 督促落实护理人员手卫生、无菌操作技术、职业安全防护、诊疗环境的清洁和消毒等，对医院感染相关危险因素及时进行干预和管理。

5. 对医院感染管理的重点部门如手术部（室）、消毒供应中心（室）、新生儿科、产房、血液净化中心、重症医学科、器官移植科、感染性疾病科、内镜中心/室等、重点环节、重点流程进行重点监控；配合医院感染管理部门实施目标性监测（如手卫生、器械相关感染、多重耐药菌感染等）。

6. 监督指导护理人员落实医院感染预防与控制制度、措施，及时发现问题，分析原因，提出整改措施并指导实施。

7. 遵守《医疗卫生机构医疗废物管理办法》，确保医疗废物安全管理。

8. 按照《中华人民共和国传染病防治法》有关规定，做好消毒隔离工作。

9. 配合医院感染管理部门对发生医院感染暴发及出现不明原因传染性疾病或者特殊病原体感染病例等事件进行调查并落实应急预案。

三、科室医院监督管理小组职责

1. 各科室/护理单元成立医院感染预防与控制小组。

2. 在医院感染管理委员会领导和护理部门的医院感染管理小组指导下，落实感染控制有关培训，感控有关举措，定期分析、总结感染预防控制效果，发现问题，并进行持续质量改进。

四、科室兼职感控护士职责

1. 在医院感染管理部门的指导和科主任、护士长的领导下，负责科室医院感染控制的管理工作。

2. 负责监管本科室消毒隔离工作，督导本科室工作人员落实医院感染预防与控制制度及规范，严格执行医院隔离技术规范，做好相关记录，发现问题及时反馈，有整改措施及效果评价。

3. 配合医院感染控制中心做好目标性监测等工作。

4. 发现医院感染病例和医院感染（含疑似），暴发、流行时（如不明原因肺炎、手术部位感染、红眼病、新生儿腹泻、多重耐药菌感染等），及时报告科主任、护士长、医院感染管理部门。协助医院感染管理专职人员做好流行病学调查，采集环境卫生学标本，分析感染源及传播途径。针对导致医院感染的危险因素，实施预防与控制措施。

5. 负责组织本科室护理人员、护理员、工勤人员等进行医院感染预防与控制相关知识的培训，督促做好陪人、探视人员的卫生管理及宣教工作。

6. 负责指导本科室护理人员正确实施职业暴露防护措施，督促职业暴露伤害事件及时上报。

7. 做好科室医疗废物分类、收集和院内转运工作。

8. 监督检查消毒药械及一次性医疗用品使用、保存及用后处置情况。

§7.2　医院感染预防与控制措施

消毒隔离是预防和控制医院感染的重要措施，医院所有的医疗用品器械等在使用前，均应达到相应的消毒灭菌要求，同时对传染病、耐药菌感染及特殊感染患者采取相应的隔离措施，防止医院感染。

一、医疗机构的清洁与消毒

应按《医院空气净化管理规范》（WS/T 368—2012）和《医疗机构环境表面清洁与消毒管理规范》（WS/T 512—2016）等要求执行。

1. 室内空气的清洁与消毒　保持环境卫生，加强病房的通风，保持室内空气与室外空气的有效交换。自然通风不良或不能开窗时（沙尘天气），可安装排风扇或启用其他协助通风改善室内空气对流的方式。相关室内空气洁净度的标准按《医院消毒卫生标准》环境空气洁净度的要求执行。洁净的区域建议采用正压通气；负压通气适宜于特殊污染区，如通过空气、飞沫传播的感染患者的房间；而手术部（室）则可采用空气净化系统净化空气。

（1）医院不同区域空气清洁与消毒要求：

1）Ⅰ类环境空气消毒：采用空气洁净技术的区域，分洁净手术部和其他洁净场所。无须再用其他方法进行空气消毒。

2）Ⅱ类环境空气消毒：Ⅱ类环境为非洁净手术部（室）；产房；导管室；血液病病区、烧伤病区等保护性隔离病区；重症监护病房；新生儿室等。有人状态下，有空气净化系统的区域可采用空气洁净技术或集中空调通风系统，无空气净化系统区域的可采用循环风紫外线空气消毒器或静电吸附式空气消毒器进行消毒；无人状态下，可采用紫外线照射或是化学方法、熏蒸方法进行空气消毒。

3）Ⅲ类环境空气消毒：为母婴同室；消毒供应中心的检查包装灭菌区和无菌物品存放区；血液透析中心（室）；其他普通住院病区等。选用Ⅱ类环境空气消毒方法或采用自然通风换气的方式。

4）Ⅳ类环境空气消毒：为普通门（急）诊及其检查、治疗（注射、换药等）室；感染性疾病科门诊和病区。选用Ⅱ类环境空气消毒方法或采用自然通风换气的方式。

（2）空气消毒方法及要求（表7-1）：空气消毒器按产品说明书安装、使用并设置工作时间。专业技术人员应定期对空气净化设施进行定期维护，保持清洁，尤其是过滤网的清洁。化学消毒剂不宜作为常规的空气消毒方法。

表7-1　　　　　　　　　　　　　空气消毒方法及要求

适用范围	消毒方法	消毒要求	备　　注
室内有人时	循环风紫外线空气消毒器消毒	应遵循卫生许可批准的产品使用说明，在规定的空间内正确安装使用	1. 消毒时关闭门窗 2. 进风口、出风口不应有物品覆盖或遮挡 3. 消毒器的检修与维护应遵循产品使用说明书 4. 消毒器应取得卫生行政部门消毒产品卫生许可批件 5. 用湿布清洁机器时应先切断电源
	静电吸附式空气消毒器消毒	应遵循卫生许可批准的产品使用说明，在规定的空间内正确安装使用	1. 消毒时关闭门窗 2. 进风口、出风口不应有物品覆盖或遮挡 3. 消毒器的循环风量（m³/h）高于房间体积的8倍以上 4. 消毒器的检修与维护应遵循产品使用说明书 5. 消毒器应取得卫生行政部门消毒产品卫生许可批件
	动态臭氧空气消毒机消毒	应遵循卫生许可批准的产品使用说明	1. 消毒器的检修与维护应遵循产品使用说明书 2. 消毒器应取得卫生行政部门消毒产品卫生许可批件

适用范围	消毒方法	消毒要求	备 注
室内无人时	臭氧空气消毒	每日1～2次，要求达到臭氧浓度≥20 mg/m³。消毒时间≥30分钟	消毒后应开窗通风≥30分钟，人员方可进入
	紫外线空气消毒	每日1～2次，每次60分钟，按1 m³空间装紫外线灯管瓦数≥1.5 W计算出装灯功率	1. 兼顾物体表面消毒和空气消毒的双重作用，取适的安装高度。空气消毒，则可距地面1.5～2 m安装，也可采用活动式紫外线灯照射 2. 应定期进行紫外线灯管强度监测，新灯管（30 W）的照射强度不得低于90～100 μW/cm²，使用中的紫外线灯管照射强度不得低于70 μW/cm²，灯管累计使用时间不超过1 000小时（能否继续使用以强度监测为准） 3. 紫外线灯管每周用75％～80％（体积比）乙醇棉球擦拭1次，发现灯管表面有灰尘、油污时，应及时擦拭
	超低容量喷雾法	1. 采用3％过氧化氢、5 000 mg/L过氧乙酸、500 mg二氧化氯等消毒液，按照20～30 mL/m³的用量加入电动超低容量喷雾器中，接通电源，即可进行喷雾消毒 2. 作用时间 过氧化氢、二氧化氯为30～60分钟，过氧乙酸1小时，消毒完毕，打开门窗彻底通风	1. 喷雾时消毒人员应做好个人防护，佩戴防护手套、口罩，必要时戴防毒面具，穿防护服 2. 消毒前关好门窗，喷雾时按先上后下、先左后右、先里后外、先表面后空间，循序渐进的顺序依次均匀喷雾。喷雾前应将室内易腐蚀的仪器设备，如监护仪、显示器等物品盖好 3. 此消毒方法不作为常规的空气消毒方法 4. 其他空气消毒剂按说明书使用
	熏蒸方法	1. 采用0.5％～1.0％（5 000～10 000 mg/L）过氧乙酸溶液（1 g/m³）或二氧化氯（10～20 mg/m³），加热蒸发或加激活剂；或采用臭氧（20 mg/m³）熏蒸消毒 2. 消毒剂用量、消毒时间、操作方法和注意事项应遵循产品说明	1. 消毒前应关闭门窗，消毒完毕，打开门窗彻底通风 2. 消毒时房间的温度和湿度应适宜 3. 盛放消毒液的容器应耐腐蚀，大小适宜 4. 此消毒方法不作为常规的空气消毒方法

2. 环境表面的清洁与消毒

（1）基本原则：

1）应遵循先清洁再消毒的原则，采取湿式卫生的清洁方式。

2）根据风险等级和清洁等级要求制订标准化操作规程，内容应包括清洁与消毒的工作流程、作业时间和频率、使用的清洁剂与消毒剂名称、配制浓度等。

3）应根据环境表面和污染程度选择适宜的清洁剂。有明确病原体污染的环境表面，应根据病原体抗力选择有效的消毒剂，消毒剂的选择参考《医疗机构消毒技术规范》（WS/T 367—2012）执行。消毒产品的使用按照其使用说明书执行。无明显污染时可采用消毒湿巾进行清洁与消毒。

4）清洁病房或诊疗区域时，应有序进行，由上而下，由里到外，由轻度污染到重度污染；有多名患者共同居住的病房，应遵循清洁单元化操作。

5）实施清洁与消毒时应做好个人防护，不同区域环境清洁人员个人防护应符合相关规定。工作结束时应做好手卫生与人员卫生处理，手卫生应执行《医务人员手卫生规范》（WS/T 313—2019）的要求。

6）对高频接触、易污染、难清洁与消毒的表面，可采取屏障保护措施，用于屏障保护的覆盖物（如塑料薄膜、铝箔等）实行一用一更换。

7）清洁工具应分区使用，实行颜色标记。宜使用微细纤维材料的擦拭布巾和地巾。不应将使用后或污染的擦拭布巾或地巾重复浸泡在清洁用水、使用中的清洁剂和消毒剂内。

8）对精密仪器设备表面进行清洁与消毒时，应参考仪器设备说明书，关注清洁剂与消毒剂的兼容性，选择适合的清洁与消毒产品。

9）在诊疗过程中发生患者体液、血液等污染时，应随时进行污点清洁与消毒。

10）环境表面不宜采用高水平消毒剂进行日常消毒。使用中的新生儿床和暖箱内表面，日常清洁应以清水为主，不应使用任何消毒剂。

（2）管理要求：医疗机构应将所有部门与科室按风险等级进行划分。①低度风险区域：指基本没有患者或患者只作短暂停留的区域，如行政管理部门、图书馆、会议室、病案室等。②中度风险区域：有普通患者居住，患者体液、血液、排泄物、分泌物对环境表面存在潜在污染可能性的区域，如普通住院病房、门诊科室、功能检查室等。③高度风险区域：有感染或定植患者居住的区域以及对高度易感患者采取保护性隔离措施的区域，如感染性疾病科、手术室、产房、重症监护护理单元、移植病房、烧伤病房、早产儿室等。

不同风险区域应实施不同等级的环境清洁与消毒管理要求见表7-2，其中护理单元内清洁卫生的基本要求见表7-3。

表7-2　　　　　　　　　　　不同风险区域环境清洁与消毒管理要求

风险等级	环境清洁等级分类	方式	频率/(次/d)	标准
低度风险区域	清洁级	湿式卫生	1～2	要求达到区域内环境干净、干燥、无尘、无污垢、无碎屑、无异味等
中度风险区域	卫生级	湿式卫生，可采用清洁剂辅助清洁	2	要求达到区域内环境表面菌落总数≤10 CFU/cm²，或自然菌减少1个对数值以上
高度风险区域	消毒级	湿式卫生，可采用清洁剂辅助清洁	≥2	要求达到区域内环境表面菌落总数符合《医院消毒卫生标准》（GB 15982—2012）要求
		高频接触的环境表面，实施中、低水平消毒	≥2	

表 7-3 护理单元内清洁卫生基本要求

区 域		要 求
病房	内墙	每个月抹洗 1 次,患者出院床单位周围墙面彻底抹拭,无蜘蛛网
	地面	每日 5 扫(上午:上班前、下班前;下午:上班后、下班前;晚班:熄灯前),2 拖(晨、晚间护理后),每月刷洗 1 次,保持清洁干燥,无污迹,垃圾篓及时倾倒
	床头柜,凳	每日抹柜面、凳 1 次,保持清洁,无污迹;患者出院后彻底抹洗
	门,窗台	每日抹 1 次,清洁,无污迹
走道	墙面	每个月打扫 1 次(可湿抹处每月抹洗 1~2 次),现本色,无污迹,无蜘蛛网
	地面	每日 6 扫(上午:上班前、晨间护理后、下班前;下午:上班后、下班前;晚班:熄灯前),4 拖(早餐后、上午下班前、下午上班后、晚餐后),每周刷洗 1 次,保持清洁干燥,无污迹
配餐室	地面	每周刷洗 1 次
	水池	每日刷洗 1 次,清洗 3 次,无污迹,无饭渣
	餐具,餐桌,餐车	餐具餐后清洗消毒,餐桌、餐车每日刷洗 1 次,无油迹
	潲水桶	每日倾倒及清洗 2 次,清洁,无臭,无溢出
治疗室换药室	地面,地角	每日 3 拖(早、中、晚班各 1 次),每周刷洗 1 次,保持干燥,无污迹
	治疗桌(台)	操作前后用消毒液抹洗桌(台)面,随时保持清洁干燥
	治疗车(盘)药车	使用前后湿抹,每班使用完毕及时做好终末料理,无灰尘、无污迹
	玻璃,墙角	每周彻底打扫 1 次,无污迹,无蜘蛛网;窗台每班抹 1 次
办公室	柜内抽屉内	每日清理 1 次,每周清洁 1 次,整洁有序
	地面	每日 2 拖,每周刷洗 1 次,保持干燥,无污迹
	墙壁	每半个月抹洗 1 次,无污迹
	办公桌病历柜(架)	每班整理 1 次、抹拭 1 次,病历柜每周抹拭 1 次
库房		每周大清理 1 次,清洁无尘,整齐
值班室		每日 1 扫 1 拖,整洁有序;每周大清扫
卫生间	地面,便池	每日清扫,拖地 2 次;便池用后冲洗并保持清洁,无污垢;每周大清扫
	便器架	每日冲洗 3 次,每周彻底刷洗 1 次,无垃圾、无污垢、无臭味、干燥
	便器	专人专用,随时倾倒、清洗,每周刷洗、消毒 1 次,腹泻患者一用一消毒,无污垢,无臭,干燥;传染病患者呕吐物、排泄物、分泌物和其他体液(如痰液、血液等)先进行预处理再倒入粪池(无化粪池的医院),具体是:液体加 1/5 量的干漂白粉搅拌后加盖作用 2 小时,固体加 2 倍量的 10%~20%漂白粉乳液搅匀后加盖作用 2 小时

区　域		要　　求
其他	垃圾桶	每班倾倒、清洗，确保清洁、无臭；每周消毒1次
	玻璃窗	每半个月抹1次，透明，无污迹
	天花板	每个月打扫1次，无灰尘，无蜘蛛网
	墙壁	每个月抹拭1次
	空调过滤网	每个月清洗1～2次
	冰箱	每周清洁、除霜1次，整洁有序

（3）常用消毒方法：见表7－4。

表7－4　　　　　　　　　　　　　环境表面常用消毒方法

消毒产品	使用浓度（有效成分）	作用时间	使用方法	适用范围	注意事项
含氯消毒剂	400～700 mg/L	>10分钟	擦拭、拖地	细菌繁殖体、结核分枝杆菌、真菌、亲脂类病毒	对人体有刺激作用，对金属有腐蚀作用，对织物、皮草类有漂白作用，有机物污染对其杀菌效果影响很大
	2 000～5 000 mg/L	>30分钟	擦拭、拖地	所有细菌（含芽孢）、真菌、病毒	
二氧化氯	100～250 mg/L	30分钟	擦拭、拖地	细菌繁殖体、结核分枝杆菌、真菌、亲脂类病毒	对金属有腐蚀作用，有机物污染对其杀菌效果影响很大
	500～1 000 mg/L	30分钟	擦拭、拖地	所有细菌（含芽孢）、真菌、病毒	
过氧乙酸	1 000～2 000 mg/L	30分钟	擦拭	所有细菌（含芽孢）、真菌、病毒	对人体有刺激作用，对金属有腐蚀作用，对织物、皮草类有漂白作用
过氧化氢	3%	30分钟	擦拭	所有细菌（含芽孢）、真菌、病毒	对人体有刺激作用，对金属有腐蚀作用，对织物、皮草类有漂白作用
聚维酮碘	0.2%～0.5%	5分钟	擦拭	除芽孢外的细菌、真菌、病毒	主要用于采样瓶和部分医疗器械表面消毒，对二价金属制品有腐蚀性，不能用于硅胶导尿管消毒
醇类	70%～80%	3分钟	擦拭	细菌繁殖体、结核分枝杆菌、真菌、亲脂类病毒	易挥发、易燃，不宜大面积使用

消毒产品	使用浓度 （有效成分）	作用时间	使用方法	适用范围	注意事项
季铵盐类	1 000～2 000 mg/L	15～30 分钟	擦拭、拖地	细菌繁殖体、真菌、亲脂类病毒	不宜与阴离子表面活性剂如肥皂、洗衣粉等合用
自动化过氧化氢喷雾消毒器	按产品说明使用	按产品说明使用	喷雾	环境表面耐药菌等病原微生物的污染	有人情况下不得使用
紫外线辐照	按产品说明使用	按产品说明使用	照射	环境表面耐药菌等病原微生物的污染	有人情况下不得使用
消毒湿巾	按产品说明使用	按产品说明使用	擦拭	依据病原微生物特点选择消毒剂，按产品说明使用	日常消毒：湿巾遇污染或擦拭时无水迹应丢弃

二、常用物品消毒、灭菌方法

1. 选择原则

（1）根据物品污染后导致感染的风险高低选择相应的消毒或灭菌方法：按照斯伯尔丁分类法（E. H. Spaulding classification），根据医疗器械污染后使用所致感染的危险性大小及在不同患者使用之间的消毒或灭菌要求，将医疗器械分为高度危险性物品、中度危险性物品、低度危险性物品。不同危险程度物品的分类及消毒灭菌方法见表 7-5。

表 7-5　　　　　　　　　高、中、低度危险性物品消毒灭菌方法

分类	定义	物品或器械	消毒灭菌方法
高度危险性物品	进入人体无菌组织、器官，脉管系统，或有无菌体液从中流过的物品或接触破损皮肤、破损黏膜的物品，一旦被微生物污染，具有极高感染风险	手术器械、穿刺针、腹腔镜、活检钳、心脏导管、植入物等	灭菌法
中度危险性物品	与完整黏膜相接触，而不进入人体无菌组织、器官和血流，也不接触破损皮肤、破损黏膜的物品	胃肠道内镜、气管镜、喉镜、肛表、口表、呼吸机管道、麻醉机管道、压舌板、肛门直肠压力测量导管等	应采用达到中水平消毒以上效果的消毒方法
低度危险性物品	与完整皮肤接触而不与黏膜接触的器材	听诊器、血压计袖带等；病床围栏、床面以及床头柜、被褥；墙面、地面；痰盂（杯）和便器等	宜采用低水平消毒方法，或做清洁处理；遇有病原微生物污染时，针对所污染病原微生物的种类选择有效的消毒方法

（2）根据物品上污染微生物的种类、数量选择消毒或灭菌方法：①对受到致病菌芽孢、真菌孢子、分枝杆菌和经血传播病原体（乙型肝炎病毒、丙型肝炎病毒、艾滋病病毒等）污染的物品，应采用高水平消毒或灭菌；②对受到真菌、亲水病毒、螺旋体、支原体、衣原体等病原微生物污染的物品，应采用中水平以上的消毒方法；③对受到一般细菌和亲脂类病毒等污染的物品，应采用达到中水平或低水平的消毒方法；④杀灭被有机物保护的微生物时，应加大消毒剂的使用剂量和（或）延长消毒时间；⑤消毒物品上微生物污染特别严重时，应加大消毒剂的使用剂量和（或）延长消毒时间。

（3）根据消毒物品的性质选择消毒或灭菌方法：①耐热、耐湿的诊疗器械、器具和物品，应首选压力蒸汽灭菌；耐热的油剂类和干粉类等应采用干热灭菌；②不耐热、不耐湿的物品，宜采用低温灭菌方法如环氧乙烷灭菌、过氧化氢低温等离子体灭菌或低温甲醛蒸汽灭菌等；③物体表面消毒，宜考虑表面性质，光滑表面宜选择合适的消毒剂擦拭或紫外线消毒器近距离照射；多孔材料表面宜采用浸泡或喷雾消毒法。

2. 常用物品消毒、灭菌方法　见表 7 - 6。

表 7 - 6　　　　　　　　　　　常用物品、器械消毒灭菌方法

物品或器械	常用消毒灭菌方法	备　　注
手术器械和用品、换药器械及用具、穿刺针、透析器、内镜及附件（膀胱镜、腹腔镜等）、活检钳等；口腔科（牙科）接触患者伤口的器械和用品、血管介入导管等	灭菌法（灭菌剂或灭菌器）： 1. 压力蒸汽灭菌（首选） 2. 环氧乙烷气体灭菌（EO） 3. 过氧化氢低温等离子体灭菌 4. 2％碱性戊二醛浸泡10小时 5. 低温蒸汽甲醛灭菌 6. 钴 - 60 灭菌 7. 过氧乙酸灭菌等	
内镜（胃肠道内镜、纤维喉镜、纤维支气管镜等）	1. 浓度≥2％（碱性）戊二醛浸泡消毒　支气管镜消毒浸泡时间≥20分钟，其他内镜消毒≥10分钟；结核分枝杆菌及其他分枝杆菌等特殊感染患者使用后的内镜浸泡≥45分钟；灭菌时间≥10小时 2. 0.5％～0.6％邻苯二甲醛浸泡消毒　时间≥5分钟 3. 0.2％～0.35％（体积分数）过氧乙酸浸泡消毒　消毒时间≥5分钟，灭菌时间≥10分钟 4. 100～500 mg/L 二氧化氯浸泡消毒　时间 3～5 分钟 5. 酸性氧化电位水	
氧气湿化瓶及管道、呼吸机管路及配件，硅胶氧气面罩、简易呼吸器	1. 耐高温、耐湿的管道与引流瓶应首选湿热消毒。可采用清洗消毒机完成清洗、消毒、干燥后密封保存备用 2. 手工清洗后，用酸性氧化电位水流动冲洗或浸泡消毒 2 分钟，净水冲洗 30 秒后干燥备用；或 500 mg/L 含氯消毒剂浸泡 30 分钟后，冲洗干净，干燥备用 3. 氧气表装置采用湿式清洁或 75％乙醇擦拭消毒	1. 湿化瓶必须每日更换，湿化液应使用灭菌水或当日冷开水 2. 一次性输氧管每位患者专用，每日

189

物品或器械	常用消毒灭菌方法	备　注
氧气湿化瓶及管道，呼吸机管路及配件，硅胶氧气面罩、简易呼吸器	4. 呼吸机管道根据材质可采用压力蒸汽灭菌、环氧乙烷灭菌或低温蒸汽甲醛灭菌 5. 无条件的医院，呼吸机和麻醉机的螺纹管及配件可采用高效消毒剂如含氯消毒剂等以上的消毒剂浸泡消毒	更换或按厂家使用说明更换 3. 呼吸机外部管路及配件应一人一用一消毒或灭菌，长期使用者应每周更换，如有污染、堵塞，及时更换
血压计、听诊器及袖带	1. 血压计，听诊器、袖带应保持清洁，被污染时应及时清洁与消毒 2. 血压计、听诊器可在清洁的基础上用75%乙醇擦拭 3. 血压计袖带被污染时，可采用500~1 000 mg/L的含氯消毒剂浸泡30分钟后再清洗，晾干备用	传染病患者、多重耐药菌感染患者听诊器、袖带专用，一人一用一消毒
体温计	1. 有效碘5 000 mg/L的消毒剂浸泡30分钟 2. 75%乙醇浸泡30分钟	1. 浸泡消毒30分钟，清水冲洗擦干备用 2. 有效碘消毒液每周更换2次，75%乙醇消毒每日更换，体温计应浸没于消毒液中 3. 盛装容器每周消毒至少1次 4. 肛表与口表分容器浸泡消毒 5. 有条件者每位患者专用，每次测量后用75%乙醇棉球擦拭消毒
吸引瓶、各种引流瓶及标本容器	1. 采用清洗消毒机完成清洗、消毒干燥后，密封包装，保存备用 2. 耐高温者可采用压力蒸汽灭菌 3. 环氧乙烷灭菌	吸引瓶等一人一用一消毒，若连续使用，应每日更换
口服药杯	1. 采用清洗消毒机完成清洗、消毒、干燥后，密封包装保存备用 2. 用250~500 mg/L含氯消毒剂浸泡30分钟后，再清洗干净晾干备用	1. 药杯每周消毒1~2次 2. 患者药杯个人专用，每周更换
盛压脉带、输液贴、尼龙针的容器	压力蒸汽灭菌每周1次	
盛聚维酮碘、乙醇、戊二醛的容器	压力蒸汽灭菌每周2次	
仪器设备	1. 遵循仪器设备使用说明书清洁消毒 2. 使用中的仪器每日用消毒湿巾或75%乙醇擦拭消毒 3. 使用后的仪器设备用消毒湿巾或75%乙醇彻底擦拭消毒备用	乙醇棉球或纱布擦拭时，不能过湿，以免液体流入仪器内损坏仪器

物品或器械	常用消毒灭菌方法	备 注
餐具	1. 流通蒸汽消毒 20 分钟，温度为 100 ℃ 2. 煮沸从水沸腾时算起，不得少于 15 分钟，干燥储存，24 小时更换 3. 远红外线消毒箱，温度达到 125 ℃，维持 15 分钟 4. 自动冲洗消毒洗碗机消毒	患者餐具应个人专用，消毒处理后的餐具不得检出大肠菌群及致病菌
传染病患者餐具	1. 煮沸 15～20 分钟，然后清洗去污，再煮沸 30 分钟 2. 流通蒸汽消毒 30 分钟 3. 1 000 mg/L 有效氯消毒剂浸泡 30 分钟（消毒后清水冲洗）保存备用	患者餐具个人专用，单独处理
婴儿奶具（非一次性）	1. 婴儿奶瓶、奶嘴及盛奶容器等奶具清洗干净后，经压力蒸汽灭菌后备用 2. 奶嘴用清水清洗干净，高温或微波消毒。煮沸消毒时间从水沸腾算起不得少于 15 分钟。干燥储存，24 小时更换	1. 盛放奶瓶的容器每日必须清洁消毒 2. 保存奶制品的冰箱要每周清洁与消毒 3. 有条件者使用一次性消毒奶瓶
衣服、被褥	1. 被细菌繁殖体污染的感染性织物可使用 250～500 mg/L 的含氯消毒剂或 100～250 mg/L 的二氧化氯消毒剂或相当剂量的其他消毒剂≥10 分钟；对已明确被气性坏疽、经血传播病原体、突发不明原因传染病的病原体或分枝杆菌、细菌芽孢引起的传染病污染的感染性织物，可使用 2 000～5 000 mg/L 的含氯消毒剂或 500～1 000 mg/L 的二氧化氯消毒剂或相当剂量的其他消毒剂≥30 分钟；煮沸消毒 100 ℃，时间≥15 分钟 2. 床单位消毒机消毒 3. 压力蒸汽灭菌　参考《医院医用织物洗涤消毒技术规范》（WS/T 508—2016）	1. 新生儿、婴儿衣被单独洗涤、消毒 2. 移植术后患者衣被建议压力蒸汽灭菌 3. 血液透析患者床单一人一用 4. 传染病门诊和护理单元的工作人员与患者衣被，其他科室疑有传染需隔离患者的衣被须经消毒后送洗衣房，单独洗涤 5. 手术部（室）、介入室布类宜单独洗涤、消毒 6. 被朊病毒病原体污染应按《医疗机构消毒技术规范》（WS/T 367—2012）规定的消毒方法处理
痰杯、便器	用清洁剂去污，1 000 mg/L 有效氯、有效溴消毒剂浸泡 30 分钟后冲洗干净，干燥保存备用	个人专用，每周消毒 2 次；一次性使用者用毕按医疗废物处理
公共坐式便器	500 mg/L 有效氯或有效溴消毒剂抹洗坐板及盖板，再用清水冲洗	每日消毒 1 次，保持清洁

三、消毒灭菌效果监测

1. 监测内容与要求

（1）监测内容：

1）手术部（室）、重症监护病房、层流洁净病房、产房、母婴室、新生儿病房、导管室、烧伤病房、骨髓移植病房、血液病房、血液透析室、消毒供应中心无菌区、治疗室、换药室等重点部门空气、物体表面等监测按医院感染相关规范由医院感控管理部门进行监测；每季度进行医务人员手卫生效果监测。

2）灭菌后的物品不得检出任何微生物；灭菌用消毒液的菌落总数应为 0 CFU/mL；皮肤黏膜消毒液的菌落总数应符合相应标准要求；其他使用中消毒液的菌落总数应 <100 CFU/mL，不得检出致病性微生物。

3）软式内镜消毒灭菌效果的监测：依据《软式内镜清洗消毒技术规范》（WS 507—2016）要求规范执行。

4）血液净化系统：每月进行 1 次透析用水和透析液的细菌检测，保持细菌数量≤100 CFU/mL；细菌数量>50 CFU/mL 应进行干预。至少每 3 个月进行 1 次内毒素检测，保持透析用水内毒素≤0.25 EU/mL 及透析液内毒素≤0.5 EU/mL；超过最大允许水平的 50% 应进行干预。每年每台透析机应至少进行 1 次透析液的细菌和内毒素检测。透析用水和透析液培养方法参照《血液透析及相关治疗用水》（YY 0572—2015）标准规范执行。

5）怀疑医院感染暴发与空气、物体表面、医务人员手、消毒剂等污染有关时，应对空气、物体表面、医务人员手、消毒剂等进行监测，并针对目标微生物进行检测。

（2）监测要求：

1）以上监测内容原则上由医院感控管理专职人员完成，或按各医院感控管理部门的规定，确定人员完成。

2）若监测结果超标，应认真查找原因，针对问题提出有效整改措施，并进行复查。

3）紫外线灯需定期进行辐射强度监测。用紫外线灯管辐射照度计监测每半年一次；用紫外线强度监测卡监测每两个月监测一次。空气消毒机按说明书进行监测。记录监测内容、方法及结果。

4）应根据护理单元采用的消毒方法，按照《医疗机构消毒技术规范》（WS/T 367—2012）要求开展相应监测。使用不稳定消毒剂如含氯消毒剂、过氧乙酸等时，应现配现用，并在每次配制后进行浓度监测，符合要求后方可使用。

2. 各类环境、空气、物体表面、医务人员手菌落总数卫生标准　见表 7-7。

3. 消毒灭菌效果的监控方法及频率　见表 7-8。

表 7-7　　　各类环境的空气、物体表面、医务人员手菌落总数卫生标准

环境类别	范围	空气平均菌落数		物体表面平均菌落数/(CFU/cm²)	医务人员手表面菌落总数/(CFU/cm²)
		CFU/皿	CFU/m³		
I 类	洁净手术部（室）	符合《医院洁净手术部建筑技术规范》（GB 50333—2013）要求	≤150	≤5.0	
	其他洁净场所	≤4.0（30 分钟）			

环境类别	范围	空气平均菌落数		物体表面平均菌落数/(CFU/cm²)	医务人员手表面菌落总数/(CFU/cm²)
		CFU/皿	CFU/m³		
Ⅱ类	非洁净手术室；产房；导管室；血液护理单元、烧伤护理单元等保护性隔离护理单元；重症监护护理单元；新生儿室等	≤4.0（15分钟）	—	≤5.0	1. 卫生手消毒后医务人员手表面的菌落总数应≤10 2. 外科手消毒后医务人员手表面的菌落总数应≤5
Ⅲ类	母婴同室；供应室检查包装灭菌区和无菌物品存放区；血液透析中心；其他普通住院护理单元	≤4.0（5分钟）	—	≤10.0	
Ⅳ类	普通门（急）诊及其检查、治疗室；感染性疾病科门诊及其护理单元	≤4.0（5分钟）	—	≤10.0	

注：CFU/皿为平板暴露法检测时的平板暴露时间，CFU/cm² 为空气采样法检测时的平板暴露时间。

表7-8　　　　　　　　　消毒灭菌效果的监测方法及频率

项目	每包	每日	每周	每月	每季	每灭菌批次
压力蒸汽灭菌	化学法（包内、包外）	B-D试验（预真空）	生物法（嗜热脂肪杆菌芽孢）			
干热灭菌	同上		生物法（枯草杆菌黑色变种芽孢）			
环氧乙烷灭菌	化学法（包内、包外）					生物法（枯草杆菌黑色变种芽孢）
过氧化氢低温等离子灭菌	同上	生物法（嗜热脂肪杆菌芽孢）				
低温蒸汽甲醛灭菌	同上	生物法（嗜热脂肪杆菌芽孢）				
消毒剂		化学法（含氯消毒剂、过氧乙酸、戊二醛等）	化学法（戊二醛，对内镜及口腔器械灭菌时则要求每日1次）	细菌含量监测（灭菌剂）	细菌含量监测（消毒剂）	

项目	每包	每日	每周	每月	每季	每灭菌批次
内镜		化学法（戊二醛）		细菌含量监测（灭菌内镜如腹腔镜、关节镜、胆道镜、膀胱镜、胸腔镜等）	细菌含量监测（消毒内镜如胃肠镜、纤支镜等）	
血液透析液及透析用水				细菌含量监测	内毒素监测	
紫外线灯		照射累计时间			物理法（紫外线灯辐照强度）每半年1次	
医务人员手					细菌含量监测	

§7.3 常见医院感染预防与控制技术

一、无菌技术操作原则

1. 操作区域环境清洁、干燥、宽敞、明亮，进行无菌操作前半小时，停止清扫地面等工作；避免不必要的人群流动，防止尘埃飞扬。

2. 进行无菌操作前，操作者衣帽穿戴整洁，修剪指甲、洗手，戴口罩，必要时穿无菌衣、戴无菌手套。

3. 操作时，操作人员应面向无菌区域，手臂保持在腰部水平以上，不可跨越无菌区；操作中，不可面对无菌区讲话、咳嗽、打喷嚏。

4. 无菌物品与非无菌物品分别放置。无菌物品不可暴露在空气中，必须放于无菌包或无菌容器内。无菌物品一经使用，必须经灭菌处理后方可再用。从无菌容器中取出的无菌物品，虽未使用，也不可放回无菌容器内。

5. 无菌包标识清楚，无菌包或无菌容器外须标明物品名称、打包者姓名、灭菌器编号、批次、灭菌日期和失效日期，标识应具有可追溯性。按灭菌日期先后顺序置于无菌区域的柜内或货架上。无菌包破损、潮湿、可疑污染或已被污染时，不可使用，应更换或重新灭菌。无菌包过期应重新清洗、包装、灭菌。

6. 取用非独立包装无菌物品时，应使用无菌持物钳（镊）夹取。未经消毒的用物不可触及无菌物品或跨越无菌区。

7. 进行无菌操作时，如器械、用物疑有污染或已被污染，不可使用，应更换或重新灭菌。

8. 一份无菌物品，只能供一个患者使用。

二、无菌物品的管理

1. 无菌物品的储存与使用原则

（1）灭菌后物品应分类、分架存放在无菌物品存放区。一次性使用无菌物品应去除外包装后，进入无菌物品存放区。无菌物品存放环境应符合标准要求，一般温度低于 24 ℃，相对湿度低于 70%，机械通风换气 4～10 次/h。

（2）无菌物品存放架或柜距地面高度≥20 cm，离墙≥5 cm，距天花板≥50 cm。柜内洁净，物品摆放整齐有序。

（3）严格执行手卫生要求，接触无菌物品前应洗手或卫生手消毒。

（4）无菌物品发放前应确认无菌物品的有效性，植入性手术器械应在生物监测合格后方可发放。紧急情况灭菌植入物时，使用含第 5 类化学指示物的生物 PCD 进行监测，化学指示物合格可提前放行，生物监测的结果应及时通报使用部门。消毒供应中心无菌物品一经发放，不应返回无菌物品存放区；发放记录具有可追溯性。一次性使用无菌物品应记录物品出库日期、名称、规格、数量、生产厂家、生产批号、灭菌日期、失效日期等。

（5）无菌物品使用遵循先进先出的原则。

（6）运送无菌物品的器具使用后应清洁处理，干燥存放。

（7）无菌物品储存有效期：储存环境的温度、湿度达到《医院消毒供应中心 第 1 部分：管理规范》（WS 310.1—2016）的规定时，使用纺织物包装的无菌物品有效期宜为 14 日，未达到环境标准，有效期不应超过 7 日；医用一次性纸袋包装的无菌物品，有效期宜为 30 日；使用医用一次性皱纹纸、医用无纺布、纸塑袋、硬质容器包装的无菌物品，有效期宜为 180 日。

（8）无菌物品的启用期限：开启的无菌包，使用时间不应超过 24 小时；干罐储存无菌持物钳、铺好的无菌盘使用时间不应超过 4 小时。

（9）聚维酮碘、复合碘消毒剂、季铵盐类、氯己定、碘酊、醇类皮肤消毒剂应注明开瓶日期和失效日期，开瓶后的有效期应遵循厂家的使用说明，无明确规定使用期限的应根据使用频次、环境温湿度等因素确定使用期限，确保微生物污染指标低于 100 CFU/mL。连续使用最长时间不应超过 7 日；对于性能不稳定的消毒剂如含氯消毒剂，配制后使用时间不应超过 24 小时。建议使用一次性包装的皮肤消毒剂，盛放消毒剂进行消毒和灭菌的容器，应达到相应的消毒与灭菌水平。

（10）应根据药品说明书的要求配制和保存药液，建议现用现配；抽出的药液和配制好的静脉输注用无菌液体，放置时间不应超过 2 小时；启封抽吸的各种溶媒不应超过 24 小时。

（11）重复使用的医疗用品应一人一用一消毒或灭菌。

2. 一次性使用无菌医疗用品的管理

（1）一次性使用无菌医疗用品必须由医院相关部门统一集中采购，使用科室不得自行购入。

（2）入库前的检查与登记：检查每批产品外包装是否严密、清洁、有无破损、污渍、霉变、潮湿；核查每箱（包）产品名称、规格、数量、批号、生产日期、灭菌日期及产品的检验合格证、产品标识和失效期等；进口的一次性导管等医疗无菌用品应具有灭菌日期和失效期等中文标识，严禁发放使用过期、失效物品，检查后登记建账。

（3）护理单元（部门）专人负责一次性无菌物品的领取、保管，定期清点，严格查对。

（4）高值耗材应由专人管理，做好使用登记和条码管理。

（5）整箱的一次性使用无菌医疗用品可存放于阴凉干燥、通风良好的无菌物品库房。必须去除外包装后，方可进入消毒供应中心或科室无菌物品存放柜（架），与重复灭菌使用的无菌包分区、分架、分格放置。

（6）使用无菌物品时应检查灭菌标识、灭菌日期、有效期，包装是否严密、清洁，发现过期、包装破损、不洁、潮湿等，一律禁止使用。

（7）使用后若发生热源反应、感染或其他异常情况时，应及时留取样本送检，按规定详细记录，报告医院相关部门。

（8）一次性无菌医疗用品使用后的处置，应严格执行《医疗废物管理条例》，分类收集、运送、进行无害化处理。

三、手卫生管理

严格执行《医务人员手卫生规范》（WS/T 313—2019）。

1. 手卫生设施

（1）洗手与卫生手消毒设施：

1）医疗机构应设置与诊疗工作相匹配的流动水洗手和卫生手消毒设施，并方便医务人员使用。

2）重症监护病房在新建、改建时的手卫生设施应符合《重症监护病房医院感染预防与控制规范》（WS/T 509—2016）的要求。

3）手术部（室）、产房、导管室、层流洁净护理单元、骨髓移植护理单元、器官移植护理单元、新生儿室、母婴同室、血液透析中心（室）、烧伤护理单元、感染性疾病科、口腔科、消毒供应中心、检验科、内镜中心（室）等感染高风险部门和治疗室、换药室、注射室应配备非手触式水龙头。

4）有条件的医疗机构在诊疗区域均宜配备非手触式水龙头。

5）配备洗手液，并符合以下要求：盛放洗手液的容器宜为一次性使用；洗手液发生浑浊或变色等变质情况时及时更换。

6）应配备干手用品或设施。

7）医务人员对选用的手消毒剂有良好的接受性。

8）宜使用一次性包装的手消毒剂。

（2）外科手消毒设施：

1）应配置专用洗手池。洗手池设置在手术间附近，水池大小、高度适宜，能防止冲洗水溅出，池面光滑无死角，易于清洁。洗手池每日清洁与消毒。

2）洗手池与水龙头的数量应根据手术间的数量合理设置，每2～4间手术间宜单独设置1个洗手池，水龙头数量应不少于手术间的数量，水龙头开关为非手触式。

3）配备符合要求的洗手液、清洁指甲用品、手卫生搓揉用品，如配备手刷，刷毛应柔软，定期检查，手刷一用一消毒。

4）手消毒剂应符合国家有关规定和《手消毒剂通用要求》（GB 27950—2020），在有效期内使用。手消毒剂的出液器应采用非手触式；手消毒剂宜采用一次性包装。重复使用的消毒剂容器应至少每周清洁与消毒。

5）冲洗手消毒法应配备干手用品，并符合以下要求：手消毒后应使用经灭菌的布巾干手，布巾应一人一用；重复使用的布巾，用后应清洗、灭菌并按照相应要求储存；盛装布巾的包装物可为一次性使用，如使用可复用容器应每次清洗、灭菌，包装开启后使用不得超过24小时。

6）配备计时装置、外科手卫生流程图。

2. 手卫生指征

（1）下列情况医务人员应洗手和（或）使用手消毒剂进行卫生手消毒：

1）接触患者前。

2）清洁、无菌操作前，包括进行侵入性操作前。

3）暴露患者体液风险后，包括接触患者黏膜、破损皮肤或伤口、血液、体液、分泌物、排泄物、伤口敷料等之后。

4）接触患者后。

5）接触患者周围环境后，包括接触患者周围的医疗相关器械、用具等物体表面后。

（2）下列情况应洗手：

1）当手部有血液或其他体液等肉眼可见的污染时。

2）可能接触艰难梭菌、肠道病毒等对速干手消毒剂不敏感的病原微生物时。

（3）手部没有肉眼可见的污染时，宜使用手消毒剂进行卫生手消毒。

（4）下列情况时医务人员应先洗手，然后进行卫生手消毒：

1）接触传染病患者的血液、体液和分泌物以及被传染性病原微生物污染的物品后。

2）直接为传染病患者进行检查、治疗、护理或处理传染病患者污物之后。

3. 洗手与卫生手消毒方法

（1）医务人员洗手方法：

1）在流动水下，淋湿双手。

2）取适量洗手液（皂液），均匀涂抹至整个手掌、手背、手指和指缝。

3）认真搓揉双手每个步骤至少15秒，注意清洗双手所有皮肤，包括指背、指尖和指缝，具体揉搓步骤为（步骤不分先后）：①掌心相对，手指并拢，相互揉搓（图7-1A）。②手心对手背沿指缝相互揉搓，交换进行（图7-1B）。③掌心相对，双手交叉指缝相互揉搓（图7-1C）。④弯曲手指使关节在另一手掌心旋转揉搓，交换进行（图7-1D）。⑤一手握住另一手大拇指旋转揉搓，交换进行（图7-1E）。⑥将5个手指尖并拢放在另一手掌心旋转揉搓，交换进行（图7-1F）。

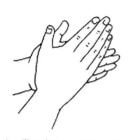

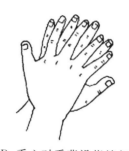

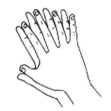

A. 掌心相对，手指并拢，
相互揉搓

B. 手心对手背沿指缝相
互揉搓

C. 掌心相对，手指交叉
指缝相互揉搓

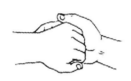

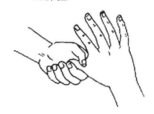

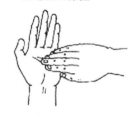

D. 弯曲手指使关节在另
一手掌心旋转揉搓

E. 一手握住另一手大拇
指旋转揉搓

F. 五指并拢，指尖在另
一手掌心旋转揉搓

图7-1 医务人员洗手规范示意图

4）在流动水下彻底冲净双手，擦干，取适量护手液护肤。

5）宜使用一次性擦拭纸巾擦干。

（2）医务人员卫生手消毒遵循以下方法：取适量的手消毒剂于掌心，均匀涂抹双手；按照医务人员洗手方法图7-1揉搓步骤进行揉搓，直至手部干燥。

（3）手消毒剂选择：卫生手消毒时首选速干手消毒剂，过敏人群可选用其他手消毒剂；针对某些对乙醇不敏感的肠道病毒感染，应选择其他有效的手消毒剂。

（4）注意事项：戴手套不能代替手卫生，摘手套后应进行手卫生。

4. 外科手消毒

（1）外科手消毒应遵循以下原则：

1）先洗手，后消毒。

2）不同患者手术之间、手套破损或手被污染时，应重新进行外科手消毒。

（2）外科洗手遵循以下方法与要求：

1）洗手之前应先摘除手部饰物，修剪指甲，指甲长度不超过指尖。

2）取适量的洗手液清洗双手、前臂和上臂下1/3，并认真揉搓。清洁双手时，可使用清洁指甲用品清洁指甲下的污垢和使用揉搓用品清洁手部皮肤的皱褶处。

3）流动水冲洗双手、前臂和上臂下 1/3。

4）使用干手用品擦干双手、前臂和上臂下 1/3。

（3）外科冲洗手消毒方法：

1）按照上述外科洗手的方法与要求完成外科洗手。

2）取适量的手消毒剂涂抹至双手的每个部位、前臂和上臂下 1/3，并认真揉搓 3～5 分钟。

3）在流动水下从指尖向手肘单一方向地冲净双手、前臂和上臂下 1/3，用经灭菌的布巾彻底擦干。

4）冲洗水应符合《生活饮用水卫生标准》（GB 5749—2022）的规定。冲洗水水质达不到要求时，手术人员在戴手套前，应用速干手消毒剂消毒双手。

5）手消毒剂的取液量、揉搓时间及使用方法遵循产品的使用说明。

（4）外科免冲洗手消毒方法：

1）按照上述外科洗手的方法与要求完成外科洗手。

2）取适量的手消毒剂放置在左手掌上。

3）将右手手指尖浸泡在手消毒剂中（≥5 秒，图 7-2 A）。

4）将手消毒剂涂抹在右手、前臂直至上臂下 1/3，确保通过环形运动环绕前臂至上臂下 1/3，将手消毒剂完全覆盖皮肤区域，持续揉搓 10～15 秒，直至消毒剂干燥（图 7-2 B～E）。

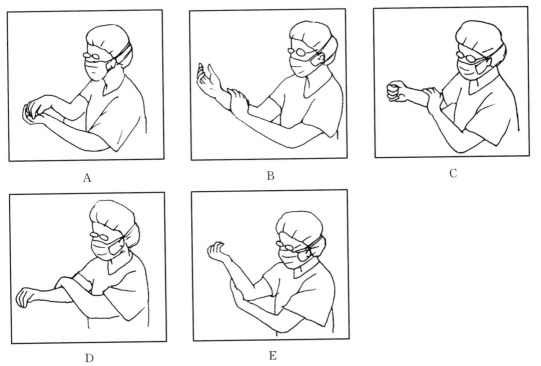

A   B   C

D   E

图 7-2　外科免冲洗手消毒规范示意图

5）取适量的手消毒剂放置在右手掌上。

6）再左手重复图7-2 C～D过程。

7）取适量的手消毒剂放置在手掌上。

8）揉搓双手直至手腕，按照上述医务人员洗手方法（图7-1A～E）揉搓的步骤进行，揉搓至手部干燥。

9）手消毒剂的取液量、揉搓时间及使用方法遵循产品的使用说明。

（5）注意事项：

1）不得戴假指甲、装饰指甲，保持指甲和指甲周围组织的清洁。

2）在外科手消毒过程中应保持双手位于胸前并高于肘部，使水由手部流向肘部。

3）洗手与消毒可使用海绵、其他揉搓用品或双手相互揉搓。

4）术后摘除手套，应用流动水洗手。

5）用后的清洁指甲用品、揉搓用品如海绵、毛刷等，放到指定的容器中；揉搓用品、清洁指甲用品应一人一用一消毒或者一次性使用。

四、医务人员隔离防护措施

隔离防护包含两个部分，一是面向所有患者采取的标准预防措施；二是针对传染病或疑似传染病患者，按其感染传播途径采取相应的隔离措施。

1. 标准预防　指针对医院所有患者和医务人员采取的一组预防感染的措施。标准预防是指认为患者的血液、体液、分泌物或排泄物均具有传染性，需进行隔离，不论是否有明显的血迹，污染，是否接触非完整的皮肤与黏膜，接触上述物质者，必须采取预防措施。包括手卫生以及根据预期可能的暴露选用口罩、手套、隔离衣、护目镜或防护面屏；也包括安全注射及穿戴合适的防护用品处理患者环境中污染的物品与医疗器械。具体措施：

（1）给每位患者进行检查、治疗、护理或处置污物之后均应用流动水洗手和（或）卫生手消毒。

（2）接触患者的手可能被污染时或接触患者的血液、体液、分泌物、排泄物、呕吐物及污染物品时，应戴清洁手套；进行手术等无菌操作、护理免疫力低下的患者、接触患者破损皮肤黏膜、进行侵入性操作时应戴无菌手套。手上有伤口时需戴双层手套。

（3）护理同一个患者，从接触污染部位再接触清洁部位时，需要更换手套。

（4）诊疗活动结束时，或怀疑手套破损时，及护理不同的患者之间应更换手套并洗手和（或）手消毒。

（5）标准预防个人防护用品使用方法具体要求见卫生部颁布的《医院隔离技术标准》（WS/T 311—2023）。

2. 针对传染或疑似传染患者的隔离防护措施，参见§3　"感染性疾病科（传染科）"相关内容。

五、血源性传播疾病职业暴露的防护与应急处理

1. **锐器伤的预防与处理** 参见第六章相关内容。

2. **皮肤、黏膜暴露的防护与处理**

（1）严格执行医务人员手卫生规范，正确使用医疗防护用品。

（2）护理人员手部皮肤如有破损，在进行有可能接触患者血液、体液的诊疗、护理操作时必须戴双层手套。

（3）当皮肤有肉眼可见的血液、体液和分泌物等污染时，应用皂液和流动水清洗后，用皮肤消毒剂消毒。

（4）如发生黏膜职业暴露，用生理盐水反复冲洗；高危科室如消毒供应中心等应配置洗眼装置。

（5）如皮肤有伤口，应按锐器伤处理。

（6）凡职业暴露（含未破损者）须填报血液体液职业暴露登记表（参考样式见表7-9）。

表7-9 _____医院护理人员血液体液职业暴露登记表

填表人：基本情况

一、编号

事件编号：　　　　　员工工号：　　　　　　员工工作科室：

暴露地点：　　　　　事故发生科室：　　　　暴露时间：年　月　日　时　分

姓名：　　　　　　　性别：　　　　　　　　年龄（岁）：

学历：□初中　□高中　□大专　□本科　□硕士　□博士

岗位：　　　　职称：　　　　工龄：　　　　手机：　　　　　　电话：

职业安全培训：□是　□否　　　　既往发生职业暴露：□是　□否

接种乙肝疫苗：□是　□否　　　　有无药物等过敏：□有　□无　说明_____

HBsAb：□阴性　□阳性　□未查

传染性病原体感染现状：

HIV：□阴性　□阳性　□未查　　　HBsAg：□阴性　□阳性　□未查

HCV：□阴性　□阳性　□未查　　　TP：□阴性　□阳性　□未查

二、暴露方式

1. 接触：

2. 黏膜：

3. 其他方式

致伤方式：□咬伤　□抓伤　□摔伤　□其他　　　破损出血：□是　□否

三、暴露源情况

1. 来源于患者

门诊号/住院号：　　　　　患者姓名：　　　　　联系电话：　　　　　科室：

患者感染性疾病情况：

□HBsAg＋；□HBsAg－；

□HCVAb＋；□HCVAb－；□HCV RNA＋；□HCV RNA－；

□TPHA＋；□TPHA－；

□HIVAb－；□TP＋；□TP－；□RPR＞1∶8；□RPR＜1∶8；□HIVAb 待确诊；□HIVAb 确诊＋；

□HIVAb 确诊－；□BTR－；□BTR 未查；

□暴露源不明　□其他

2. 来源于实验标本

住院号：　　　　　　　　患者姓名：　　　　　　　　联系电话：

标本类型＊：□痰液　□脑脊液　□胸膜液　□尿液　□呕吐液　□穿刺液　□其他

患者感染性疾病情况：

□HBsAg＋；□HBsAg－；

□HCVAb＋；□HCVAb－；□HCV RNA＋；□HCV RNA－；

□TPHA＋；□TPHA－；□TP＋；□TP－；□RPR＞1∶8；□RPR＜1∶8；

□HIVAb－；□HIVAb 待确诊；□HIVAb 确诊＋；□HIVAb 确诊－；□BTR－；□BTR 未查；□暴露源不明；□其他

3. 来源不明

详细描述事件经过（　　　　）

4. 无暴露源

四、暴露后处理情况

1. 皮肤

清水冲洗：□是　□否　冲洗时间（分钟）：

肥皂或者洗手液清洗：□是 □否

挤出伤口血液：□是 □否

局部消毒：□是 □否　　消毒剂名称：□生理盐水；□清水；□聚维酮碘；□碘酊；□其他

2. 黏膜

冲洗溶液：□生理盐水；□清水；□聚维酮碘；□碘酊；□其他

冲洗时间（分钟）：

3. 其他（　　　　）

五、血清学检查及结果追踪

参见§6　表6-1　针刺伤（锐器伤）追踪随访时间。

注：HBsAb—乙型肝炎病毒表面抗体；HIV—人类免疫缺陷病毒；HBsAg—乙型肝炎病毒表面抗原；HCV—丙型肝炎病毒；TP—梅毒螺旋体；HCVAb—丙型肝炎病毒抗体；HCV RNA—丙型肝炎病毒的核糖核酸；TPHA—梅毒螺旋体血凝试验；RPR—快速血浆反应素试验；HIVAb—人类免疫缺陷病毒抗体；RPR—快速血浆反应素试验；BTR—输血前四项。

§7.4　导管相关感染预防与控制

一、血管导管相关感染的预防与控制

血管导管相关感染（vessel catheter associated infection，VCAI）是指留置血管导管期

间及拔除血管导管后 48 小时内发生的原发性且与其他部位感染无关的感染，包括血管导管相关局部感染和血流感染。血管导管根据进入血管的不同分为动脉导管和静脉导管，静脉导管根据导管尖端最终进入血管位置分为中心静脉导管和外周静脉导管。

1. 管理要求

（1）医疗机构应当健全预防血管导管相关感染的规章制度，制订并落实预防与控制血管导管相关感染的工作规范和操作规程，明确相关责任部门和人员职责。

（2）应当由取得医师、护士执业资格，并经过相应技术培训的医师、护士执行血管导管留置、维护与使用。

（3）相关医务人员应当接受各类血管导管使用指征、置管方法、使用与维护、血管导管相关感染预防与控制措施的培训和教育，熟练掌握相关操作规程，并对患者及家属进行相关知识的宣教。

（4）医务人员应当评估患者发生血管导管相关感染的风险因素，实施预防和控制血管导管相关感染的工作措施。

（5）中心导管置管环境应当符合《医院消毒卫生标准》（GB 15982—2012）中医疗机构Ⅱ类环境要求。

（6）医疗机构应当建立血管导管相关感染的主动监测和报告体系，开展血管导管相关感染的监测，定期进行分析反馈，持续质量改进，预防感染，有效降低感染率。

2. 预防要点

（1）置管前：

1）严格掌握置管指征，减少不必要的置管。

2）对患者置管部位和全身状况进行评估，选择能够满足病情和诊疗需要的管腔最少、管径最小的导管。

3）选择合适的留置部位，避开关节、静脉瓣、瘢痕、炎症、硬结、皮肤破损、创伤部位及受损血管处。

4）置管使用的医疗器械、器具、各种敷料等医疗用品应当符合医疗器械管理相关规定的要求，必须无菌。

5）患疖肿、湿疹等皮肤病或呼吸道疾病（如感冒、流感等）的医务人员，在未治愈前不应进行置管操作。

6）如为血管条件较差的患者进行中心静脉置管或经外周静脉置入中心静脉导管有困难时，有条件的医院可使用超声引导穿刺。

（2）置管中：

1）严格执行无菌技术操作规程。置入中心静脉导管及中线导管时，必须遵守最大无菌屏障要求，置管操作人员按《医务人员手卫生规范》（WS/T 313—2019）要求执行手卫生并戴工作圆帽、医用外科口罩、无菌手套，穿无菌手术衣或无菌隔离衣，予患者全身覆盖无菌巾。置管过程中手套污染或破损时应立即更换。置管操作辅助人员应戴工作圆帽、医用外科口罩，执行手卫生。完全植入式血管通路（输液港）的植入与取出应在手术室或符合《医院消毒卫生标准》（GB 15982—2012）中医疗机构Ⅱ类环境要求的操作室进行。

2）采用符合国家相关规定的皮肤消毒剂消毒穿刺部位。建议采用含氯己定醇浓度＞0.5％的消毒液进行皮肤局部消毒。消毒至少2遍或参照产品说明书，待皮肤自然干后方可操作。

3）中心静脉导管置入后应确定导管尖端位置后方可使用。

4）中心静脉导管置管后，应当在护理病历中记录置管日期、时间、部位、置管长度，导管名称和类型、尖端位置等，并签名。

5）置管过程中，尽量避免无关人员活动。

（3）置管后：

1）妥善固定导管，用无菌、透气性能好的透明敷料以穿刺点为中心无张力覆盖穿刺部位和导管，使用胶带等标识注明操作者、导管名称、置管长度、外留长度、穿刺日期时间，胶带不能直接粘贴在导管上。对高热、出汗、穿刺点渗血渗液的患者可使用无菌纱布覆盖。保持穿刺局部清洁干燥，防止淋水、潮湿和污染。

2）定期更换穿刺部位覆盖的敷料。无菌纱布至少两日1次，无菌透明敷料至少每周1次，敷料出现潮湿、松动、可见污染时应当及时更换。

3）向患者及家属宣教带管期间观察及注意事项，关注患者主诉，每日评估穿刺局部情况、导管功能及留置的必要性。不需要时应尽早拔除导管。

4）医务人员接触置管穿刺点或更换敷料前，严格落实手卫生。

5）中心静脉导管尽量减少三通等附加装置的使用。保持导管连接端口及输液接头的清洁，每次连接及注射药物前，宜用酒精棉片或其他符合国家相关规定的消毒剂用力擦拭消毒接头的横截面及外围5～15秒或参照产品说明书，待自然干后方可连接。输液接头内有血液或药液残留、疑似污染、破损或脱开等情况，应立即更换。外周静脉短导管更换时需一并更换附加装置。

6）外周静脉短导管给药前可通过抽回血或推注生理盐水确认导管是否在静脉内，中心静脉导管给药前通过抽回血确认导管是否在静脉内。如果输注刺激性、腐蚀性药物，均应确认回血通畅。

7）根据不同导管使用的要求及时冲管。冲管液宜采用一次性单剂量生理盐水。脉冲式技术冲洗导管，如遇阻力不应强行冲管。输注药物与生理盐水不相容时，先使用5％葡萄糖注射液冲洗，再使用生理盐水。冲管液量至少是导管及附加装置容积的2倍。

8）静脉导管使用完毕后应使用预充式导管冲洗器或10 mL及以上的注射器用生理盐水脉冲式正压封管。封管液应"一人一针一管一剂一用"。

9）输液24小时或者停止输液后，应当及时更换输液管路。如怀疑被污染或当产品或输液系统的完整性受到破坏时，应立即更换。

10）输血或输注特殊药物（如丙泊酚、脂肪乳等）后，应充分冲管。

11）严格保证输注液体的无菌。

12）紧急状态下的置管，若不能保证有效的无菌原则，应当在48小时内尽快拔除导管，病情需要时更换穿刺部位重新置管。

13）每日观察患者导管穿刺点及全身有无感染征象。当患者穿刺部位出现局部炎症或全身感染表现的，怀疑发生血管导管相关感染时，建议综合评估决定是否需要拔管。若导管拔除，应进行导管尖端 5 cm 半定量或定量细菌培养，至少采集 1 套外周静脉血培养；若保留导管，应至少同时采集 2 套静脉血培养，其中至少 1 套来自外周静脉，另 1 套来自导管。

14）无感染征象时，血管内导管不宜常规更换，不应当为预防感染而定期更换中心静脉导管、肺动脉导管和脐带血管导管等。不宜在血管内导管局部常规使用抗菌软膏或乳剂。

15）长期置管患者多次发生血管内导管相关血流感染时，可预防性使用抗菌药物溶液封管。

2. 各类血管导管相关感染的特别预防措施

（1）外周静脉短导管（peripherally inserted vein catheter，PIVC）：

1）宜首选前臂，成人不宜选择下肢（特殊情况除外）。

2）置入前应以穿刺点为中心擦拭消毒，消毒范围直径≥8 cm。

3）外周静脉留置导管堵塞、部分脱出或穿刺部位发生渗出、静脉炎或局部感染（红、肿、热、痛）等现象，应拔除导管。

4）外周静脉短导管（留置针）留置时间以 72～96 小时为宜。

（2）经外周静脉穿刺置入的中心静脉导管（PICC）：

1）首选肘上贵要静脉。

2）置管以穿刺点为中心，擦拭消毒穿刺点及周围皮肤，直径≥20 cm。

3）皮肤消毒至少 2 遍或参照产品说明书。

4）消毒液自然干燥后方可穿刺。

5）置管后 24～48 小时更换一次敷料，当穿刺部位发生渗血、渗液时和敷料出现卷边、松动、潮湿、污染、完整性受损时及时更换。

6）带管期间至少每 7 日维护一次，包括皮肤消毒、更换接头、冲洗导管、更换敷料，可使用 0～10 U/mL 的肝素封管液封管。

7）脱出的导管不能再重新送入血管。可根据脱出长度及患者治疗需要，重新确定导管尖端位置，修剪导管后酌情使用。

8）PICC 留置时间不宜超过 1 年或遵照产品使用说明书。一般尽量缩短导管留置时间。

（3）经锁骨下静脉、股静脉等置入的中心静脉导管（central venous catheterization，CVC）：

1）成人建议首选锁骨下静脉，次选颈内静脉，不宜选择股静脉。儿童宜首选颈内静脉。

2）带管期间至少每 5～7 日维护一次，包括皮肤消毒、更换接头、冲洗导管、更换敷料。

3）CVC 保留时间根据供应商提供的书面说明，一般尽量缩短留置时间。

（4）完全植入式静脉导管（implantable venous access port，PORT）：

1）胸壁式 PORT 宜选颈内静脉、锁骨下静脉，手臂式 PORT 首选肘上贵要静脉。

2）置港完成后使用无菌纱布敷料覆盖伤口，每 2 日更换一次直至伤口愈合，当敷料松动和潮湿时应立即更换。

3）连接 PORT 输液时应使用专用的无损伤针穿刺，持续输液期间至少每 7 日维护 1 次，包括皮肤消毒、更换无损伤针、更换接头、冲洗导管、更换敷料，间歇期至少每 4 周维护一次。可使用 100 U/mL 的肝素溶液封管。

4）PORT 保留时间根据供应商提供的书面说明及患者需求。

（5）脐血管导管：

1）脐动脉导管放置时间不宜超过 5 日，脐静脉导管放置时间不宜超过 14 日，不需要时应当及时拔除。

2）插管前应当清洁、消毒脐部。

3）在发生血管导管相关血流感染、血管关闭不全、血栓时，应当拔除导管，不应当更换导管。只有在导管发生故障时才更换导管。

4）使用低剂量肝素（0.25～1.0 U/mL）持续输入脐动脉导管以维持其通畅和降低血栓形成的风险。

（6）外周动脉导管：

1）外周动脉导管及压力监测装置：成人宜选择桡动脉、肱动脉、足背动脉。儿童宜选择桡动脉、足背动脉及胫骨后动脉。

2）外周动脉导管的压力转换器及系统内其他组件（包括管理系统，持续冲洗装置和冲洗溶液）应当 96 小时更换一次。

3）压力传感器使用时间应当遵循产品说明书或每 4 日更换一次。

4）宜使用入口处为隔膜的压力监测装置，在使用前应用消毒剂擦拭消毒隔膜。

5）应当保持使用中压力监测装置无菌，包括校准装置和冲洗装置无菌。应当减少对压力监测装置的操作。

6）不宜通过压力监测装置给予含葡萄糖溶液或肠外营养液。

7）宜使用密闭式的连续冲洗系统。

（7）血液透析导管：

1）宜首选颈内静脉置管。

2）维持性血液透析患者宜采用动静脉内瘘。

二、导尿管相关尿路感染的预防与控制

导尿管相关尿路感染是指患者留置导尿管后或拔除导尿管 48 小时内发生的泌尿系统感染。预防尿路感染，应严格执行下列预防措施。

1. 置管前

（1）严格掌握留置导尿管的指征。

（2）根据患者年龄、性别、尿道情况等选择合适型号、材质的导尿管。

（3）告知患者留置导尿管的目的、配合要点和置管后的注意事项。

（4）对留置导尿管的患者，应当采用密闭式引流装置。

（5）告知患者留置导尿管的目的和置管后的注意事项。

2. 置管时

（1）留置导尿管前应进行手卫生，戴无菌手套实施导尿术。

（2）严格遵循无菌操作技术规程，正确铺无菌巾，充分消毒尿道口。

（3）插管时动作轻柔，避免损伤尿道黏膜。

（4）导尿管插入深度适宜，插入后，向水囊注入 10～15 mL 的无菌液体，轻拉尿管以确认尿管处于妥善的内固定。

（5）置管过程中指导患者放松，协调配合。避免打折，如尿管破裂后应当重新更换尿管。

3. 置管后

（1）应对留置导尿管妥善地进行外固定，避免打折、弯曲、移位、受压，集尿袋应低于膀胱水平，避免接触地面，防止逆行感染。

（2）保持尿液引流系统的密闭性，不应常规进行膀胱冲洗，预防感染。

（3）应当使用个人专用的收集容器及时清空集尿袋中尿液。清空集尿袋应遵循无菌操作原则，避免集尿袋的出口触碰到收集容器。

（4）采集尿标本做微生物检测时应在消毒导尿管侧面以无菌操作方法针刺抽取尿液，其他目的采集尿标本时应从集尿袋开口采集，避免打开导尿管和集尿器接口。

（5）做好导尿管的日常维护，防止滑脱，保持尿道口及会阴部清洁。大便失禁的患者，及时清洁后还应进行会阴部、尿道口、肛周及外露导尿管的表面消毒。

（6）每班观察导尿管，包括导尿管的固定，导尿管及其引流装置的完整性、密闭性及通畅性，引流液的情况，尿道口及其周围皮肤黏膜的情况。

（7）长期留置导尿管患者不宜频繁更换导管，或根据产品说明书更换。更换导尿管时应同时更换集尿袋。

（8）患者出现尿路感染时，应及时更换导尿管，并留取尿液进行微生物病原学检测。

（9）每日评估留置导尿管的必要性，尽早拔除导尿管。

三、呼吸机相关性肺炎的预防与控制

呼吸机相关性肺炎（ventilator-associated pneumonia，VAP）是指建立人工气道（气管插管或气管切开）并接受机械通气 48 小时后所发生的肺炎，包括发生肺炎 48 小时内曾经使用人工气道进行机械通气者。VAP 的预防是 VAP 诊断-预防-治疗策略中最重要的一环，反映 ICU 重症患者的救治水平，医护人员在临床工作中应当认识到积极预防 VAP 的重要性，以及掌握预防 VAP 发生的相关措施，促进患者的健康。

1. 工作人员在呼吸机治疗护理时应严格执行《医务人员手卫生规范》（WS/T 313—2019）的要求，遵循洗手与卫生手消毒的原则、指征和方法。

2. 工作人员在呼吸机治疗护理时应严格执行《医院隔离技术标准》（WS/T 311—2023）的要求，遵循"标准预防"和"基于疾病传播途径"的隔离原则。

3. 对多重耐药菌 VAP 感染或定植患者，应遵循《医院隔离技术标准》（WS/T 311—2023）的相关规定采取隔离措施。

4. 基本预防和控制措施

（1）严格掌握气管内插管指征。对于需要辅助通气的患者，宜首选无创正压通气。

（2）应每日评估镇静药使用的必要性，尽早停用。

（3）应每日评估机械通气及气管内插管的必要性，尽早脱机或拔管。

（4）若无禁忌证，应将患者床头抬高 30°～45°。

（5）加强口腔护理，每 6～8 小时进行一次口腔护理，随时保持口腔清洁。

（6）对患者实施肠内营养时，应及时评估误吸风险。对有高误吸风险患者宜采用鼻空肠管。

（7）不应常规全身、呼吸道局部使用抗菌药物及选择性消化道脱污染预防 VAP。

5. 气道管理

（1）带气囊的气管套管，气囊压力应维持在 25～30 cmH_2O（2.45～2.94 kPa），宜每 4～6 小时监测气囊压力。

（2）预计气管导管留置时间超过 72 小时的患者，宜选用带声门下分泌物吸引气管导管。

（3）应按需抽吸气道分泌物。当转运患者、改变患者体位或插管位置、气道有分泌物积聚时，应遵循无菌操作原则吸引气道分泌物。

（4）吸引管管径不宜超过气管内套管内径的 50%，宜选择有侧孔的吸引管；吸痰时压力尽可能低而有效清除分泌物，吸痰时成人负压控制在 120～200 mmHg（16.00～26.66 kPa），儿童负压控制在 80～120 mmHg（10.67～16.00 kPa），新生儿负压控制在 80～100 mmHg（10.67～13.33 kPa）。痰液黏稠者可适当增加负压；吸引前后宜给予氧气吸入；进食后 30 分钟内不宜进行气道吸引；每次吸引应在 15 秒内完成，特殊患者如肺动脉高压患者宜 10 秒内完成。

（5）对多重耐药菌感染或定植患者、呼吸道传染性疾病患者，宜采用密闭式吸痰管。

6. 呼吸机的使用消毒、洁净管理

（1）应遵循《医院消毒供应中心　第 1 部分：管理规范》（WS 310.1—2016）和《重症监护病房医院感染预防与控制规范》（WS/T 509—2016）的管理要求，重复使用的呼吸机外部管路及配件应由消毒供应中心（CSSD）集中清洗或消毒，应一人一用一消毒或灭菌。内管路按产品说明书清洗、消毒。对呼吸机管道的消毒效果定期进行细菌学监测。

（2）使用中的呼吸机外壳、按钮、面板等物体表面应保持清洁与干燥，每日至少擦拭消毒 2 次，遇污染应及时进行消毒；每位患者使用后应终末消毒。多重耐药菌感染或定植时、发生疑似或者确认医院感染暴发时应增加清洁消毒频次。

（3）加热湿化器或热湿交换器、管路应一人一用一丢弃或消毒，遇污染或故障时应及时更换。

（4）用于床边气道管理的气管镜宜集中清洗消毒。

（5）连续使用呼吸机机械通气的患者，不应常规频繁更换呼吸机管路，遇污染、破损或故障时及时更换。

（6）呼吸机管路集水杯应处于管路最低位置且保持直立位，患者翻身或改变体位前，应先清除该集水杯中的冷凝水。

（7）呼吸机管路湿化应符合以下要求：

1）应在呼吸机管路中采用加热湿化器等湿化装置，不应使用微量泵持续泵入湿化液进行湿化。加热湿化器的湿化用水应为无菌水。

2）宜采用一次性雾化器及管路。

3）可复用的雾化器及管路，应一人一用一消毒。

（8）特殊感染及传染病患者应使用专用呼吸机管道，必要时使用专用过滤器，其呼吸机管道应单独进行清洗、消毒，或使用一次性呼吸机管道和一次性过滤器。

7. 鼓励并协助机械通气患者早期活动，尽早开展康复训。

§7.5　医疗废物管理

医疗废物是指医疗卫生机构在医疗、预防、保健以及其他医疗卫生相关活动中产生的具有直接或者间接感染性、毒性以及其他危害性的废物，分为感染性、损伤性、病理性、药物性、化学性五类。

一、医疗废物的分类

1. 感染性废物　携带病原微生物，具有引发感染性疾病传播危险的医疗废物。包括：

（1）被患者血液、体液、排泄物等污染的除锐器以外的废物。

（2）使用后废弃的一次性使用医疗器械，如注射器、输液器、透析器等。

（3）病原微生物实验室废弃的病原体培养基、标本，菌种和毒种保存液及其容器；其他实验室及科室废弃的血液、血清、分泌物等标本和容器。

（4）隔离传染病患者或疑似传染病患者产生的废弃物。

2. 损伤性废物　能够刺伤或者割伤人体的废弃的医用锐器。

（1）废弃的金属类锐器，如针头、缝合针、针灸针、探针、穿刺针、解剖针、手术刀、手术锯、备皮刀、钢钉和导丝等。

（2）废弃的玻璃类锐器，如盖玻片、载玻片、玻璃安瓿等。

（3）废弃的其他材质类锐器。

3. 病理性废物　在诊疗过程中产生的人体废弃物和医学实验动物尸体等。

（1）手术及其他医学服务过程中产生的废弃的人体组织、器官。

（2）病理切片后废弃的人体组织、病理蜡块。

（3）废弃的医学实验动物的组织和尸体。

（4）16 周胎龄以下或重量不足 500 g 的胚胎组织等。

（5）确诊、疑似传染病或携带传染病病原体的产妇的胎盘。

4. **药物性废物**　过期、淘汰、变质或者被污染的废弃的药物。

（1）废弃的一般性药物。

（2）废弃的细胞毒性药物和遗传毒性药物。

（3）废弃的疫苗及血液制品。

5. **化学性废物**　具有毒性、腐蚀性、易燃性、反应性的废弃的化学物品。列入《国家危险废物名录》中的废弃危险化学品，如甲醛、二甲苯等；非特定行业来源的危险废物，如含汞血压计、含汞体温计，废弃的牙科汞合金材料及其残余物等。

备注：以下废弃物不属于医疗废物，如：非传染护理单元使用或者未用于传染病患者、疑似传染病患者以及采取隔离措施的其他患者的输液瓶（袋）；盛装消毒剂、透析液的空容器；一次性医用外包装物；废弃的中草药与中草药煎制后的残渣；盛装药物的药杯、尿杯、纸巾、湿巾、尿不湿、卫生巾、护理垫等一次性卫生用品；医用织物以及使用后的大、小便器等。居民日常生活中废弃的一次性口罩不属于医疗废物。

二、医疗废物的收集与处理

1. **医疗废物分类收集规范**

（1）在盛装医疗废物前，认真检查医疗废物包装物或者容器的质量，确保无破损、渗漏和其他缺陷。

（2）病原微生物实验室废弃的病原体培养基、标本，菌种和毒种保存液及其容器，应在产生地点进行压力蒸汽灭菌或者使用其他方式消毒，然后按感染性废物处理。隔离传染病患者或者疑似传染病患者产生的医疗废物应当使用双层医疗废物包装袋盛装。

（3）损伤性废物收集于利器盒中，利器盒达到 3/4 满时，应当封闭严密，按流程运送、储存。

（4）确诊、疑似传染病或携带传染病病原体的产妇的胎盘应使用双层医疗废物包装袋盛装。可进行防腐或低温保存。

（5）少量的药物性废物可以并入感染性废物中，但应在标签中注明。批量废弃的药物性废物，收集后应交由具备相应资质的医疗废物处置单位或者危险废物处置单位等进行处置。

（6）化学性废物收集于容器中，粘贴标签并注明主要成分。收集后应交由具备相应资质的医疗废物处置单位或者危险废物处置单位等进行处置。

（7）医疗废物产生地点应当有医疗废物分类收集方法的示意图或者文字说明。

2. **医疗废物盛装容器的要求**

（1）医疗废物的包装应当符合《医疗废物专用包装袋、容器和警示标志标准》（HJ 421—2008）要求，有符合标准的警示标识和警告语。

（2）包装袋是用于盛装除损伤性废物之外的医疗废物的初级包装，为符合一定防渗和撕裂强度性能要求的非 PVC 材质的软质口袋。根据医疗废物的类别分别置于不同颜色包装袋内。

1）黑色包装袋：收集生活垃圾及未被污染的一次性医疗卫生用品的外包装（非医疗废物）。

2）黄色包装袋：收集感染性废物、病理性废物及少量药物性废物和化学性废物。

3）红色包装袋：收集放射性废物。

（3）利器盒是用于盛装损伤性医疗废物的一次性专用硬质容器。利器盒应采用非 PVC 材质，封闭且防穿刺，并且封口后无法再次打开。

（4）周转箱是运送医疗废物过程中用于盛装经初级包装的医疗废物的专用硬质容器，整体应防液体渗漏，应便于清洗和消毒。

3. 医疗废物运送与暂时储存要求

（1）加强各临床科室与医疗废物暂时储存处对医疗废物的交接制度，每日由医院固定人员定时收集各临床科室的医疗废物，沿污物通道密闭运送，并进行登记。登记内容包括医疗废物的来源、种类、重量、数量、交接时间、处置方法、最终去向以及经办人签名等项目，登记资料至少保存 3 年。

（2）医疗卫生机构应当建立医疗废物的暂时贮存设施、设备，不得露天存放医疗废物；医疗废物暂时储存时间不得超过 2 日。

（3）加强从事医疗废物收集、运送、储存、处置等工作人员和管理人员的职业安全防护和培训，配备必要的防护用品，如口罩、帽子、手套、袖套、防渗透防护服、橡胶鞋等，定期进行健康检查。必要时，对有关人员进行免疫接种，防止其受到健康损害。

4. 医疗废物豁免管理　《医疗废物豁免管理清单》（表 7 - 10）中的医疗废物，在满足相应的条件时，可以在其所列的环节按照豁免内容实行豁免管理。

表 7 - 10　　　　　　　　　　　医疗废物豁免管理清单

序号	名称	豁免环节	豁免条件	豁免内容
1	密封药瓶、安瓿瓶等玻璃药瓶	收集	盛装容器应满足防渗漏、防刺破要求，并有医疗废物标识或者外加一层医疗废物包装袋。标签为损伤性废物，并注明：密封药瓶或者安瓿瓶	可不使用利器盒收集
2	导丝	收集	盛装容器应满足防渗漏、防刺破要求，并有医疗废物标识或者外加一层医疗废物包装袋。标签为损伤性废物，并注明：导丝	可不使用利器盒收集
3	棉签、棉球、输液贴	全部环节	患者自行用于按压止血而未收集于医疗废物容器中的棉签、棉球、输液贴	全过程不按照医疗废物管理

§8

医疗机构护理文书管理规范

§8.1 护理文书管理制度

1. 护理文书是护士在临床护理活动中形成的文字、符号、图表等资料的总和。常用护理文书包括体温单、医嘱单、护理评估单、护理记录单、手术护理记录单等。护理文书可采用表格式，以简化书写，缩短护士书写时间。

2. 护理病历按照记录形式不同，可区分为纸质病历和电子病历。电子病历与纸质病历具有同等效力。

3. 医疗机构及其医务人员应当严格保护患者隐私，禁止以非医疗、教学、研究目的泄露患者的病历资料。泄露患者隐私或未经患者同意公开其病历资料，造成患者损害的，应当承担侵权责任。

4. 护理文书必须保持整洁，各种记录单应按病历排列顺序整理，定位存放，任何人不得随意涂改病历，严禁伪造、隐匿、销毁、抢夺、窃取病历。科室应有专人负责护理文书质量控制，包括环节质控和终末质控。

5. 患者住院期间，住院病历由所在护理单元统一保管。因医疗活动或者工作需要，须将住院病历带离护理单元时，应当由护理单元指定的专门人员负责携带和保管。患者不得私自翻阅病历和打印复印病历，在院患者病历急需复印者按照医院相关规定执行。

6. 使用电子病历应遵守国卫办医发〔2017〕8号《电子病历应用管理规范（试行）》。电子病历使用的术语、编码、模板和数据应当符合相关行业标准和规范的要求，在保障信息安全的前提下，促进电子病历信息有效共享。

7. 门（急）诊病历（含电子病历）由医疗机构保管的，保存时间自患者最后一次就诊之日起不少于15年；住院病历（含电子病历）保存时间自患者最后一次住院出院之日起不少于30年。

一、住院病历排列顺序

1. 合血单
2. 患者转科交接单
3. 体温单
4. 长期医嘱单
5. 临时医嘱单
6. 知情同意书
7. 手术同意书（背后粘贴各种内植入物合格标签）
8. 输血同意书
9. 术前讨论记录
10. 麻醉同意书
11. 麻醉前访视记录

12. 手术风险评估表

13. 授权委托同意书

14. 入院记录或再入院记录、接收记录

15. 内科/外科诊疗计划

16. 病程记录含转科记录、术后病程记录（按日期先后顺序排列）

17. 教授查房记录、大会诊、疑难病例讨论记录

18. 会诊单

19. 血、尿、大便常规报告单

20. 血液生化报告粘贴单

21. 各种特殊检查及报告单（X线、B超、CT、ECG、内镜等）

22. 各种告知书、各类申请书、同意书等（增加一般知情同意书）

23. 新生儿记录　①新生儿出院记录；②新生儿出生记录；③新生儿病程记录；④新生儿化验报告单；⑤新生儿各种知情同意书（新生儿乙肝疫苗接种知情同意书）；⑥新生儿卡介苗接种知情同意书；⑦新生儿听力筛查同意书；⑧新生儿遗传代谢性疾病筛查同意书；⑨新生儿行为神经评分表；⑩母乳喂养及护理记录单或新生儿护理记录单；⑪新生儿长期医嘱单；⑫长期医嘱粘贴单；⑬新生儿临时医嘱单；⑭新生儿三测单。

24. 外院检查资料

25. 住院证及门诊病历

二、出院病历排序

1. 住院病案首页

2. 出院或死亡记录

3. 死亡讨论记录单

4. 入院记录或再入院记录、接收记录

5. 诊疗计划

6. 完整入院记录

7. 病程记录含转科记录、术后病志（按日期先后顺序）

8. 手术有关记录　按下列顺序排列。①手术同意书；②输血同意书；③麻醉同意书；④术前讨论记录；⑤麻醉前访视记录；⑥麻醉记录；⑦手术安全核查记录；⑧手术用物清点记录；⑨手术记录；⑩产科：产时、产后记录；⑪麻醉术后访视记录。

9. 教授查房记录、大会诊、疑难病例讨论记录

10. 会诊单

11. 血、尿、大便常规报告单

12. 血液生化报告粘贴单（按先后顺序排列呈叠瓦式粘贴）

13. 各种特殊检查、特殊治疗报告单（X线、B超、CT、ECG、内镜等）

14. 各种告知书、各类申请书、同意书等

15. 药物执行单

16. 入院评估单

17. 护理记录或病重（病危）护理记录单

18. 长期医嘱单

19. 临时医嘱单

20. 三测单

21. 上次住院病历

22. 死亡患者门诊病历

§8.2　护理文书书写规范

一、护理文书书写基本要求

1. 护理文书是病历资料的组成部分，书写内容应当与其他病历资料有机结合，相互统一，避免重复和矛盾。书写护理文书应当客观、真实、准确、及时、完整、规范。

2. 护理文书应由注册护士书写，如由进修护士、实习护士、试用期护士书写，应有本单位注册护士审阅并签名。

3. 应使用蓝黑墨水、碳素墨水笔书写，文字工整，字迹清晰。修改纸质护理文书内容时，应用同色笔在错误文字上画双横线，保留原记录清晰可辨，在对应文字上方的空白处书写正确内容，并签名及注明修改时间。

4. 书写电子护理文书时，应使用经授权的个人身份实名登录电子病历系统，根据相关规定规范进行书写和修改，并使用具有法律效力的电子签名，按有关要求及时打印或上传归档并签名。已完成录入打印并签名或上传归档的护理文书不得修改。

5. 护理文书书写应使用中文和医学术语。通用的外文缩写和无正式中文译名的症状、体征、疾病名称等可以使用外文。使用阿拉伯数字书写日期（公历）和时间（北京时间），采用 24 小时制记录，准确到分钟。计量单位采用中华人民共和国法定计量单位。

6. 护理文书应当按照规定的内容书写，必须签全名。每种记录表格的眉栏包括姓名、科室、床号、住院病历号；底栏有页码，设置于各表格底部居中。

7. 因抢救者未能及时书写护理文书时，值班护士应当在抢救结束后 6 小时内由当事人据实补记，并加以注明。

8. 对须取得患者书面同意方可进行的护理活动，应当签署知情同意书。

9. 本规范中附录的护理文书参考样式及相关护理评估指导工具，各医疗机构可结合实际情况和专科特点，在工作中参考使用。

§8.3 护理文书书写内容与要求

一、病历归档护理文书

病历归档护理文书是指《医疗事故处理条例》、《病历书写基本规范》（2010 年版）、《医疗机构病历管理规定（2013 年版）》（国卫医发〔2013〕31 号）及《关于在医疗机构推行表格式护理文书的通知》（卫办医政发〔2010〕125 号）中明确规定的书写内容，包括体温单、医嘱单、护理记录单、手术护理记录单等。

（一）"体温单"填写说明

体温单用于以图表形式记录患者生命体征及其他观察指标的护理文书。

1. 填写内容与要求

（1）体温单为表格式，内容包括患者姓名、年龄、性别、科别（室）、床号、入院日期、住院病历号（或病案号）、日期、住院日数、手术后日数、体温、脉搏、呼吸、血压、疼痛、大便次数、小便、出入量、体重、身高、药物过敏、页码等。

（2）体温单绘制与填写应真实、完整，字迹清晰，符号及曲线描记整洁、规范。

（3）入院日期的记录：格式为"年-月-日"。例如：2021-03-20。日期栏每页第 1 日填写"月-日"。例如：10-20，其余 6 日只需填写"日"，逢新的年份或月份，则分别填写"年-月-日"或"月-日"。

（4）住院日数：以入院当日为第一天，连续记录至出院或死亡。

（5）手术后日数记录：手术当日用红笔在 40 ℃～42 ℃之间相应时间栏内填写手术（不写时间），手术次日开始记为第一日，连续填写 7 日；如在 7 日内患者行第 2 次手术，则将第 1 次手术日数作为分母，第 2 次手术日数作为分子填写，连续填写 7 日。如第一次手术后第 2 日行第二次手术，记录方式为 1/2～7/8。

（6）40 ℃～42 ℃体温栏的内容记录：一律使用红色字体记录，纵向顶格填写"入院""出院""转科""手术""分娩""死亡"等。除"手术"不写具体时间外，其余项目均要求采用 24 小时制，精确到分钟，以汉字表示时间，如"入院十五时零分"；转入时间由转入科室填写。患者外出或拒绝测量体温、脉搏、呼吸者，体温单上不绘制，相邻两次记录不连线。

（7）体温的记录：

1）每格为 0.1 ℃。

2）分为纸质手绘和电子绘制，用蓝笔绘制于体温单 35 ℃～42 ℃之间，口温为蓝圆点"●"、肛温为蓝圆圈"○"、腋温为蓝叉"×"，耳温以蓝空心三角"△"表示。

3）相邻两次体温之间用蓝线相连。

4）降温后的体温绘制：对高热患者使用物理或药物降温后 30 分钟复测体温，用红圈"○"表示，绘制在降温前温度的同一纵格内，并用红虚线与降温前数值相连，下一次测得的体温与降温前的体温相连。如患者反复物理或药物降温后体温仍未下降，应将复测的体温记录于护理记录单上。

5）体温低于 35 ℃时，可在 35 ℃线下相应时间纵格内用红色字体记录"不升"，用"↓"表示占 2～3 小格，不再与相邻温度相连。

6）患者因故外出，回病房后补测的体温绘制于相应时间栏内。

7）体温绘制频次：①一般患者每日测量体温、脉搏、呼吸 1 次。新入院或转入患者每日测量体温、脉搏、呼吸 3 次，连续 3 日，体温均正常者改为每日 1 次。②手术患者于术前一日 19:00 测量体温 1 次，自手术当日起每日测量体温不少于 3 次，连续 3 日，体温均正常者改为每日 1 次。③高热时应每 4 小时测量体温 1 次，待体温恢复正常 3 日后，改为每日 1 次。

（8）脉搏的记录：

1）每小格为 2 次。

2）脉搏以红圆点"●"表示，相邻两次脉搏用红线相连。

3）脉搏与腋温重叠时，用蓝叉外画红圈"⊗"表示；脉搏与口温重叠时，用蓝圆点外画红圈"⊙"表示；脉搏与肛温重叠时，用红点外画蓝圆圈"⊙"表示；脉搏与耳温重叠时，用红点外画蓝空心三角"△"表示。

4）脉搏短绌时，应同时记录脉率和心率，相邻脉率或心率用红线相连，在脉率和心率之间用红线填满。

（9）呼吸的记录：宜以红色阿拉伯数字记录、上下交错记录在相应的时间纵格内。使用呼吸机患者的呼吸宜以"A"表示，填写在呼吸栏内。

（10）体温、脉搏、呼吸应同步测量并记录。一般情况下，7 岁以下的患儿可只测量记录体温。

（11）疼痛评分的记录：运用疼痛评估量表进行疼痛评分，记录在 35 ℃以下的表格中，每小格表示 1 分。可用蓝色实心三角"▲"表示疼痛分值，镇痛处理后再评估用蓝色空心三角"△"表示疼痛分值，以红虚线与镇痛前分值相连。下次疼痛分值与镇痛前的疼痛分值相连。

（12）大便、小便、体重、身高、血压、总出入量、药物过敏等用蓝黑墨水笔或碳素墨水笔记录于相应栏内或采用电子记录。大便为（次/d），体重单位为千克（kg），身高单位为厘米（cm），血压单位为毫米汞柱（mmHg），出、入量单位为毫升（mL）。填写时，只需填写数字。

（13）记录大、小便以昼夜连续 24 小时为时间段记录，将前一日 24 小时大、小便情况填写在相应栏内，每隔 24 小时填写 1 次。

1）小便：已解用"＋"表示，未解用"0"表示，失禁用"＊"表示，肾造瘘、膀胱造瘘、导尿等管道引流出的尿液仍用"＋"表示，若需记录小便量时，用数字记录，计量单位为"mL"。

2）大便：填写次数。未解用"0"表示，大便失禁、肠瘘，用红色"＊"表示，回结肠造口用黑色"☆"表示。

3）清洁灌肠：用"E"表示，分子记录大便次数。①"0/E"，表示清洁灌肠后未解大便；②"1/E"，表示清洁灌肠后解大便1次；③"1，2/E"，表示自行解大便1次、清洁灌肠后解大便2次；④"＊/E"，表示清洁灌肠后解大便3次以上；⑤"2/2E"，表示第2次清洁灌肠后解大便2次。

（14）出入量的记录：医嘱记出入水量时，按时间顺序记录在护理记录单上，将当日7:00至次日7:00的24小时总量转记在体温单对应日期的相应栏内，每隔24小时填写1次。医嘱当日未满24小时，按实际时间总量记录，并标明实际计量时间，如1230（15小时）。

（15）血压、体重的记录：新入院患者首次血压、体重，以及住院期间每周1次的血压、体重常规记录在体温单对应日期的栏目内，特殊情况根据患者病情及医嘱测量并记录；因病情或特殊原因不能测量体重时，入院当日用"平车"或"轮椅"表示、每周用"卧床"表示。医嘱每日1次的血压可记录在体温单上，按医嘱或护理常规要求每日测量血压2次以上（含2次）者，记录在护理记录单上，如为下肢血压须标注。一般情况下，7岁以下的患儿入院时不要求记录血压。

（16）身高的记录：患者入院时视病情测量身高并记录。

（17）药物过敏史的记录：患者如有药物过敏史，在体温单"住院第1日"相应栏内用红笔填写过敏药物名称，如有多个药物过敏，依次填写。入院后发生的药物过敏在对应日期相关栏目内填写药名。

（18）空格栏：可作为需增加的观察内容和项目，如记录导管情况等。使用医院信息系统（HIS）的医院，可在系统中建立可供选择项目，在相应空格栏中予以体现。

（19）计算机绘制和打印时，体温单可以用黑色打印。

2. 样式与模式　体温单样式见表8-1，体温单模式见彩色插页。

（二）"医嘱单"填写说明

医嘱单是记录医嘱的医疗文书，分为长期医嘱单和临时医嘱单。医嘱是指医师在医疗活动中下达的医学指令。

1. 长期医嘱单填写说明　长期医嘱单是用来记录长期医嘱的记录单。长期医嘱是医师根据患者病情需要下达的、按时间反复执行的书面医嘱，有效时间一般在24小时以上，需定期执行，如未停止则一直有效。

（1）填写内容与要求：

1）长期医嘱单内容包括姓名、床号、科别、住院病历号（或病案号）、起始日期和时间、医嘱内容、停止日期和时间、医师签名、护士签名、页码。其中，由医师填写起始日期和时间、长期医嘱内容、停止日期和时间。由处理医嘱的护士确认该医嘱完整、无误后签名。

2）医师开出分娩、手术、转科等医嘱后，以前所有的医嘱自动停止。

3）长期备用医嘱（prn）按长期医嘱处理，患者需要时使用。如无停止时间，则prn一直有效。每执行1次在临时医嘱单上记录1次。

220

表 8-1 体温单（空白单参考样式）

姓名： 科别： 床号： 入院日期： 住院病历号：

日 期						
住院天数						
手术后天数						
时 间	3 7 11 15 19 23	3 7 11 15 19 23	3 7 11 15 19 23	3 7 11 15 19 23	3 7 11 15 19 23	3 7 11 15 19 23

脉搏/（次/min） 体温/℃

	41						
	40						
180 170 160 150 140 130 120 110 100 90 80 70 60 50 40 30 20 10	39 38 37 36 35						

呼吸/（次/min）						
大便次数						
小 便						
体重/kg						
身高/cm						
血压/mmHg						
入液量/mL						
出液量/mL						
药物过敏						

（2）样式与模式：长期医嘱单参考样式见表8-2，电子版模式见表8-3，手写版模式见表8-4。

表8-2　　　　　　　　　　　**长期医嘱单（空白单参考样式）**

姓名：　　　　　　科别：　　　　　　床号：　　　　　　住院病历号：

开　始						停　止				
日期	时间	医　嘱	医师签名	护士签名	核对者签名	日期	时间	医师签名	护士签名	核对者签名

表 8-3　　　　　　　　　　　　长期医嘱单（电子版模式）

姓名：张某　　　　科别：××科　　　　床号：15　　　　住院病历号：××××××

开　始						停　止				
日期	时间	医　嘱	医师签名	护士签名	核对者签名	日期	时间	医师签名	护士签名	核对者签名
4-01	11:00	外科护理常规	陈新	高兴	王红	4-04	07:00	陈新	高兴	张英
		二级护理				4-04	07:00	陈新	高兴	张英
		半流质				4-04	07:00	陈新	高兴	张英
		甲硝唑　0.2 g　口服 tid				4-04	07:00	陈新	高兴	张英
		维生素 K$_4$ 8 mg　口服 tid				4-04	07:00	陈新	高兴	张英
		庆大霉素 8 万 U　口服 tid				4-04	07:00	陈新	高兴	张英
		液状石蜡　30 mL　口服 tid				4-04	07:00	陈新	高兴	张英
4-04	15:00	全麻护理常规	陈新	高兴	王红	4-11	09:00	陈新	高兴	张英
		一级护理				4-07	09:00	陈新	高兴	张英
		禁食				4-07	09:00	陈新	高兴	张英
		接腹腔引流管于床旁				4-09	09:00	陈新	高兴	张英
		胃肠减压				4-07	09:00	陈新	高兴	张英
		留置导尿				4-07	09:00	陈新	高兴	张英
		中心吸氧				4-06	09:00	陈新	高兴	张英
		心电监护				4-05	16:00	陈新	高兴	张英
		血氧饱和度监测				4-05	16:00	陈新	高兴	张英
		生理盐水 100 mL　静滴 q8h				4-09	09:00	陈新	张英	李丽
		哌拉西林舒巴坦针　免试								
		奥美拉唑　40 mg　静注 q12h				4-07	09:00	陈新	高兴	张英
		奥硝唑　0.4 g　续静滴 bid				4-07	09:00	陈新	高兴	张英
		曲马多注射液 10 mg　肌注 qd prn				4-06	09:00	陈新	高兴	张英
4-07	09:00	二级护理	陈新	高兴	王红	4-11	09:00	陈新	高兴	张英
4-07	09:00	流质饮食	陈新	高兴	王红	4-11	09:00	陈新	高兴	张英
4-11	09:00	今日出院	陈新	高兴	王红					张英

223

表 8-4　　　　　　　　　　　长期医嘱单（手写版模式）

姓名：　张某　　　　科别：××科　　　　床号：　15　　　　　　住院病历号：×××××

起始		医 嘱 内 容		医师签名	护士签名	核对者签名	停 止		医师签名	护士签名	核对者签名
日期	时间						日期	时间			
2-19	09:30	心内科护理常规									
		一级护理									
		低盐低脂饮食									
		培哚普利　　4 mg　　po　　qd									
		美托洛尔片 6.25 mg　　po　　bid									
		维生素C　　0.1 g　　po　　tid									
		低分子肝素钙针 4 100 U 皮下注射 q12h					2-26	09:30	李勇	王虹	李芳
		5%葡萄糖　　250 mL	静滴　　qd				2-26	09:30	李勇	王虹	
		硝酸异山梨酯针　　10 mg		李勇	王虹	李芳					李芳
2-26	09:30	硝酸异山梨酯片 10 mg　po　tid		李勇	王虹	李芳					

2. 临时医嘱单填写说明　临时医嘱单是用来记录临时医嘱的记录单。临时医嘱是指医师根据患者病情需要下达的，一般仅执行一次、有效时间在 24 小时之内的书面医嘱；部分医嘱有限定的执行时间，如手术、检查等，有效时间可在 24 小时以上。

（1）填写内容与要求：

1）临时医嘱单内容包括姓名、床号、科别、住院病历号（或病案号），医嘱日期和时间、医嘱内容、医师签名、执行时间、执行护士签名、页码。医师填写医嘱开具时间、医嘱内容；由执行医嘱的护士填写执行时间并签名。

2）"st"医嘱是要求立即执行的医嘱，需在 15 分钟内执行。

3）"s. o. s"医嘱是临时备用的医嘱，仅在 12 小时内有效。"s. o. s"医嘱执行后，由执行护士填写执行时间并签名。如在规定的时间内未使用，则由护士用红墨水笔在执行时间栏内写明"未执行"，并用蓝黑墨水笔或碳素墨水笔在执行护士签名栏内签名。

4）"今晚""明晨"禁食等医嘱由通知患者的护士在执行护士签名栏签名，执行时间为通知患者的时间。

5）一般情况下，护士不得执行口头医嘱。因抢救急危患者需要医师下达口头医嘱时，护士应当复述一遍，医师确认无误后执行。抢救结束后 6 小时内，医师据实补开医嘱，当事护士据实补记执行时间和签名。

6）各种药物过敏试验，其结果记录在该医嘱的末端，用圆括弧内加标识符号表示，其执行时间栏内签做皮试的时间。阴性结果用蓝黑墨水笔或碳素墨水笔记录，标识为"（－）"；阳性结果用红墨水笔记录，标识为"（＋）"，并在病历夹、体温单、医嘱单、床头卡、腕带上同步标记；如为电子病历，打印后的阳性结果标示需用红墨水笔描红或用红墨水笔重新标识；阳性结果需在护理记录单上记录。

7）因故（如缺药、拒绝执行等）未执行的医嘱，应在执行时间栏内用红笔标明"未执行"，并用蓝黑墨水笔或碳素墨水笔在执行护士签名栏内签名，其原因在护理记录单中注明。

8）输血（含成分输血）需两人床旁核对后方可执行，两名核对者均应在执行护士签名栏内签名。

9）医嘱取消时，医师在需要取消的医嘱上用红墨水笔写"取消"二字，"取"字和"消"字分别覆盖医嘱第一个字和最后一个字，并在该医嘱的右下角用红墨水笔签全名。

（2）样式与模式：临时医嘱单参考样式见表 8-5，电子版模式见表 8-6，手写版模式见表 8-7。

表 8-5　　　　　　　　　　　临时医嘱单（参考样式）

姓名：　　　　　科别：　　　　　床号：　　　　　住院病历号：

日期	时间	医嘱内容	医师签名	护士签名	执行时间	执行护士签名	核对者签名

表8-6 　　　　　　　　　临时医嘱单（电子版模式）

姓名：李某　　　　科别：××科　　　床号：16　　　住院病历号：××××××

日期	时间	医　嘱　内　容	医师签名	护士签名	执行时间	执行护士签名	核对者签名
4－01	11：00	明晨抽血采血			06：00	张英	
		血常规、凝血常规检查			06：00	张英	
		肝功能＋肾功能＋E7A＋乙肝全套			06：00	张英	
		血型＋输血前常规检查			06：00	张英	
		C12			06：00	张英	
		明晨留大便查大便常规			20：00	李丽	
		明晨留小便查尿常规			20：00	李丽	
		胸片、心电图、B超	陈新	李丽			张英
4－03	09：00	拟于明日在全身麻醉下行直肠癌根治术					
		禁食			11：00	王红	
		备皮			11：00	王红	
		交叉配同型浓缩红细胞　4 U			11：00	王红	
		术前留置胃管			07：20	张晓	
		术前留置尿管			07：00	李丽	
		生理盐水　　　　　20 mL	皮试		16：00	王红	
		哌拉西林舒巴坦针　2.25 g	（一）				
		生理盐水　　　　100 mL	带入手术室		4－04 07：30	李丽	
		哌拉西林舒巴坦针 2.25 g		陈新	李丽			王红
4－03	23：00	哌替啶　　　　50 mg　　im　　s.o.s	陈新	李丽	未执行	刘云	王红
4－04	10：00	曲马多注射液　　10 mg　　im　　st	陈新	李丽	10：00	刘云	王红
4－05	09：00	异丙嗪针　　25 mg　　im　　输血前			16：00	王红	
		生理盐水　　100 mL　静滴(输血冲管用)			16：00	王红	
		输同型浓缩红细胞　2 U　　静滴	陈新	李丽	16：10	王红 张英	王红
4－06	09：00	5%葡萄糖氯化钠 500 mL	静滴	陈新	李丽	09：30	王红
		10%氯化钾　　　　10 mL					王红

226

表8-7 临时医嘱单（手写版模式）

姓名：李某　科别：××科　床号：17　住院病历号：××××××

日期	时间	医嘱内容		医师签名	护士签名	执行时间	执行护士签名	核对者签名
4-01	11:00	明晨抽血查				4-02 06:00	张英	
		血常规、凝血常规检查						
		肝功能＋肾功能＋E7A＋乙肝全套						
		血型＋输血前常规检查						
		C12						
		明晨留大便查大便常规				4-02 06:00	李丽	
		明晨留小便查尿常规				4-02 06:00	李丽	
		胸片、心电图、B超		陈新	刘云			陈雯
4-03	09:00	拟于明日在全身麻醉下行直肠癌根治术						
		禁食				11:00	王红	
		备皮				11:00	王红	
		交叉配同型浓缩红细胞　4 U				11:00	王红	
		术前留置胃管						
		术前留置尿管				4-03 07:00	李丽	
		生理盐水　20 mL	皮试			16:00	王红	
		头孢哌酮他唑巴坦 2.25 g	（一）					
		生理盐水　100 mL	带入手术室			4-04 07:30	李丽	
		头孢哌酮他唑巴坦　2.25 g		陈新	李丽			陈雯
4-04	23:00	哌替啶　50 mg　im　s.o.s		陈新	刘云	未执行	刘云	陈雯
4-05	09:00	异丙嗪　25 mg　im　输血前				16:00	王红	
		生理盐水　100 mL　静滴（冲管用）				16:00	王红	
		输同型浓缩红细胞　2 U	静滴	陈新	刘云	16:10	王红 张英	陈雯
4-06	09:00	5%葡萄糖氯化钠　500 mL	静滴	陈新	刘云			
		10%氯化钾针　10 mL		陈新				陈雯

227

（三）"护理记录单"填写说明

护理记录单是护士记录患者住院期间的病情变化、实施的护理措施及效果等信息的表单。在本规范提供的护理记录单"参考样式"的基础上，医疗机构可根据本机构专科特点及临床实际需要，规范本机构常用护理记录单。

1. 一般护理记录单填写要求

（1）记录内容与要求：

1）一般护理记录单宜采用表格式，内容可包括生命体征、疼痛、意识状态、瞳孔、血氧饱和度、出入水量、皮肤、管路等信息。

2）记录的内容与频次遵医嘱、治疗和患者病情变化等需要决定，病危患者至少每班记录1次，病重患者至少每日记录1次，患者病情发生变化或意外情况时随时记录，记录时间应采用24小时制，具体到分钟。

3）护理记录体现个性化，有观察重点、针对性的护理措施与效果等。记录内容应客观真实。

（2）一般护理记录单（表格式）相关栏目填写说明：

1）体温：单位为"摄氏度（℃）"，直接在"体温"栏内填入测得数值，不需要填写单位。

2）脉搏：单位为"次/min"，直接在"脉搏"栏内填入测得数值，不需要填写单位。

3）呼吸：单位为"次/min"，直接在"呼吸"栏内填入测得数值，不需要填写单位。使用呼吸机的患者，记录在辅助状态下的呼吸次数，数字前加"A"（如"A16"）。

4）血压：单位为"毫米汞柱（mmHg）"，直接在"血压"栏内填入测得数值，不需要填写单位。

5）血氧饱和度（%）：直接在相应栏目内填写测得数值，不需要填写单位。

6）意识：根据患者意识状态选择填写"清醒""意识模糊""嗜睡""昏睡""浅昏迷""深昏迷"等。如患者使用镇静剂无法判断意识状态，可在意识栏记录"镇静状态"。

7）瞳孔：包括大小和对光反射。记录以患者的解剖学位置的方向为准，大小用数字记录，单位为"mm"，记录于瞳孔标识的正下方。对光反射存在用"＋"表示，对光反射迟钝用"±"表示，对光反射消失用"－"表示，记录于瞳孔标识的正上方。两侧瞳孔等大

$$\overset{+}{\bigcirc} = \overset{+}{\bigcirc}$$

时，在瞳孔标识之间用"＝"表示，如 mm＝ mm；两侧瞳孔不等大时，在瞳孔标识之间用"＞"或"＜"表示，如"○＞○"表示右侧瞳孔大于左侧瞳孔。一侧眼球摘除（如左侧摘除）以"○-⊗"表示。其他特殊情况在病情观察栏内描述。

8）出入量：单位为"毫升（mL）"。记录时直接填写数量，不需要填写单位。①入量：入量项目包括使用静脉输注的各种药物、口服的各种食物和饮料，以及经鼻胃管、肠管输注的营养液等。因故停止或更换液体时，应在入量栏记录丢弃量，在数字前加"－"（如－100）表示，并在病情观察栏说明原因。②出量：出量项目包括小便、大便、呕吐物、引流物等，需要时写明颜色、性状。大便的单位为"克（g）"，水分可忽略不计，如为水

样大便或便血时单位为"毫升（mL）"，纳入出水量计算。③出入量总结：在入量的"项目"栏注明"日间小结"（7:00—19:00 的出入量）或"24 小时总结"（7:00 至次日 7:00 的出入量）。总入量记入入量栏内，总出量记入出量栏内，在其总数下用红墨水笔标识双横线，如"800"（电子病历除外），并将总出入量记于体温单（前 1 日）的相应栏内。

9）皮肤情况：根据患者皮肤出现的异常情况选择填写，如压力性损伤、出血点、破损、水肿等。在病情观察栏内描述皮肤破损部位、面积、深度等。

10）管路情况：根据患者置管情况填写，如静脉置管、导尿管、引流管等，观察无异常用"—"表示，有异常用"＋"表示，并在病情观察栏内写明具体情况、护理措施及效果。

11）转科等交接记录：患者转科的交接情况直接记录在护理记录单上，交、接护士在转科交接单上双人签名。

12）病情观察、护理措施及效果：应观察记录患者病情的情况及根据医嘱或护理评估结果等采取的相应措施，包括患者意识状态、专科症状及阳性体征、精神及行为改变、治疗护理及效果等。

13）输血情况记录：应执行《静脉治疗护理技术操作规范》（WS/T 433—2013）规定，记录输血/血制品名称、用量、速度、时间及输血情况。输血开始、输血 15 分钟内以及输血结束，均应观察患者的反应并准确记录。

（3）样式与模式：一般护理记录单（表格式）参考样式见表 8-8，模式见表 8-9。

2. 相关专科护理记录单

（1）产科护理记录单：产科护理记录单是指记录产妇产前、产时、产后相关情况的护理文书。

1）产前护理记录内容与要求：①血压。一般情况下每日测量记录 2 次，妊娠合并症者遵医嘱执行。②胎心音。每 4 小时测听 1 次并记录或遵医嘱执行。③胎动计数。每日记录 3 次（早、中、晚）或遵医嘱执行。④有特殊病情变化随时观察记录。

2）产时护理记录内容与要求：①血压、脉搏。每 2～4 小时测量记录 1 次或遵医嘱执行。②宫缩状况。每小时观察记录 1 次，包括持续时间、强度、规律性以及间歇时间。③胎心音。潜伏期每小时测听记录 1 次，活跃期每 30 分钟测听记录 1 次（宫缩频繁时应每 15～30 分钟测听记录 1 次，每次听诊 1 分钟）。④阴道指检。潜伏期每 2～4 小时检查记录 1 次，活跃期每 1～2 小时检查记录 1 次。⑤第二产程每 5～10 分钟测听记录宫缩和胎心情况（有条件者用胎儿监护仪持续监测）。⑥胎儿娩出、胎盘娩出均需测量记录血压、脉搏。⑦产妇出产房需观察记录血压、脉搏、阴道流血情况（颜色、性质、量）、子宫底高度、宫缩状况（软硬度）、会阴伤口情况（渗血、红肿）、膀胱是否充盈等。

3）产后护理记录内容与要求：①自然分娩产妇产后护理记录。a. 血压、脉搏：产后 2 小时内每半小时测量记录 1 次；从产房到母婴同室区交接时测量记录 1 次，或遵医嘱执行。b. 子宫收缩状态、子宫底高度、阴道流血情况、会阴伤口有无渗血与红肿等观察记录：产后 2 小时内每半小时观察记录 1 次；产后 3～6 小时内每小时观察记录 1 次；产后 7～12 小时内每 2～3 小时观察记录 1 次。c. 产后 4～6 小时需观察记录第 1 次自解小便情况。d. 母

表 8 - 8

护理记录单（参考样式）

一般护理记录单（空白）

姓名：　　　　科别：　　　　床号：　　　　入院日期：　　　　住院病历号：

日期	时间	生命体征					意识	瞳孔	入量/mL		出量/mL			管道		其他		病情观察、护理措施及效果	签名
		体温/℃	脉搏/(次/min)	呼吸/(次/min)	血压/mmHg	血氧饱和度/%			名称	量	名称	量	颜色性状	名称	情况	卧位	皮肤		

表 8-9

一般护理记录单（举例1）

姓名：张某　　科别：××科　　床号：12　　入院日期：2021-09-01　　住院病历号：×××××××

日期 时间	生命体征 体温/℃	脉搏/(次/min)	呼吸/(次/min)	血压/mmHg	血氧饱和度/%	意识	瞳孔	入量/mL 名称	量	出量/mL 名称	量	颜色性状	管道 名称	情况	其他 卧位	皮肤	病情观察、护理措施及效果	签名
9-01 10:30	36.4	82	18	120/82		清醒										√	患者，男，45岁，体检发现甲状腺肿块伴钙化灶，于今日09:30步行入院。介绍病室环境及管床医师，和负责护士。行入院宣教。告知和配合完善术前准备，择期手术。	李红
9-03 10:00																√	术前准备已完善，拟明日在全身麻醉下行甲状腺全切除术。	李红
9-04 07:30	36.5	80	17	126/86		清醒										√	术前针已执行，腕带病历带，术中用药青霉素钠160万U接入手术室。	李红 肖佳
9-04 16:20	36.6	84	18	124/84	99	清醒									平卧	√	于16:00由PACU返回病房，患者意识清醒，伤口敷料干燥，接伤口引流管于床旁无菌干袋，接导尿管于床旁无菌引流袋。5%葡萄糖氯化钠输液500 mL静脉输注，给予中心吸氧3 L/min，测血压、脉搏，呼吸q2h。	王红
9-04 18:20		86	20	130/86	100										平卧	√	静脉输液、中心吸氧在续，患者呼吸平顺，无诉不适。	王红
9-04 20:20		86	20	130/86	99										平卧	√		王红
9-04 22:20		88	20	132/86	98										半坐	√	试喝冷开水无呛咳，助患者取半坐卧位。	王红

231

续表

一般护理记录单（举例2）

姓名：张某 床号：12 科别：10 入院日期：2015-09-01 住院病历号：623456

日期	时间	体温/℃	脉搏/(次/min)	呼吸/(次/min)	血压/mmHg	血氧饱和度/%	意识	瞳孔	入量/mL 名称	量	出量/mL 名称	量	颜色性状	管道 名称	情况	卧位	皮肤	病情观察、护理措施及效果	签名
9-05	00:20		84	19	128/84	100										半坐	—	伤口敷料干燥，伤口引流管引流出血性液约20 mL，呼吸顺畅、安静入睡。	王红
9-05	02:20		82	18	124/82	99										半坐	—		张伟
9-05	04:20		80	17	120/80	98										半坐	—		张伟
9-05	06:20		76	16	126/86	99										半坐	—		张伟
9-05	07:00	36.5	76	16	124/82	100										半坐	—	患者伤口敷料有少许渗湿，伤口引流管引流出血性液约40 mL，呼吸顺畅、发音正常、喝水无呛咳，睡眠好，未诉不适。	张伟
9-05	09:00		84	18	124/84	99										半坐	—	停测血压、脉搏、呼吸 q2h，下床活动。	李文
9-05	17:30																	停伤口引流管于床旁引流袋。	李文
9-10	09:30																	通知患者明日出院、告知带药服药、饮食、活动等注意事项，预约复诊时间，告知不适随诊。	李梅

乳喂养情况按爱婴医院要求记录。e. 有特殊病情变化随时记录。②剖宫产产妇术后护理记录。a. 血压、脉搏：术后6小时内每小时监测记录1次（或心电监护6小时），或遵医嘱执行。b. 子宫收缩状态、子宫底高度、阴道流血情况、腹部伤口情况、各类管道等情况观察记录：术后6小时内每小时观察记录1次；术后7～12小时内每2～3小时观察记录1次；以后每班观察记录1次至肛门排气。c. 拔除导尿管后需观察记录第1次自解小便情况。d. 母乳喂养情况按爱婴医院要求记录。e. 有特殊病情变化随时记录。

4）产科护理记录单参考样式：见表8-10、表8-11。

（2）新生儿护理记录单：

1）母婴同室新生儿护理记录单：母婴同室新生儿护理记录单是指对新生儿从出生至出院期间护理过程客观记录的护理文书。①新生儿的面色、呼吸状态、皮肤是否完好或黄染、脐部有无渗血等观察记录：a. 出生2小时内每30～60分钟观察记录1次。b. 出生24小时内每4小时观察记录1次；24小时后有异常随时记录。②体温情况：a. 出生后4～6小时内应有复温观察记录。b. 出生后每日测量记录3次，正常后改每日测量记录2次。③喂养与大小便情况：每班记录1次。④发生异常变化随时记录。⑤母婴同室新生儿护理记录单参考样式见表8-12，模式见表8-13。

2）新生儿患儿护理记录单：新生儿患儿护理记录单是根据医嘱和病情，对新生儿患儿住院期间护理过程（病情观察、护理措施与效果及健康教育等）客观记录的护理文书。①遵循一般护理记录单中的书写原则。②根据医嘱和结合患儿病情实际，决定记录内容及频次。③填写说明：包括以下内容。a. 以"红润""黄染""青紫""苍白"等表示。b. 反应：以"好"激惹"差"等表示。c. 脐部：以"干洁""渗液""渗血""脓性分泌物""脱落""脐瘘""脐疝"等表示，具体护理措施写入"病情观察、护理措施及效果"栏。d. 臀部：以"完好""臀红""破损""皮疹"等表示，具体护理措施写入"病情观察、护理措施及效果"栏。e. 腹部情况：以膨隆"软""凹"表示。f. 喂养：方式用"经口""管饲""禁食"等表示；品种可选择母乳、代乳品，其他具体治疗饮食等。g. 氧疗或呼吸支持：根据医嘱或患儿实际病情所设定的参数及患儿的各项指标和具体护理措施写入"病情观察、护理措施及效果"栏。h. 心电监护的患儿应根据医嘱记录生命体征的频次，无心电监护的患儿每班至少有一次生命体征记录，并且每次喂奶都有记录。④新生儿患儿护理记录单参考样式见表8-14，模式见表8-15。

（3）手术护理记录单：是记录患者在手术室期间的病情变化、术中护理及手术物品清点等信息的表单。

1）记录内容与要求：①宜采用表格式记录，包括眉栏、手术过程中的相关护理及手术物品清点等。②眉栏应包括姓名、年龄、性别、科室、病案号/住院病历号/ID号、手术日期、手术间、手术名称等。③手术开始前，应记录术前准备完成情况、麻醉方式、药物过敏史、皮肤情况及保护措施等。④手术中，应记录手术体位、术中变换体位、血型、输血名称、输血量、术中冰冻标本、体内植入物及其他特殊情况等。⑤手术结束离室前，应记录意识状况、皮肤状况、留置管路种类及数量、手术病理标本及其他特殊情况等。⑥器械、

表 8-10

产科护理记录单（参考样式）

姓名：丁×　　科室：产科　　床号：27　　住院病历号：××××××

日期	时间	意识	体温/℃	脉搏/(次/min)	呼吸/(次/min)	血压/mmHg	SpO₂/%	入量项目	量/mL	阴道流血	尿液	其他	特殊管道名称	情况	胎心音/(次/min)	胎膜破否	宫口开大/cm	宫缩状况/(s/min)	子宫底高度脐下/(指)	子宫收缩状态	伤口腹部渗血	红肿	肛门排气	喂哺技巧指导	病情、护理措施及效果	签名
2-01	13:40	清醒	36.5	82	20	125/60				无					139	未	未查	无							轮椅护送入院，诉头晕、头痛，通知夏琼医师诊查孕妇。	刘春
	14:10									无					146			无							经治疗头痛、头晕缓解。	吴丽
	20:00									无					148			不规则								吴丽
2-02	0:00									无					136			10/10~15								蒋君
	4:00														133	未		25~30/5~6								蒋君
	4:20	清醒		89	20	127/64				无					138	未	1	30/5							平车护送入产房。	张芳
	4:30									无					132	未	1＋	20~25/5~6							产二科转入，血型"A"型，	蒋晴
	6:30														134	未	未查	25~30/4~5							行胎心监护，通知周凤医师诊查产妇。	蒋晴
	8:00														132	已	2	30/4~5							遵医嘱予人工破膜，羊水黄色，约60 mL。	夏如
	9:00			90	20	110/68				无					118	已	未查	25/4~5							遵医嘱予术前准备。	夏如

234

续表 1

姓名：丁×　　　　科室：产科　　　　床号：27　　　　住院病历号：××××××

日期	时间	意识	体温/℃	脉搏/(次/min)	呼吸/(次/min)	血压/mmHg	SpO₂/%	入量/mL 项目	入量/mL 量	出量/mL 阴道流血	出量/mL 尿液	出量/mL 其他	特殊管道 名称	特殊管道 情况	胎心/(次/min)	胎膜破否	宫口开大/cm	宫缩状况/(s/min)	子宫底高度脐下(指)	子宫收缩状态	伤口/腹部 渗血	伤口/腹部 红肿	肛门排气	喂哺技巧措施指导	病情、护理措施及效果	签名
2-02	9:20			94	20	117/69									0×× 159	已	3+	20~25/5~6							护送入手术室	夏如
	11:00	清醒		88	20	97/60	96	乳酸林格 缩宫素	300	10			PCA	通畅					1	佳	无				剖宫产术毕，安返母婴室，留置导尿管、尿袋内有清亮、淡黄色尿液约 60 mL。遵医嘱行多功能心电监护，伤口压沙袋 3 小时，吸氧 6 小时、腹部行皮肤早接触、早吸吮。	肖蓉 蒋芳
	12:00			80	20	116/81	99			20	400								1	佳	无					蒋芳
	13:00			84	20	100/64	100			10									1	佳	无					蒋芳
	14:00			82	20	106/66	100			10																蒋芳
	15:00			84	20	108/68	100			15																蒋芳
	16:00			84	20	107/68	100			10			PCA	通畅					1	佳	无					蒋芳

续表2

姓名：丁×　　科室：产科　　床号：27　　住院病历号：×××××××

日期	时间	意识	体温/℃	脉搏/(次/min)	呼吸/(次/min)	血压/mmHg	SpO₂/%	入量/mL 项目	阴道流血	尿液	其他	特殊管道 名称	情况	胎心音/(次/min)	胎膜破否	宫口开大/cm	宫缩状况/(s/min)	子宫底高度脐下/(指)	子宫收缩状态	渗血	红肿	肛门排气	喂哺技巧指导	病情、护理措施及效果	签名
2-02	16:00																								蒋芳
	17:00			84	20	107/68	100		10									1	佳	无					朱玲
	20:00				20		100		15									1	佳	无					朱玲
2-03	0:00								10	800		PCA	通畅					2	佳	无				导尿管通畅，引流液清亮。	朱玲
	8:00								10			PCA	通畅					2	佳	无					朱婷
	10:50																								彭丹
	14:40																					已			彭丹
	16:00											PCA	通畅											遵医嘱停留置尿管。	彭丹
	16:40											PCA	通畅											自解小便顺畅。	王静
2-04	0:00											PCA	通畅												王静
	8:00																								袁敏
	9:20																						侧卧位		蒋芳

236

续表3

姓名：丁×　　　科室：产科　　　床号：27　　　住院病历号：××××××

日期	时间	意识	体温/℃	脉搏/(次/min)	呼吸/(次/min)	血压/mmHg	SpO₂/%	入量/mL 项目	出量/mL 阴道流血量	出量/mL 尿液	出量/mL 其他	特殊管道 名称	特殊管道 情况	胎心音/(次/min)	胎膜破否	宫口开大/cm	宫缩状况/(s/min)	子宫底高度脐下(指)	子宫收缩状态	□伤口□腹部 渗血	□伤口□腹部 红肿	肛门排气	喂哺按巧指导	病情、护理措施及效果	签名
2-04	16:10																						手法挤奶	床醉医师拔除PCA。	
2-06	9:10																						环抱式		夏如
2-07	10:20																						手法挤奶		王静
2-08	9:30																						再评估	出院。	张怡

237

表8-11

产时护理记录单(参考样式)

姓名:王× 科别:20 床号:18 入院日期:2022-09-03 住院病历号:×××××××

日期	时间	生命体征							宫缩		宫口/cm	胎膜破否	羊水		阴道流血/mL	胎心音/(次/min)	病情、护理措施及效果	签名
		体温/℃	脉搏/(次/min)	呼吸/(次/min)	血压/mmHg	血氧饱和度/%	意识	瞳孔	间隔/分钟	持续/秒			性状	量/mL				
9-03	14:25								3	30	4	已	清亮	少		0××135	产程进展欠佳,遵医嘱子5%碳酸氢钠250 mL快速静脉滴注。	刘英
	14:30								3	30	未查					0××136	遵医嘱子间苯三酚80 mg加生理盐水10 mL静脉注射。	刘英
	14:45								3	30	未查					0××138		刘英
	15:00								3	30	未查					0××153	缩宫素组液体即输完,报告值班医师,遵医嘱继续予5%缩宫素静脉滴注,滴速为20滴/min。	刘英
	15:15								3	30	未查					0××148		刘英
	15:25		74		115/68				3	30	6	已	清亮	少		0××152		刘英
	15:40								3	30	未查					0××152		刘英
	15:55								3	35	未查					0××150		刘英
	16:10								2~3	35~40	近开全	已	清亮	少		0××152		刘英
	16:25		80	20	110/72				2	40	开全					0××154	上产床,行胎心监护,遵医嘱停缩宫素静脉滴注。	王红
	16:40								2	40						0××140		王红

238

续表

生命体征 | | | | 血氧 | | | 宫缩 | | | | 羊水 | | 阴道 | | |

姓名：王×　　　科别：20　　　床号：18　　　入院日期：2022-09-03　　　住院病历号：××××××

日期	时间	体温/℃	脉搏/(次/min)	呼吸/(次/min)	血压/mmHg	血氧饱和度/%	意识	瞳孔	宫缩间隔/分钟	宫缩持续/秒	宫口/cm	胎膜破否	羊水性状	羊水量/mL	阴道流血/mL	胎心音/(次/min)	病情、护理措施及效果	签名
9-03	16:55								2	40						0××140		王红
	17:05															0××132	上台接生。	王红
9-03	17:25		78	20	112/68												胎儿娩出。	王红
	17:30		80	20	110/66												胎盘娩出。	王红

239

表 8-12

母婴同室新生儿护理记录单（空白单参考样式）

姓名：　　　性别：　　　科别：　　　床号：　　　出生日期：　　　住院病历号：

日期	时间	面色	体温/℃	心率/(次/min)	呼吸状况/(次/min)	血氧饱和度/%	体重/kg	皮肤颜色	皮肤状况渗血	脐部红肿	血糖/(mmol/L)	经皮胆红素/(mg/dL)	喂养母喂/次	配方奶/mL	糖水/mL	大便/次	小便/次	温箱温度/℃ 入 出	病情观察、护理措施及效果	签名

表8-13

母婴同室新生儿护理记录单（参考样式）

姓名：王某毛毛　　性别：男　　科别：19　　床号：22　　出生日期：2021-04-03　　住院病历号：×××××××

日期	时间	面色	体温/℃	心率/(次/min)	呼吸状况/(次/min)	血氧饱和度/%	体重/kg	皮肤颜色	皮肤状况	脐部渗血	脐部红肿	血糖/(mmol/L)	经皮胆红素/(mg/dL)	喂养母喂/配方奶次	配方奶/mL	糖水/mL	大便/次	小便/次	温箱温度/℃入	温箱温度/℃出	病情观察、护理措施及效果	签名
4-03	18:00	红润		145	48	90	2.6		完好	无												刘婷
	18:30	红润		145	46	99															皮肤早接触，早吸吮完毕。	刘婷
	19:00	红润		145	51	99															床旁帮助母乳喂养一次。	刘婷
	19:30	红润		137	48	97															随母转母婴同室。	刘婷
	19:35	红润	未升		平稳		2.6		完好	无				1							抱送入科，通知肠凡医师看婴儿，帮助母乳喂养。	周彤
	23:00	红润	36.5		平稳					无				2			0	0				周彤
4-04	7:00	红润			平稳						无			4			0	0				罗芳
	11:00	红润			平稳						无			4			1	1				周彤
	15:00	红润			平稳			微黄			无		3.6	4			5	3				周婷
	23:00	红润			平稳									4			2	3				贺羽
4-05	7:00	红润			平稳									3			1	2				马燕
	15:00	红润			平稳			轻黄					8.0	4			2	2				丁晓红
	23:00	红润			平稳									3			1	2				何佳
4-06	7:00	红润			平稳									3			3	3				何佳
	9:00	红润			平稳		2.52	轻黄	完好					8.9							随母出院。	丁晓红

表 8 - 14　　新生儿患儿护理记录单（空白单参考样式）

床号：　　　姓名：　　　性别：　　　住院病历号：　　　出生日期：　　　日龄/纠正胎龄：　　　d　体重：　　　kg　经皮胆红素：　　　mg/dL

日期	时间	箱温/湿度/℃ %	生命体征				专科观察						喂养情况		入量		出量		病情观察、护理措施及效果	签名
			体温/℃	心率/(次/min)	呼吸/(次/min)	血压/mmHg	氧饱和度/%	面色	反应	脐部	臀部	腹部情况	血糖/(mmol/L)	胃管方式/深度/cm	奶量/种类/mL	项目	量/mL	大便	小便		

表 8-15　新生儿患儿护理记录单（参考样式）（新生儿高胆红素血症）

床号：20　　姓名：王某（或李某之子）　　性别：男　　住院病历号：×××××××　　出生日期：2022-02-17　　日龄/纠正胎龄：3 d

序号：20　　体重：3.1 kg　　经皮胆红素：16.1 mg/dL

日期	时间	箱温/℃	湿度/%	体温/℃	心率/(次/min)	呼吸/(次/min)	血压/mmHg	氧饱和度/面色/%	面色	反应	脐部	臀部	腹部情况	血糖/(mmol/L)	方式	胃管深度/种类/cm	奶量/mL	项目	量/mL	大便	小便	病情观察、护理措施及效果	签名
2-17	10:00	30	55	36.5	120	48	70/38	99	黄	好	干结	完好	平软	3.9	经口	母乳	15	氨基酸组	120	黄软多	45	男，3天，因高胆红素血症入科。予蓝光照射8小时。	刘莉
	14:00	30	55	36.8	129	42		95	红	好					经口	母乳	15				42	光疗在继续。	刘莉
	17:00	30	55	36.4	122	44		96	红	好	干结	完好	平软	4.5	经口	母乳	15				16	光疗已结束。	王芳
	20:00	30	55	36.4	122	44		98							经口	母乳	15			黄软多	38		王芳
	23:00	30	55	36.4	122	44		96							经口	母乳	15				19	经皮胆红素 6.4 mg/dL。	王芳

243

敷料清点记录应由巡回护士和洗手护士清点并签名，如有两名以上的巡回护士时，每名护士需就所核对的不同时间段分别签名；无洗手护士参加的手术，由巡回护士和具有执业资质的本院手术医师共同清点并签名。分别在手术开始前、关闭体腔前、关闭体腔后、缝合皮肤后由洗手护士和巡回护士双人清点器械、敷料及杂项物品等并记录签名，对临时增加的敷料、器械等，应即刻清点并独立记录。术前清点、术中加数及关体腔前后清点，写明具体数量，不可用打"√"形式。⑦术中体内植入物（如人工关节、人工瓣膜、股骨头等）条形码，手术所用的无菌包灭菌效果监测指示卡的标识由护士粘贴于粘贴栏内。⑧术毕，巡回护士及时将手术护理记录单归入患者住院病历中。

2）样式：手术护理记录单参考样式正面、手术护理记录单参考样式反面手术器械清点单（见表8-16），手术患者交接核对清单参考样式见表8-17。

表8-16　　　　　　　　　手术护理记录单（参考样式正面）

病室/床号：　　　　姓名：　　　　性别：　男□ 女□　年龄：　　　住院号：
手术间：　　　手术日期：　　　年　　月　　日　手术名称：
血型：

护理情况	术前	入室时间　　　意识 静脉输液：无□ 有□　深静脉穿刺：无□ 有□ 管道：无□ 有□　　皮肤情况：正常□ 破损□ 药物过敏：无□ 有□　术前用药：无□ 已用□ 未用□ 腕带：无□ 有□　　体表标识：无□ 有□ 术前：□禁饮 □禁食 手术用物灭菌指示标记：达标□	交班者	接班者
	术中	体位：仰卧位□ 俯卧位□ 左侧卧位□ 右侧卧位□ 截石位□ 其他： 高频电刀：无□ 有□ 负极板位置：臀部□ 大腿□ 小腿□ 上臂□ 其他： 止血带：无□ 有□ 部位：　　　　压力：　　　mmHg 体位支持用物：沙袋□ 枕头□ 手托□ 头圈□ 头架□ 背部扶托□ 模型垫□ 支腿架□ 其他： 体内植入物：无□ 有□ 标本：无□ 有□　送检：普通□ 快速□	交班者	接班者
	术毕	离室时间　　　　送至 病室□ ICU□ PACU□ 其他： 静脉输液：无□ 有□　　皮肤情况 同前□ 改变□ 引流管/膜：鼻胃管□ 导尿管□ 腹腔引流管□ T型管□ 胸腔引流管□ 膀胱造瘘管□ 橡皮膜□ 其他： 备注：	交班者	接班者

灭菌标识、体内植入物标识粘贴

手术器械清点单（手术护理记录单参考样式反面）

姓名： 性别： 年龄： 科别： 住院号： 手术间：

手术日期： 年 月 日 手术名称：

器械名称	术前清点	术中加数	关体腔前	关体腔后	缝合皮肤后	器械名称	术前清点	术中加数	关体腔前	关体腔后	缝合皮肤后
卵 圆 钳						髓 核 钳					
巾 钳						咬 骨 钳					
持 针 钳						骨刀、骨凿					
组 织 钳						拉 钩					
大弯血管钳						刮 匙					
弯 血 管 钳						脊柱牵开器					
直 血 管 钳						腹腔牵开器					
蚊 式 钳						胸腔牵开器					
直 角 钳						有 齿 镊					
扁 桃 体 钳						无 齿 镊					
组 织 钳						刀 柄					
胃 钳						手 术 剪					
肠 钳						吸 引 头					
取 石 钳						电 刀 头					
胆 石 刮						电刀清洁片					
胆 道 探 子						大 纱 垫					
肾 蒂 钳						小 纱 垫					
输 尿 管 钳						纱 布					
沙 氏 钳						纱 条					
持 瓣 钳						棉 片					
阻 断 钳						棉 签					
肺 叶 钳						阻 断 带					
心 房 钳						缝 针					
心 耳 钳						注 射 器					
血 管 夹						针 头					
气 管 钳						剥 离 子					

备注：

填表说明：

1. 表格内的清点数必须用数字说明，不得用"√"表示。

2. 空格处可以填写其他手术物品。

3. 表格内的清点数目必须清晰，不得采用刮、粘、涂等方法涂改。

洗手护士： 巡回护士： 主刀医师：

表 8 - 17 　　　　　　　手术患者交接核对清单（参考样式）

病室/床号：　　　　　姓名：　　　　　性别：　　　　　出生年月日：　　　　　ID 号：

项目/时间		年 月 日 时 分	年 月 日 时 分	年 月 日 时 分	年 月 日 时 分
1. 意识		□清醒□嗜睡□昏睡□昏迷□全身麻醉状态	□清醒□嗜睡□昏睡□昏迷□全身麻醉状态	□清醒□嗜睡□昏睡□昏迷□全身麻醉状态	□清醒□嗜睡□昏睡□昏迷□全身麻醉状态
2. 皮肤		□（－）□（＋）□外伤破损	□（－）□（＋）□外伤破损	□（－）□（＋）□外伤破损	□（－）□（＋）□外伤破损
3. 手腕带		□有 □无	□有 □无	□有 □无	□有 □无
4. 手术部位标识		□有 □不需要	□有 □不需要	□有 □不需要	□有 □不需要
5. 药 物		□无 □有	□无 □有	□无 □有	□无 □有
6. 引流管		□无 □有	□无 □有	□无 □有	□无 □有
7. 输液	输液类型	□留置针□PICC □CVC □PORT □其他	□留置针□PICC □CVC □PORT □其他	□留置针□PICC □CVC □PORT □其他	□留置针□PICC □CVC □PORT □其他
	通畅情况	□是 □否	□是 □否	□是 □否	□是 □否
8. 文书资料	手术同意书	□有 □无	□有 □无	□有 □无	□有 □无
	麻醉同意书	□有 □无	□有 □无	□有 □无	□有 □无
	输血同意书	□有 □不需要	□有 □不需要	□有 □不需要	□有 □不需要
	授权委托书	□有 □不需要	□有 □不需要	□有 □不需要	□有 □不需要
	风险评估表	□有 □无	□有 □无	□有 □无	□有 □无
	临时医嘱单	□有 □无	□有 □无	□有 □无	□有 □无
	长期医嘱单	□有 □不需要	□有 □不需要	□有 □不需要	□有 □不需要
	原始血型单	□有 □无	□有 □无	□有 □无	□有 □无
	配血单	□有 □不需要	□有 □不需要	□有 □不需要	□有 □不需要
	输血前四项	□有 □不需要	□有 □不需要	□有 □不需要	□有 □不需要
	特种手术同意书	□有 □不需要	□有 □不需要	□有 □不需要	□有 □不需要
	内植入物同意书	□有 □不需要	□有 □不需要	□有 □不需要	□有 □不需要
9. 病服		衣 件；裤 件	衣 件；裤 件	衣 件；裤 件	衣 件；裤 件
10. 影像资料		□无 □有 张	□无 □有 张	□无 □有 张	□无 □有 张
11. 镇痛泵		□无 □有	□无 □有	□无 □有	□无 □有

项目/时间	年 月 日 时 分	年 月 日 时 分	年 月 日 时 分	年 月 日 时 分
12. 特殊感染	□无 □有	□无 □有	□无 □有	□无 □有
13. 其他				
交班者:	科室: 签名:	科室: 签名:	科室: 签名:	科室: 签名:
接班者:	科室: 签名:	科室: 签名:	科室: 签名:	科室: 签名:

说明：①本清单适用于所有手术患者交接核对，交接双方须逐项确认记录；②特殊感染包括：特异性感染和多重耐药菌感染等；③此清单由患者手术时所在护理单元打印、出院所在护理单元保存。

（4）重症监护病房护理记录单：是指对重症监护病房患者护理过程（病情观察、护理措施与效果及健康教育等）客观记录的护理文书。

1）根据医嘱及结合监护患者病情实际，决定监测记录的内容及频次。

2）重症监护病房（ICU、PACU、NICU、PICU、RICU、CCU等）护理记录单，在参考规范提供的护理记录单"参考样式"的基础上，医疗机构可根据相关专科特点及临床实际需要进行规范。

3）重症监护病房护理记录单参考样式见表8-18，模式见表8-19。

（5）精神科护理记录单：是对精神疾病患者在住院期间的病情观察和所采用护理措施及效果的客观记录的护理文书。一般采用表格式记录。

1）记录内容与要求：①记录频次遵医嘱或视病情至少每周1次（住院时间在6个月以上者，至少每2周记录1次），病情变化时随时记录；入院、转科、出院时应有记录。在本班内完成，按需要给予特别指导，体现专科特色。记录的专科内容应包括精神症状、心理状态、治疗措施及效果、药物副作用观察、风险评估结果及护理措施、实验室阳性检查结果以及安全宣教、特殊沟通等。

②病情观察：a. 有"自杀自伤""伤人毁物""逃跑""行为紊乱"等企图或行为时用"√"表示；b. "与人接触"可记录为"无法接触""违拗""不合作""被动""主动""合作"；c. "治疗依从性"可记录为"不合作""被动合作""违拗""合作"；d. "自理程度"可记录为"照料""协助""督促""自理"；e. "饮食"可记录为"拒食""吞咽困难""少食""暴食""正常"；f. "睡眠"可记录为"失眠""入睡困难""间断睡眠""早醒""正常"；g. "大便"可记录为"腹泻""便秘""便床""正常"；h. "小便"可记录为"失禁""潴留""便床""正常"；i. 需要具体记录的其他内容，如发热、输液、跌倒、压力性损伤等，可在"病情观察、护理措施及效果"栏内描述。③护理措施按实施的具体措施在相应栏内打"√"，简要描述护理效果。④患者病危（病重）除进行精神疾病患者护理记录外，还应遵循危重患者护理记录要求。⑤合并躯体疾病患者的护理记录。

（2）样式与模式：精神科护理记录单参考样式见表8-20，模式见表8-21。

表 8-18　　重症监护病房护理记录单（空白单参考样式）

科别：　　　　姓名：　　　　床号：　　　　年龄：　　　　性别：　　　　住院号：　　　　入院日期：

日期	时间	生命体征				血氧饱和度/%	意识	瞳孔/mm		呼吸支持						入量/mL		出量/mL		管道		其他			评分				病情观察及措施	签名
		体温/℃	脉搏/(次/min)	呼吸/(次/min)	血压/mmHg			左 大 反 小 射	右 大 反 小 射	模式	VT/mL	PiP/cmH₂O	PEEP/cmH₂O	FiO₂/%	RR/(次/min) 设置 实际	名称	量	名称	量	名称	情况	CVP/cmH₂O	卧位	皮肤	RASS	CPOT	GCS			

248

表 8-19

重症监护病房护理记录单（参考样式）

科别：急诊三部 ICU　　姓名：李某某　　床号：2　　年龄：32　　性别：女　　住院号：×××××××　　入院日期：2022-02-10

日期	时间	生命体征						瞳孔/mm						呼吸支持						入量/mL		出量/mL		管道			其他		评分			皮肤	病情观察及措施	签名
		体温/℃	脉搏/(次/min)	呼吸/(次/min)	血压/mmHg	血氧饱和度/%	意识	左 大 反 小 射	右 大 反 小 射	模式	VT/mL	PIP/cmH₂O	PEEP/cmH₂O	FiO₂/%	RR/(次/min) 设置 实际	名称	量	名称	量	名称	量	情况	CVP/cmH₂O	卧位	RASS	CPOT	GCS			
2-21	0:40	36.3	117	R16	122/79	100	全身麻醉未醒	识钝 3	消失 6	V-A/C	450		5	40	18　18	NS	100	小便	200	胃管	200	正常	7	平躺		5		破损	患者今日在急诊全身麻醉下行"双下肢开放性伤口扩创+VSD 引流术"，术后带胃管、尿管、右下肢 VSD 引流管、气管插管入 EICU。	李素文
																去冷沉淀冰冻血浆	300			尿管		正常								
																（术后带入）				VSD		正常								

249

表 8 - 20　　　精神科护理记录单（空白单参考样式）

科别：　　　床号：　　　姓名：　　　年龄：　　　性别：　　　住院号：　　　入院日期：

日期	时间	体温/℃	脉搏/(次/min)	呼吸/(次/min)	血压/mmHg	血氧饱和度/%	意识	自杀自伤	伤人毁物	逃跑	行为紊乱	与人接触	治疗依从	自理程度	饮食	睡眠	大便	小便	巡视	心理疏导	保护约束	瞳孔/mm 大小 左	瞳孔/mm 大小 右	瞳孔/mm 反射 左	瞳孔/mm 反射 右	入量/mL 名称	入量/mL 量	出量/mL 名称	出量/mL 量	皮损情况	管路名称情况	病情观察护理措施及效果	签名

250

表 8 - 21

精神科护理记录单（参考样式）

科别：精神科　姓名：张三　床号：05　年龄：55 岁　性别：男　住院号：××××××　入院日期：2021 - 12 - 01

日期	时间	体温/℃	脉搏/(次/min)	呼吸/(次/min)	血压/mmHg	血氧饱和度/%	意识	自杀自伤	伤人毁物	逃跑	行为紊乱	与人接触	治疗依从	自理程度	饮食	睡眠	大便	小便	巡视	心理疏导	保护约束	瞳孔/mm 大小 左 右	反射 左 右	入量/mL 名称 量	出量/mL 名称 量	皮损情况	管路 名称 情况	病情观察及护理措施效果	签名
12-01	15:00	36.5	68	20	125/70			√	√	√	√	放动	不合作	不自理	正常	失眠	正常	正常		√	√					完好		患者由家属陪送步行入院。立即通知医师查看患者，护理上予以入院宣教、安全风险评估、遵医嘱予以一级护理，同时加强巡视。	王芳
12-02	9:20																				√								李立

251

二、非病历归档护理文书

非病历归档护理文书是指《医疗事故处理条例》、原卫生部《病历书写基本规范》及《关于在医疗机构推行表格式护理文书的通知》（卫办医政发〔2010〕125号）中未作明确要求，可以不纳入住院病历（出院病历）管理，但在临床护理工作中有需要建立并保存一定时间的护理文书。如：护理相关告知书，护士每次执行长期医嘱的给药单、输液卡、输氧卡、治疗单，病室护理交班志等。所有非病历归档护理文书的保存期限及保存形式由各医疗机构在充分考虑《中华人民共和国民法典》《医疗事故处理条例》等法律法规的基础上，结合本单位实际决定。

（一）护理相关告知书

1. 入院告知书　入院患者告知书是护士向新入院患者介绍护理单元工作人员、护理单元环境、住院制度等信息，并由患者或其家属签字认可的护理文书。

（1）告知内容：

1）介绍护理单元工作人员，如科室主任、护士长、主管医师、责任护士等。

2）介绍护理单元环境、住院须知及规章制度，如护理单元环境、设施、作息时间、陪护探视制度、开水和饮食供应、呼叫系统的使用、紧急逃生路线、病房管理要求和住院安全措施等。

3）介绍治疗、护理、查房、检查等时间安排。

4）急危患者入院时应以抢救为主，对家属或护送人员口头重点告知病情、抢救措施相关事项，待病情平稳后，及时完善告知事宜。

（2）入院告知书参考样式见表8-22。

（3）精神科患者入院告知书参考样式见表8-23。

表8-22　　　　　　　　　入院告知书（参考样式）

尊敬的　　　　病友及家属：

感谢您对我院的信任。为了让您的疾病尽快得到有效地治疗和护理，早日康复，请您仔细阅读以下内容，希望您理解并积极配合。

一、病室及医护人员介绍

您现在入住　　　科室　　　床，您的主管医师是　　　，病室主任是　　　　护士长是　　　，责任护士是　　　。

二、环境制度介绍

1. 为了您的安全，住院期间请勿擅自外出、外宿。否则，发生的各种情况均由您自行承担。

2. 我们为您配备了病床、床上用品、床头呼叫器及直饮水机（或热水瓶）等，请保持床单位整洁，不要携带过多用品进入病室，并注意安全使用。

3. 为了保证您和其他病友有一个安静、清洁、安全的环境，防止您住院期间发生跌倒，请勿互串病房、大声喧哗，不向窗外、地面倒水或扔垃圾。不在护理单元吸烟及进行娱乐活动。

4. 常规治疗护理时间（8:00—16:00）请您不要离开病房，以免影响您的治疗及护理措施的实施。

5. 为保证您及其他病友的治疗和休息，医院探视时间为每日16:00—20:00，请告知您的亲人及朋友，非探视时间请勿探视。疫情期间，请您遵守国家及医院的相关规定。

6. 住院期间陪护人员不能带睡椅等卧具进入病房，也不得在病床上休息。住院患者凭手腕带、陪护人员凭"陪人证"或根据医院相关规定出入住院医疗区。如需请陪护人员时，请与病室护士联系并遵守医院有关规定，以免给您带来不必要的麻烦。

三、无烟医院介绍

我院为无烟医院，室内禁止吸烟，室外设立了吸烟区。吸烟有害健康，请勿吸烟！

四、安全告知

1. 为了保证安全，请您不要在病房内自带酒精炉和使用电炉、电热杯等电器，以免发生火灾。医院营养科或食堂将为您提供饭菜。

2. 请妥善保管好您的贵重物品和现金，随身携带，不要随意委托他人看管，以免丢失。

3. 为了保证您的用药安全，请您参与用药核对，请您不要自行邀请医院外的医师诊治和擅自使用院外带入的药物。

4. 为了防止您跌倒/坠床，请遵守防跌倒/坠床等相关规定，以防跌倒/坠床等事件发生。

5. 请向医院提供病友真实的病情及其他相关信息，否则发生的各种情况均由您自己负责。

五、您享有的知情权

1. 您可向病室医务人员了解有关您的病情、诊断、治疗、护理等情况。

2. 凭病友身份证或诊疗卡在自助机或手机上可查询医疗费用。如有疑问，请您及时与病室医护人员联系。

3. 医院严禁医护人员收受红包、礼金，请您别馈赠。您对我们工作的理解和支持，就是对我们最好的鼓励。

4. 感谢您对我们的信任、理解、支持与配合。您对医疗及护理工作有何建议和要求，请及时向我们反映。联系电话：＿＿＿＿＿＿＿＿投诉电话：＿＿＿＿＿＿＿＿。

祝您早日康复！

如果您已知晓以上告知内容，请您签名：

您与患者的关系：　　　　　　　　　　联系电话：

告知人签字：　　　　　　　　　　告知时间：　　年　　月　　日　　时　　分

表 8-23　　　　　　　　**精神科患者入院告知书（参考样式）**

尊敬的病友（亲属）：

感谢您对我院的信任。您所在的医院（护理单元）为精神疾病专科医院（综合医院的精神/心理专科），为患者服务的过程和管理有一定的特殊性，为保证患者的治疗护理效果与安全，请仔细阅读以下内容，希望理解并积极配合。

一、病室及人员介绍

患者姓名　　　　，入住　　　　科室＿＿＿＿＿床。您的主管医师是　　　　，病室主任是　　　　，护士长是　　　　，责任护士是　　　　。

二、作息时间介绍

早晨起床：6:30　　　　午睡：12:00—14:00　　　　晚上睡觉：21:30

早餐：7:00　　　　午餐：11:30　　　　晚餐：17:00

工娱活动：　　　　上午 9:00—10:30　　　　下午：15:00—16:00

发药：根据不同药物的要求

上午：10：30　　下午：16：30　　晚上：21：00

三、探视规定

为了让患者安心接受治疗，原则上入院后应避免探视，此期间患者亲属可通过电话了解有关情况。非探视时间请勿探视。疫情期间，请您遵守国家及医院的相关规定。

四、特殊告知

1. 请您和家人、朋友遵守国家相关法律法规和医院的有关规则制度，积极配合医护人员对患者的诊疗、护理工作。

2. 请陪送人员切勿将贵重物品以及刀剪、玻璃、绳子、药品等可能造成患者人身损害的物品带入病室；所有带入病室的食品应在探视人员的监护下食用，且及时将盛装食品的玻璃、金属、瓷器等包装物带离病室。

3. 住院期间患者发生突然冲动所致的人身或财产损害，由患者亲属承担，并酌情照价赔偿。工作人员为维护患者安全、防止伤害他人而采取的保护措施所致患者意外损伤，请予以理解。

4. 患者住院期间可能突然发生逃跑、自杀、自伤、毁物等行为时，工作人员采取积极防范措施而出现的不良后果属于意外，请予以理解。

5. 为了保证用药安全，请不要自行邀请院外的医师诊治和擅自使用药物，更不能在病房实施迷信活动。

6. 感谢您对我们的信任、理解、支持与配合。您对医疗及护理工作有何建议和要求，请您及时向我们反映。联系电话：＿＿＿＿＿＿＿＿投诉电话：＿＿＿＿＿＿＿。

祝您早日康复！

如果您已知晓以上告知内容，请您签名：

您与患者的关系：　　　　　　　　联系电话：

告知人签字：　　　　　　　　　　告知时间：　　年　月　日　时　分

2. 保护性约束知情同意书　　保护性约束是防止患者因谵妄、躁动、昏迷等发生坠床、拔管、撞伤、抓伤、伤及他人等意外而采取的一种保护性措施。保护性约束知情同意书是指医师下达保护性约束医嘱后，在实施保护性约束前，护士向患者或其家属告知实施保护性约束相关事项，由患者或其家属签署是否同意实施保护性约束的护理文书。

（1）保护性约束知情同意书告知内容：

1）患者相关情况。

2）使用保护性约束的原因、时间。

3）使用保护性约束可能发生的风险。

4）患者及家属需注意的事项等。

（2）保护性约束知情同意书参考样式：见表8-24。

表8-24　　　　　　　　保护性约束知情同意书（参考样式）

科别：　　　　姓名：　　　　性别：　　　　住院病历号：
诊断：
一、患者相关情况
1. 神志情况（在相应栏内打√）

清楚□　意识模糊□　躁动□　昏迷□　其他（具体说明）

2. 留置管道情况（在相应栏内打√）

胃管□　　尿管□　　气管插管□　　深静脉置管□

各种监护仪器导线□　　　　其他：

二、使用目的（在相应栏内打√）

1. 预防患者自行拔出与治疗相关管道；

2. 预防患者坠床、自伤；

3. 预防其他意外伤害；

4. 其他（具体说明）　　　　　　　　　。

三、可能存在的风险（在相应栏内打√）

1. 约束部位局部皮肤红肿、破溃、水疱及感染；

2. 关节脱位；

3. 骨折；

4. 肢体坏死；

5. 其他不可预知的意外情况（具体说明）

四、患者及家属注意事项

未经医护人员允许不可私自调整约束器具松紧程度、私自取下约束器具等。

我（们）已知晓以上告知内容，并同意对患者进行身体保护性约束，对实施约束可能发生的风险充分理解，并愿意承担由此所致的风险。

患者本人/家属/法定监护人：　　　　（签字）与患者关系：

签字时间：　　　　年　月　日　时　分

告知人签字：　　　　告知时间：　　　　年　月　日　时　分

（二）护理单元护理交班志

护理单元护理交班志是值班护士对本班护理单元患者的动态、需要交代的事宜及患者病情交班的索引。交班志上病危、病重患者及病情发生明显变化患者的相关情况应在护理记录单上记录。

1. 书写内容与要求

（1）交班志书写应在各班下班前完成。

（2）使用蓝黑墨水笔书写，不得涂改，书写者签全名。

（3）准确填写交班日期、本班患者动态。

（4）续写交班志时，应在前页的右下方注明"转下页"，并在续页上填写日期。

（5）项目书写顺序为出院→转出→死亡→入院→转入→手术→分娩→病危→病重→特殊情况→明日手术或检查等。若同一患者在本班内有2项或2项以上的项目需填写时，可在同一项目栏内填写。

2. 参考样式　见表8-25。

（三）护理评估单

护理评估单是记录患者现存的或潜在的生理、心理、社会状况和（或）护理风险及相关因素的表单。评估融于护理工作的各个环节。

表 8-25

病室护理交班志（参考样式）

年　　月　　日

班次	原有	现有	出院	转出	死亡	入院	转入	手术	分娩	病危	病重	特护	一级护理	特殊交班
白班/A														发　热：
晚班/P														跌　倒高危：
夜班/N														压力性损伤高危：
														心理行为异常等：

项目	床　号	姓　名	诊　断	白　班	晚　班	夜　班

护士长：　　　　　　　　　　白/A 班签名：　　　　　　　　　　晚/P 班签名：　　　　　　　　　　夜/N 班签名：

256

1. 内容与基本要求

（1）入院评估宜在患者入院 8 小时内或当班内完成。

（2）应根据病情或风险等级及时进行动态评估。

（3）评估结果应记录在相应的护理评估单上。

（4）应对住院患者进行入院评估，可包括基本信息、身体及心理社会状况、既往史、用药史、过敏史、吸烟饮酒史、家族史等。

（5）宜对住院患者进行日常生活活动能力评估。

（6）可根据患者病情、专科特点和风险情况选择相应的评估量表进行评估。

2. 常用护理评估表单

（1）入院护理评估表单：

1）一般科室入院护理评估内容与方法：见表 8-26。

2）产科入院护理评估内容与方法：见表 8-27。

3）儿科入院护理评估内容与方法：见表 8-28。

4）新生儿患儿入院护理评估内容与方法：见表 8-29。

（2）常用护理风险评估量表：

1）日常生活能力评定推荐量表（Barthel 指数量表）：见表 8-30。

2）跌倒/坠床危险因素评估推荐量表（Morse 量表）：见表 8-31。

3）压力性损伤危险因素评估推荐量表（Braden 量表）：见表 8-32。

4）疼痛评估推荐量表：见表 8-33。

5）住院患者营养风险筛查评估推荐量表（NRS—2002）：见表 8-34。

6）住院患者 VTE 风险评估推荐量表（Caprini 量表）：见表 8-35。

7）住院患者 VTE 风险评估推荐量表（Padua 量表）：见表 8-36。

根据患者病情及专科特点，可增加相关评估工具，如导管风险评估、非计划拔管风险、昏迷程度、镇静程度、谵妄程度等。

姓名：   科别：   床号：   住院病历号：

一、一般资料

性别：   年龄：   职业：   民族：   籍贯：

文化程度：   婚姻状况：□已婚 □未婚 □离异 □其他 宗教：

家庭地址：

联系人：   与患者关系：   联系电话：

入院时间：_____年____月____日____时____分

入科时间：_____年____月____日____时____分 通知医师时间：____年____月____日____时____分

入院方式：□步行 □扶助 □轮椅 □平车 □背送 □抱送 □其他

入院陪送：□家人 □朋友 □其他

入院诊断：

二、健康评估

既往病史：□无 □住院 □手术 □所患疾病名称

过敏史： □无 □有 过敏药物：   过敏食物：   其他：

饮食习惯：□正常 □异常

嗜好：□烟 □酒 □其他

睡眠：□正常 □入睡困难 □易醒 □药物   □其他

大便：□正常 □便秘 □腹泻 □造瘘 □便血 □陶土便 □失禁 □其他

小便：□正常 □尿失禁 □尿潴留 □外引流 □其他

肢体活动：□自如 □障碍   □瘫痪

带管情况：□无 □有

生命体征：体温   ℃ 脉搏   次/min 呼吸   次/min 血压   mmHg

意识状态：□清醒 □嗜睡 □意识模糊 □昏睡 □浅昏迷 □深昏迷 □镇静状态 □其他

皮肤完整性：□完整 □破损 □压力性损伤 □其他

自理能力：□无须依赖 □轻度依赖 □中度依赖 □重度依赖

压力性损伤风险评估：□无危险 □低度危险 □中度危险 □高度危险 □极度危险

跌倒/坠床风险评估：□低度危险 □中度危险 □高度危险

疼痛评估：□无痛 □轻度疼痛 □中度疼痛 □重度疼痛

VTE 风险评估：□低度危险 □中度危险 □高度危险

感觉：视力：右眼：□正常 □异常   □其他

          左眼：□正常 □异常   □其他

    听力：右耳：□正常 □异常   □其他

          左耳：□正常 □异常   □其他

情绪：□正常 □悲伤 □焦虑 □孤独 □恐惧 □兴奋 □其他

三、专科评估：

评估护士：   评估时间：   年   月   日   时   分

姓名　　　　　科别　　　床号　　　　　住院病历号

一、一般资料

性别：　　　　年龄：　　　职业：　　　民族：　　　籍贯：

文化程度：　　　婚姻状况：□已婚　□未婚　□离异　□其他　宗教：

家庭地址：

联系人：　　　　　与患者关系：　　　　联系电话：

入院时间：　　年　月　日　时　分

入科时间：　　年　月　日　时　分　通知医师时间：　　年　月　日　时　分

入院方式：□步行　□扶助　□轮椅　□平车　□背送　□抱送　　　□其他

入院陪送：□家人　□朋友　□其他

入院诊断：

二、健康评估

既往病史：　□无　□住院　□手术　□所患疾病名称

过敏史：　□无　□有　过敏药物：　　　　过敏食物：　　　　　其他：

饮食习惯：□正常　□异常　　　　　嗜好：□烟　□酒　　　　□其他

睡眠：□正常　□入睡困难　□易醒　□药物　　　　　　　　□其他

大便：□正常　□便秘　□腹泻　□造瘘　□便血　□陶土便　□失禁　□其他

小便：□正常　□尿失禁　□尿潴留　□外引流　□其他

肢体活动：□自如　□障碍　　　　　　　□瘫痪

带管情况：□无　□有

生命体征：体温　　℃　脉搏　　次/min　呼吸　　次/min　血压　　mmHg

意识状态：□清醒　□嗜睡　□意识模糊　□昏睡　□浅昏迷　□深昏迷　□镇静状态　□其他

皮肤完整性：□完整　□破损　□压力性损伤　□其他

自理能力：□无须依赖　□轻度依赖　□中度依赖　□重度依赖

压力性损伤风险评估：□无危险　□低度危险　□中度危险　□高度危险　□极度危险

跌倒/坠床风险评估：　□低度危险　□中度危险　□高度危险

VTE风险评估：□低度危险　□中度危险　□高度危险

感觉：视力：右眼：□正常　□异常　　　　　□其他

　　　　　　左眼：□正常　□异常　　　　　□其他

　　　听力：右耳：□正常　□异常　　　　　□其他

　　　　　　左耳：□正常　□异常　　　　　□其他

情绪：□正常　□悲伤　□焦虑　□孤独　□恐惧　□兴奋　□其他

三、专科情况

受孕情况：孕　　次产　　次人流　　次

阴道流血：□无　□有

阴道流液：□无　□有

子宫收缩：□无　□有

其他专科情况：

评估护士：　　　　　评估时间：　　年　月　日　时　分

姓名：　　　　性别：　　　年龄：　　　科别：　　　床号　　　住院号：

一、一般资料

家庭地址：

联系人：　　　　　　　与患者关系：　　　　　　联系电话：

入院时间：　　年　月　日　时　分

入科时间：　　年　月　日　时　分 通知医师时间：　　年　月　日　时　分

入院方式：□步行 □扶助 □轮椅 □平车 □背送 □抱送 □其他

入院陪送：□家人 □朋友 □其他　　　　　　　　　　　 体重：　　　 kg

入院诊断：

二、健康评估

既往病史：□无 □住院 □手术　　 □所患疾病名称

过敏史：　　□无 □有　过敏药物：　　　　过敏食物：　　　 其他：

饮食：□母乳喂养 □人工喂养 □混合喂养 □普食 □其他

睡眠：□正常 □易醒 □盗汗

大便：□正常 □失禁 □便秘 □腹泻 □便血 □陶土便 □造瘘 □其他

小便：□正常 □失禁 □尿潴留 □血尿 □蛋白尿 □外引流 □其他

语言能力：□正常 □沟通障碍 □发育未成熟 □失语

囟门：□已闭 □未闭 □平坦 □凹陷 □隆起

口唇：□正常 □破损 □其他

口腔黏膜：□完整 □鹅口疮 □溃疡 □疱疹 □其他

皮肤：□完整 □黄染 □糜烂 □皮疹 □干皱 □脱皮 □水肿 □皮损 □其他

肢体活动：□自如 □障碍　　　　　 □瘫痪

生命体征：体温　　 ℃ 脉搏　　 次/min 呼吸　　 次/min 血压　　 mmHg

意识状态：□清醒 □激惹 □嗜睡 □昏睡 □浅昏迷 □深昏迷

情绪状态：□稳定 □紧张 □恐惧 □抑郁 □烦躁 □哭闹 □其他

家属态度：□关心 □不关心 □过于关心 □配合 □不配合

压力性损伤评估：□无危险 □低度危险 □中度危险 □高度危险 □极度危险

跌倒/坠床评估：□低度危险 □中度危险 □高度危险

疼痛评估：　 □无痛 □轻度疼痛 □中度疼痛 □重度疼痛

三、专科评估：

评估护士：　　　　　评估时间：　　 年　 月　 日　 时　 分

表 8-29　　　　　　　　　新生儿患儿入院护理评估参考内容

姓名:　　　　性别:　　　　年龄:　　　　科别:　　　　床号:　　　　住院号:

一、一般资料

家长姓名:　　　　　病史陈述者（与患者关系）:　　　　联系电话:

入院时间:　　　年　月　日　时　分　收集资料时间:

入院诊断:

娩出方式: □顺产　□助产　□剖宫产　□其他

喂养方式: □母乳　□配方奶　□混合喂养

新生儿个人史: 第　胎□顺产　□难产: □足月; □早产（　）周; □过期（　）周; □双胎

　　　　　　　□多胎

二、健康评估

体检: 体温　　℃ 脉搏　　次/min 呼吸　　次/min 体重　　kg

头围　　cm 身长　　cm

意识状态: □觉醒　□激惹　□嗜睡　□迟钝　□昏睡　□昏迷

哭声: □正常　□尖叫　□呻吟　□微弱　□不哭

肢体活动: □正常　□抽搐　□其他　　肌张力: □正常　□高　□低

反射活动: 拥抱: □存在　□无; 觅食: □存在　□无; 吸吮: □存在　□无;

吞咽: □存在　□无; 握持: □存在　□无

面色: □正常　□潮红　□灰暗　□苍白　□黄染　□发绀　□其他

口腔黏膜: □正常　□破溃　□鹅口疮

皮肤: □正常　□潮红　□干燥　□苍白　□黄染　□水肿　□出血点　□皮疹　□皮损　□其他

呼吸: □正常　□稍促　□困难　□不规则　□其他

首次大便: □已排　□未排

消化系统: □正常　□胎粪　□腹胀　□呕吐　□便秘　□便血

脐带: □未落　□已落　　脐周: □干燥　□红肿　□其他

三、专科情况

评估护士:　　　　　评估时间:　　　年　月　日　时　分

表 8-30　　　　　　　　　**日常生活能力评定推荐量表（Barthel 指数量表）**

姓名_____　性别____　年龄____　科别____　床位____　住院号_____

项目	完全独立	需部分帮助	需极大帮助	完全依赖	日　期				
进食	10	5	0	—					
洗澡	5	0	—	—					
修饰	5	0	—	—					
穿衣	10	5	0	—					
控制大便	10	5	0	—					
控制小便	10	5	0	—					
如厕	10	5	0	—					
床椅转移	15	10	5	0					
平地行走	15	10	5	0					
上下楼梯	10	5	0	—					
总　　分									
护士签名									

自理能力分级：

自理能力等级	等级划分标准
重度依赖	总分≤40分
中度依赖	总分41~60分
轻度依赖	总分61~99分
无须依赖	总分100分

评估护士：　　　　评估时间：　　　年　　月　　日　　时

表 8 - 31 **跌倒/坠床危险因素评估推荐量表（Morse 量表）**

姓名_____ 性别____ 年龄____ 科别_____ 床位____ 住院号_____

评估内容		评分	评估日期						
1.	跌倒/坠床史								
	无	0							
	有	25							
2.	有超过 1 项医学诊断								
	1 项	0							
	1 项以上	15							
3.	使用助行器具								
	无/卧床且不能主动转移	0							
	使用拐杖/手杖/助行器/轮椅	15							
	可以行走但须扶靠家具	30							
4.	有静脉注射治疗或留置套管针								
	无	0							
	有	20							
5.	步态								
	正常/卧床且不能主动转移	0							
	虚弱无力/慢行/跛行	10							
	功能受损（残疾或功能障碍）	20							
6.	认知/意识状态								
	意识正常 /量力而行	0							
	高估自己或忘记自己受限制/躁动不安、谵妄	15							
	总分（满分）125 分								
跌倒危险分级：评分 0～24 分 低度危险；25～44 分 中度危险；≥45 高度危险。									

评估护士： 评估时间： 年 月 日 时

表 8－32　　　　　　　　　　**压力性损伤危险因素评估推荐量表（Braden 量表）**

姓名_____ 性别____ 年龄____ 科别_____ 床位____ 住院号_____

等级量表					日期	日期	日期	日期	日期
评估项目	1分	2分	3分	4分	评分	评分	评分	评分	评分
感觉： 与压迫有关的不适感觉能力	完全丧失	严重丧失	轻度丧失	不受影响					
潮湿： 皮肤暴露于潮湿的程度	持久潮湿	十分潮湿	偶然潮湿	很少发生潮湿					
活动度： 体力活动的程度	卧床不起	局限于椅上	偶然步行	经常步行					
可动性： 改变和控制体位的能力	完全不能	严重限制	轻度限制	不限制					
营养： 通常的摄食情况	恶劣	不足	适当	良好					
摩擦力和剪切力	有危险	有潜在危险	无危险	—					
总　　分									
签　　名									

注：分值6～23分，最高分23分，最低分6分。

得分越低，发生压力性损伤的危险性越高，18分是发生压力性损伤危险的临界值。

15～18分提示低度危险，13～14分提示中度危险，10～12分提示高度危险，9分以下提示极度危险。

附：压力性损伤高危人群，包括年老体弱、病情危重、存在影响灌注和氧合的因素（糖尿病、心血管系统不稳定/使用去甲肾上腺素、低血压、踝肱指数和用氧情况）、体温异常、意识障碍、感觉障碍、营养障碍（消瘦、肥胖、机体脱水、水肿）、自主活动障碍或限制活动［牵引、石膏、夹板、长期卧床和（或）坐轮椅、被动或强迫体位］、皮肤状况的改变［皮肤干燥和过度潮湿（如大小便失禁、出汗、创面渗液）］、使用镇痛药等。

评估护士：　　　　评估时间：　　　年　　月　　日　　时

表 8 - 33　　　　　疼痛评估推荐量表

姓名_____　性别___　年龄___　科别_____　床位_____

住院号_____　主要诊断_____

疼痛评估方法：□数字评分法　□脸谱法　□语言描述法　□其他

| 0 | 1 | 2 | 3 | 4 | 5 | 6 | 7 | 8 | 9 | 10 |

无痛　　　　　　　　　　　　　　　　　　　　　　　　剧痛

| 0 | 2 | 4 | 6 | 8 | 10 |

无痛　　有点痛　　轻微疼痛　　疼痛明显　　疼痛严重　　剧烈痛

疼痛部位：请在图中标明疼痛部位，并在疼痛最剧烈的部位以"×"标出。

疼痛部位：□手术部位　□受伤部位　□头部　□胸部　□腹部　□四肢　□背部

前面　　　　　　　　后面

右　　左　　　　左　　右

疼痛性质：□隐痛　□刺痛　□胀痛　□刀割样痛　□牵涉痛　□绞痛　□酸痛　□钝痛　□压榨样痛
　　　　　□撕裂样痛　□烧灼样痛

疼痛时间：□持续　□数小时　□阵发　□数分钟　□偶有　□活动时　□咳嗽时

疼痛评分：静息痛：　　　　分　　　　活动痛：　　　　分

功能活动受限评估：□A　　□B　　□C

处理措施：□拒绝治疗
　　　　　□体位摆放　□卧床休息　□冷敷　□热敷　□理疗　□心理护理　□其他
　　　　　□药物治疗　药物配方：

镇痛方式：□口服　□肌内注射　□静脉输注　□镇痛泵　□其他

镇静评分：

并发症：□恶心　□呕吐　□瘙痒　□尿潴留　□便秘　□低血压　□镇静过度
　　　　□呼吸抑制　□其他　□无

评估护士：　　　　　评估时间：　　　年　　月　　日　　时

表 8-34　　　　　　　　**住院患者营养风险筛查评估推荐量表（NRS—2002）**

	评估内容	评分	日　期						
1	疾病状态								
	骨盆骨折或者慢性病患者合并有以下疾病：肝硬化、慢性阻塞性肺疾病、长期血液透析、糖尿病、肿瘤	1							
	腹部重大手术、中风、重症肺炎、血液系统肿瘤	2							
	颅脑损伤、骨髓抑制、（APACHE>10 分的）ICU 患者	3							
2	营养状态								
	正常营养	0							
	3 个月内体重减轻>5％或最近 1 周进食量（与需要量相比）减少 25％～50％	1							
	2 个月内体重减轻>5％或 BMI18.5～20.5 或最近 1 周进食量（与需要量相比）减少 50％～75％	2							
	1 个月内体重减轻>5％（或 3 个月内减轻>15％）或 BMI<18.5（或血清白蛋白<35 g/L）或最近 1 周进食量（与需要量相比）减少 75％～100％	3							
3	年龄≥70 岁加算 1 分	1							
	总分								
	护士签名								
总分≥3 分：患者有营养不良的风险，需营养支持治疗。									
总分<3 分：若患者将接受重大手术，则每周重新评估其营养状况。									

注：营养风险总评分＝疾病有关评分＋营养状态有关评分＋年龄评分。

表 8-35　　住院患者 VTE 风险评估推荐量表（Caprini 量表，建议手术患者使用）

1分	2分	3分	5分
年龄 41～60 岁	年龄 61～74 岁	年龄≥75 岁	脑卒中（<1 个月）
小手术	关节镜手术	VTE 史	择期关节置换术髋、骨盆或下肢骨折
体重指数>25 kg/m²	大型开放手术（>45 分钟）	VTE 家族史	急性脊髓损伤（<1 个月）
下肢肿胀	腹腔镜手术（>45 分钟）	凝血因子 V Leiden 突变	
静脉曲张	恶性肿瘤	凝血酶原 G20210A 突变	
妊娠或产后	卧床（>72 小时）	狼疮抗凝物阳性	
有不明原因或者习惯性流产史	石膏固定	抗心磷脂抗体阳性	
口服避孕药或激素替代疗法	中央静脉通路	血清同型半胱氨酸升高	
脓毒症（<1 个月）		肝素诱导的血小板减少症	
严重肺病，包括肺炎（<1 个月）		其他先天性或获得性血栓形成倾向	
肺功能异常			
急性心肌梗死			
充血性心力衰竭（<1 个月）			
炎性肠病史			
卧床患者			

注：低危 0～2 分；中危 3～4 分；高危≥5 分；VTE—静脉血栓栓塞。

表 8‑36   住院患者 VTE 风险评估推荐量表（Padua 量表，建议非手术患者使用）

1分	2分	3分
年龄≥70 岁 心脏和（或）呼吸衰竭 急性心肌梗死和（或）缺血性脑卒中 急性感染和（或）风湿性疾病 肥胖（体重指数≥30 kg/m²） 正在进行激素治疗	近期（≤1 个月）创伤或外科手术	活动性恶性肿瘤，先前有局部或远端转移和（或）6 个月内接受过化学治疗和放射治疗 既往 VTE 制动，身体原因或遵医嘱需卧床休息至少 3 天 已有血栓形成倾向，抗凝血酶缺陷症，蛋白 C 或 S 缺乏，凝血因子 V *Leiden* 突变，凝血酶原 *G20210A* 突变，抗磷脂抗体综合征

注：低危<4 分，高危≥4 分。

§9

护理管理工作记录

§9.1 护理部管理工作记录

护理管理工作是在护理行政组织的统一部署下，有计划地、科学地开展的，必要的护理管理工作记录有利于管理者定期分析、总结和持续改进工作。护理管理工作记录内容包括但不限于以下内容。

一、护理部护理管理工作记录

1. 护理部工作理念和宗旨。
2. 护理部工作职能。
3. 护理部成员分工及职责。
4. 护理管理组织架构。
5. 护理管理委员会组织、职责等。
6. 护士长绩效考核记录。
7. 全院护士异动登记　记录姓名、原科室、调入科室、异动时间、备注。
8. 护理工作规划、年度计划及实施方案。
9. 护理部月/季工作重点：计划、实施。
10. 护理部部务会议记录及护士长例会记录　。
11. 全年工作总结。
12. 护理大事记。

二、护理教学与科研工作记录

13. 护理新业务、新技术开展记录。
14. 论文、著作、科研课题及成果、专利等记录。
15. 护理教学记录。
16. 护理部教学查房记录。

三、护理质量与安全工作记录

17. 护理工作制度。
18. 各级、各类和各岗位护士职责。
19. 疾病护理常规。
20. 护理技术操作规程与标准。
21. 护理工作关键流程。
22. 护理风险管理。
23. 护理质量评价标准。
24. 护理质量管理记录

（1）原始记录：月查、季查、晚夜班查、节假日查、随机查、专项查等。

（2）质量讲评：针对存在的问题，分析产生的原因，制订整改措施，追踪改进效果。

（3）护理质量管理委员会讨论记录。

25. 护理部业务查房记录。

26. 护理投诉处理记录（表9-1）科室和护理部存档。

• 27. 护理不良事件报告表（表9-2）科室和护理部均存档。

四、护士在职培训记录

28. 护理人员在职培训记录

（1）外出培训记录：学术研讨、进修、专项业务培训、护理管理人员培训等。

（2）院内培训记录：岗前培训、规范化培训、层级培训、相关专科培训、护理管理干部岗位培训及考核等。

1）业务学习：包括培训通知或安排表、课件、培训照片、签到、考核及评价。

2）"三基"理论及操作培训记录。

3）专科知识培训。

4）考试、考核、记录（含考试项目成绩分析）电子或原始资料。

29. 科护士长工作记录

（1）科护士长管理工作记录：包括工作年计划、管辖科室护士长基本情况、月工作安排与小结、片护士长会议、人力资源调配、年终工作总结。

（2）科护士长业务工作记录。

§9.2 科室管理工作记录

一、护士长管理工作记录

1. 科室护理工作规划、年计划。

2. 护理人员出勤。

3. 护理人员月综合考评（或绩效考核）。

4. 护理工作月安排与小结。

5. 护理大事记。

6. 半年工作小结。

7. 年终工作总结。

二、护理教学及在职培训

1. 护理教学与培训组织制度与架构。

2. 科室不同层级护理人员培训计划及新入职、规培、轮科、进修、实习等培训计划。

3. 业务学习、护理业务查房、病例讨论、教学查房等培训实时记录。

4. 记录要求　以上培训需要有课件、培训照片、签到、考核及评价电子或原始资料，归档备查。

三、护理质量管理记录

1. 护理工作制度　各级、各类和各岗位职责，疾病护理常规，护理技术操作规程（含专科护理技术），工作流程，风险预案，护理质量评价标准等，根据本规范结合医院及本科室情况制订电子版或汇编成册，便于临床工作人员查阅。

2. 护理质量及安全管理

（1）科室成立护理质量控制小组并制订职责，小组成员每月定期和随机检查有记录，自备记录本。

（2）护士长督查记录。

（3）护理质量与安全分析会。

（4）护理会诊记录：见表9-3，可以纳入病历系统。

（5）医嘱核对记录。

（6）护患沟通会议记录：①了解患者对护理工作的反映，听取患者意见，并根据反馈意见采取可持续改进的措施；②健康教育讲座内容。

3. 科室医院感染管理工作记录　包括科室医院感染管理制度、医院感染监控护士职责、医院环境卫生学细菌培养正常指标、空气消毒记录、紫外线使用时间与监测记录、消毒液更换及监测记录、诊疗用物清洁、消毒记录、隔离患者登记和医院感染监测报告原始记录单与反馈记录。

4. 护理人员职业暴露记录　可单独建档，记录格式见本书"§7医院感染预防与控制"中的"护理人员血液体液职业暴露登记表"（表7-9）。

5. 抢救工作记录

（1）抢救制度。

（2）抢救车管理制度。

（3）抢救管理小组。

（4）抢救药品及用物配置。

（5）抢救药品、设施检查清点。

（6）特殊仪器设备检修清点。手术室、急诊等自行设计设备清单、建档管理。

（7）抢救登记。

6. 毒麻限剧药管理记录

（1）毒麻限剧药的管理规定。

（2）毒麻限剧药使用与交接班记录。

7. 仪器、设备、物品交接记录。

8. 医疗废物管理记录。

四、特殊科室护理工作记录

特殊科室护理工作记录，如手术部（室）、重症医学科（ICU）、血液净化中心等，各医院、科室可根据卫生行政部门相关质量标准制订相关记录。

备注：其他工作记录各医院根据本规范，结合医院情况自行规范记录要求。

表 9-1   **护理投诉处理记录单**

患者姓名： 性别： 年龄： 科室： 床号： 职业： 单位或住址：		
入院时间： 诊断：		
投诉时间： 月 日 分 投诉方式：□口述 □电话 □书面		
投诉人： 与患者关系： 联系电话： 接待人：		
被投诉者： 投诉事由：		
投诉内容： 		
调查情况： 		
调查人： 调查时间： 月 日 分		
处理结果与改进措施： 		
追踪评价： 		
签名： 时间： 月 日 分		

表 9 - 2 **护理不良事件报告表**

科室：

当事人		职 称		工作年限		报告人		
患者姓名		诊 断				住院号		
发生时间			上报时间					

发生经过（发生时间、地点、事件内容、产生的后果、采取的补救措施及结果）：

报告人签名： 日期：

科内讨论分析（原因、教训、性质、整改措施、处理意见）：

签名： 日期：

追踪评价：

签名： 日期：

表 9 - 3　　　　　　　　　　　　　　护理会诊单

申请科室　　　　　　申请人　　　　　　　申请时间

床号		姓名		性别		年龄		住院号	
入院时间			入院诊断						
患者病情									

会诊目的:

护理会诊意见:

会诊人:

会诊时间:

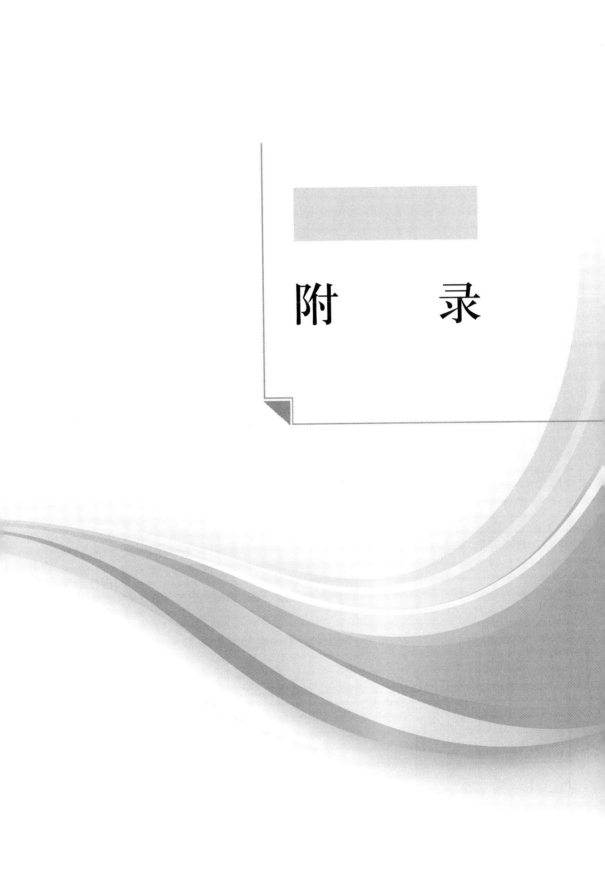

附　　　录

附录 1 护士条例

(2008 年 1 月 31 日国务院令第 517 号公布。根据 2020 年 3 月 27 日《国务院关于修改和废止部分行政法规的决定》修订)

第一章 总 则

第一条 为了维护护士的合法权益,规范护理行为,促进护理事业发展,保障医疗安全和人体健康,制定本条例。

第二条 本条例所称护士,是指经执业注册取得护士执业证书,依照本条例规定从事护理活动,履行保护生命、减轻痛苦、增进健康职责的卫生技术人员。

第三条 护士人格尊严、人身安全不受侵犯。护士依法履行职责,受法律保护。全社会应当尊重护士。

第四条 国务院有关部门、县级以上地方人民政府及其有关部门以及乡(镇)人民政府应当采取措施,改善护士的工作条件,保障护士待遇,加强护士队伍建设,促进护理事业健康发展。国务院有关部门和县级以上地方人民政府应当采取措施,鼓励护士到农村、基层医疗卫生机构工作。

第五条 国务院卫生主管部门负责全国的护士监督管理工作。县级以上地方人民政府卫生主管部门负责本行政区域的护士监督管理工作。

第六条 国务院有关部门对在护理工作中做出杰出贡献的护士,应当授予全国卫生系统先进工作者荣誉称号或者颁发白求恩奖章,受到表彰、奖励的护士享受省部级劳动模范、先进工作者待遇;对长期从事护理工作的护士应当颁发荣誉证书。具体办法由国务院有关部门制订。

县级以上地方人民政府及其有关部门对本行政区域内做出突出贡献的护士,按照省、自治区、直辖市人民政府的有关规定给予表彰、奖励。

第二章 执业注册

第七条 护士执业,应当经执业注册取得护士执业证书。

申请护士执业注册,应当具备下列条件:

(一)具有完全民事行为能力;

(二)在中等职业学校、高等学校完成国务院教育主管部门和国务院卫生主管部门规定的普通全日制 3 年以上的护理、助产专业课程学习,包括在教学、综合医院完成 8 个月以上护理临床实习,并取得相应学历证书;

(三)通过国务院卫生主管部门组织的护士执业资格考试;

(四)符合国务院卫生主管部门规定的健康标准。

护士执业注册申请,应当自通过护士执业资格考试之日起 3 年内提出;逾期提出申请的,除应当具备前款第(一)项、第(二)项和第(四)项规定条件外,还应当在符合国务院卫生主管部门规定条件的医疗卫生机构接受 3 个月临床护理培训并考核合格。护士执业资格考试办法由国务院卫生主管部门会同国务院人事部门制订。

第八条　申请护士执业注册的，应当向批准设立拟执业医疗机构或者为该医疗机构备案的卫生主管部门提出申请。收到申请的卫生主管部门应当自收到申请之日起 20 个工作日内做出决定，对具备本条例规定条件的，准予注册，并发给护士执业证书；对不具备本条例规定条件的，不予注册，并书面说明理由。

护士执业注册有效期为 5 年。

第九条　护士在其执业注册有效期内变更执业地点的，应当向批准设立拟执业医疗机构或者为该医疗机构备案的卫生主管部门报告。收到报告的卫生主管部门应当自收到报告之日起 7 个工作日内为其办理变更手续。护士跨省、自治区、直辖市变更执业地点的，收到报告的卫生主管部门还应当向其原注册部门通报。

第十条　护士执业注册有效期届满需要继续执业的，应当在护士执业注册有效期届满前 30 日向批准设立执业医疗机构或者为该医疗机构备案的卫生主管部门申请延续注册。收到申请的卫生主管部门对具备本条例规定条件的，准予延续，延续执业注册有效期为 5 年；对不具备本条例规定条件的，不予延续，并书面说明理由。

护士有行政许可法规定的应当予以注销执业注册情形的，原注册部门应当依照行政许可法的规定注销其执业注册。

第十一条　县级以上地方人民政府卫生主管部门应当建立本行政区域的护士执业良好记录和不良记录，并将该记录记入护士执业信息系统。

护士执业良好记录包括护士受到的表彰、奖励以及完成政府指令性任务的情况等内容。护士执业不良记录包括护士因违反本条例以及其他卫生管理法律、法规、规章或者诊疗技术规范的规定受到行政处罚、处分的情况等内容。

第三章　权利和义务

第十二条　护士执业，有按照国家有关规定获取工资报酬、享受福利待遇、参加社会保险的权利。任何单位或者个人不得克扣护士工资，降低或者取消护士福利等待遇。

第十三条　护士执业，有获得与其所从事的护理工作相适应的卫生防护、医疗保健服务的权利。从事直接接触有毒有害物质、有感染传染病危险工作的护士，有依照有关法律、行政法规的规定接受职业健康监护的权利；患职业病的，有依照有关法律、行政法规的规定获得赔偿的权利。

第十四条　护士有按照国家有关规定获得与本人业务能力和学术水平相应的专业技术职务、职称的权利；有参加专业培训、从事学术研究和交流、参加行业协会和专业学术团体的权利。

第十五条　护士有获得疾病诊疗、护理相关信息的权利和其他与履行护理职责相关的权利，可以对医疗卫生机构和卫生主管部门的工作提出意见和建议。

第十六条　护士执业，应当遵守法律、法规、规章和诊疗技术规范的规定。

第十七条　护士在执业活动中，发现患者病情危急，应当立即通知医师；在紧急情况下为抢救垂危患者生命，应当先行实施必要的紧急救护。

护士发现医嘱违反法律、法规、规章或者诊疗技术规范规定的，应当及时向开具医嘱的医师提出；必要时，应当向该医师所在科室的负责人或者医疗卫生机构负责医疗服务管理的人员报告。

第十八条　护士应当尊重、关心、爱护患者，保护患者的隐私。

第十九条　护士有义务参与公共卫生和疾病预防控制工作。发生自然灾害、公共卫生事件等严重威胁公众生命健康的突发事件，护士应当服从县级以上人民政府卫生主管部门或者所在医疗卫生机构的安排，参加医疗救护。

第四章　医疗卫生机构的职责

第二十条　医疗卫生机构配备护士的数量不得低于国务院卫生主管部门规定的护士配备标准。

第二十一条　医疗卫生机构不得允许下列人员在本机构从事诊疗技术规范规定的护理活动：

（一）未取得护士执业证书的人员；

（二）未依照本条例第九条的规定办理执业地点变更手续的护士；

（三）护士执业注册有效期届满未延续执业注册的护士。

在教学、综合医院进行护理临床实习的人员应当在护士指导下开展有关工作。

第二十二条　医疗卫生机构应当为护士提供卫生防护用品，并采取有效的卫生防护措施和医疗保健措施。

第二十三条　医疗卫生机构应当执行国家有关工资、福利待遇等规定，按照国家有关规定为在本机构从事护理工作的护士足额缴纳社会保险费用，保障护士的合法权益。

对在艰苦边远地区工作，或者从事直接接触有毒有害物质、有感染传染病危险工作的护士，所在医疗卫生机构应当按照国家有关规定给予津贴。

第二十四条　医疗卫生机构应当制订、实施本机构护士在职培训计划，并保证护士接受培训。

护士培训应当注重新知识、新技术的应用；根据临床专科护理发展和专科护理岗位的需要，开展对护士的专科护理培训。

第二十五条　医疗卫生机构应当按照国务院卫生主管部门的规定，设置专门机构或者配备专（兼）职人员负责护理管理工作。

第二十六条　医疗卫生机构应当建立护士岗位责任制并进行监督检查。

护士因不履行职责或者违反职业道德受到投诉的，其所在医疗卫生机构应当进行调查。经查证属实的，医疗卫生机构应当对护士做出处理，并将调查处理情况告知投诉人。

第五章　法律责任

第二十七条　卫生主管部门的工作人员未依照本条例规定履行职责，在护士监督管理工作中滥用职权、徇私舞弊，或者有其他失职、渎职行为的，依法给予处分；构成犯罪的，依法追究刑事责任。

第二十八条　医疗卫生机构有下列情形之一的，由县级以上地方人民政府卫生主管部门依据职责分工责令限期改正，给予警告；逾期不改正的，根据国务院卫生主管部门规定的护士配备标准和在医疗卫生机构合法执业的护士数量核减其诊疗科目，或者暂停其6个月以上1年以下执业活动；国家举办的医疗卫生机构有下列情形之一、情节严重的，还应当对负有责任的主管人员和其他直接责任人员依法给予处分：

（一）违反本条例规定，护士的配备数量低于国务院卫生主管部门规定的护士配备标准的；

（二）允许未取得护士执业证书的人员或者允许未依照本条例规定办理执业地点变更手续、延续执业注册有效期的护士在本机构从事诊疗技术规范规定的护理活动的。

第二十九条　医疗卫生机构有下列情形之一的，依照有关法律、行政法规的规定给予处罚；国家举办的医疗卫生机构有下列情形之一、情节严重的，还应当对负有责任的主管人员和其他直接责任人员依法给予处分：

（一）未执行国家有关工资、福利待遇等规定的；

（二）对在本机构从事护理工作的护士，未按照国家有关规定足额缴纳社会保险费用的；

（三）未为护士提供卫生防护用品，或者未采取有效的卫生防护措施、医疗保健措施的；

（四）对在艰苦边远地区工作，或者从事直接接触有毒有害物质、有感染传染病危险工作的护士，未按照国家有关规定给予津贴的。

第三十条　医疗卫生机构有下列情形之一的，由县级以上地方人民政府卫生主管部门依据职责分工责令限期改正，给予警告：

（一）未制订、实施本机构护士在职培训计划或者未保证护士接受培训的；

（二）未依照本条例规定履行护士管理职责的。

第三十一条　护士在执业活动中有下列情形之一的，由县级以上地方人民政府卫生主管部门依据职责分工责令改正，给予警告；情节严重的，暂停其6个月以上1年以下执业活动，直至由原发证部门吊销其护士执业证书：

（一）发现患者病情危急未立即通知医师的；

（二）发现医嘱违反法律、法规、规章或者诊疗技术规范的规定，未依照本条例第十七条的规定提出或者报告的；

（三）泄露患者隐私的；

（四）发生自然灾害、公共卫生事件等严重威胁公众生命健康的突发事件，不服从安排参加医疗救护的。

护士在执业活动中造成医疗事故的，依照医疗事故处理的有关规定承担法律责任。

第三十二条　护士被吊销执业证书的，自执业证书被吊销之日起2年内不得申请执业注册。

第三十三条　扰乱医疗秩序，阻碍护士依法开展执业活动，侮辱、威胁、殴打护士，或者有其他侵犯护士合法权益行为的，由公安机关依照治安管理处罚法的规定给予处罚；

构成犯罪的，依法追究刑事责任。

第六章　附　　则

第三十四条　本条例施行前按照国家有关规定已经取得护士执业证书或者护理专业技术职称、从事护理活动的人员，经执业地省、自治区、直辖市人民政府卫生主管部门审核合格，换领护士执业证书。

本条例施行前，尚未达到护士配备标准的医疗卫生机构，应当按照国务院卫生主管部门规定的实施步骤，自本条例施行之日起3年内达到护士配备标准。

第三十五条　本条例自2008年5月12日起施行。

附录 2 护士执业注册管理办法

（2008 年 5 月 6 日卫生部令第 59 号公布；根据 2021 年 1 月 8 日《国家卫生健康委关于修改和废止〈母婴保健专项技术服务许可及人员资格管理办法〉等部门规章的决定》修订）

第一条 为了规范护士执业注册管理，根据《护士条例》，制定本办法。

第二条 护士经执业注册取得《护士执业证书》后，方可按照注册的执业地点从事护理工作。未经执业注册取得《护士执业证书》者，不得从事诊疗技术规范规定的护理活动。

第三条 国家卫生健康委负责全国护士执业注册监督管理工作。

县级以上地方卫生健康主管部门是护士执业注册的主管部门，负责本行政区域的护士执业注册监督管理工作。

第四条 省、自治区、直辖市卫生健康主管部门结合本行政区域的实际情况，制订护士执业注册工作的具体实施办法，并报国家卫生健康委备案。

第五条 国家建立护士管理信息系统，实行护士电子化注册管理。

第六条 申请护士执业注册，应当具备下列条件：

（一）具有完全民事行为能力；

（二）在中等职业学校、高等学校完成教育部和国家卫生健康委规定的普通全日制 3 年以上的护理、助产专业课程学习，包括在教学、综合医院完成 8 个月以上护理临床实习，并取得相应学历证书；

（三）通过国家卫生健康委组织的护士执业资格考试；

（四）符合本办法第七条规定的健康标准。

第七条 申请护士执业注册，应当符合下列健康标准：

（一）无精神病史；

（二）无色盲、色弱、双耳听力障碍；

（三）无影响履行护理职责的疾病、残疾或者功能障碍。

第八条 申请护士执业注册，应当向批准设立拟执业医疗机构或者为该医疗机构备案的卫生健康主管部门提出申请。

第九条 申请护士执业注册，应当提交下列材料：

（一）护士执业注册申请审核表；

（二）申请人身份证明；

（三）申请人学历证书及专业学习中的临床实习证明；

（四）医疗卫生机构拟聘用的相关材料。

第十条 卫生健康主管部门应当自受理申请之日起 20 个工作日内，对申请人提交的材料进行审核、注册，发给国家卫生健康委员会统一印制的《护士执业证书》；对不符合规定条件的，不予注册，并书面说明理由。

《护士执业证书》上应当注明护士的姓名、性别、出生日期等个人信息及证书编号、注册日期和执业地点。

第十一条　护士执业注册申请，应当自通过护士执业资格考试之日起 3 年内提出；逾期提出申请的，除本办法第九条规定的材料外，还应当提交在省、自治区、直辖市卫生健康主管部门规定的教学、综合医院接受 3 个月临床护理培训并考核合格的证明。

第十二条　护士执业注册有效期为 5 年。护士执业注册有效期届满需要继续执业的，应当在有效期届满前 30 日，向批准设立执业医疗机构或者为该医疗机构备案的卫生健康主管部门申请延续注册。

第十三条　护士申请延续注册，应当提交护士执业注册申请审核表和申请人的《护士执业证书》。

第十四条　注册部门自受理延续注册申请之日起 20 个工作日内进行审核。审核合格的，予以延续注册；审核不合格的，不予延续注册，并书面说明理由。

第十五条　有下列情形之一的，不予延续注册：

（一）不符合本办法第七条规定的健康标准的；

（二）被处暂停执业活动处罚期限未满的。

第十六条　医疗卫生机构可以为本机构聘用的护士集体办理护士执业注册和延续注册。

第十七条　有下列情形之一的，拟在医疗卫生机构执业时，应当重新申请注册：

（一）注册有效期届满未延续注册的；

（二）受吊销《护士执业证书》处罚，自吊销之日起满 2 年的。

重新申请注册的，按照本办法第九条的规定提交材料；中断护理执业活动超过 3 年的，还应当提交在省、自治区、直辖市卫生健康主管部门规定的教学、综合医院接受 3 个月临床护理培训并考核合格的证明。

第十八条　护士在其执业注册有效期内变更执业地点等注册项目，应当办理变更注册。

护士承担经注册执业机构批准的卫生支援、进修、学术交流、政府交办事项等任务和参加卫生健康主管部门批准的义诊，在签订帮扶或者托管协议的医疗卫生机构内执业，以及从事执业机构派出的上门护理服务等，不需办理执业地点变更等手续。

第十九条　护士在其执业注册有效期内变更执业地点等注册项目的，应当向批准设立执业医疗机构或者为该医疗机构备案的卫生健康主管部门报告，并提交护士执业注册申请审核表和申请人的《护士执业证书》。注册部门应当自受理之日起 7 个工作日内为其办理变更手续。护士跨省、自治区、直辖市变更执业地点的，收到报告的注册部门还应当向其原执业地注册部门通报。县级以上地方卫生健康主管部门应当通过护士管理信息系统，为护士变更注册提供便利。

第二十条　护士执业注册后有下列情形之一的，原注册部门办理注销执业注册：

（一）注册有效期届满未延续注册；

（二）受吊销《护士执业证书》处罚；

（三）护士死亡或者丧失民事行为能力。

第二十一条　卫生健康主管部门实施护士执业注册，有下列情形之一的，由其上级卫生健康主管部门或者监察机关责令改正，对直接负责的主管人员或者其他直接责任人员依法给予行政处分：

（一）对不符合护士执业注册条件者准予护士执业注册的；

（二）对符合护士执业注册条件者不予护士执业注册的。

第二十二条　护士执业注册申请人隐瞒有关情况或者提供虚假材料申请护士执业注册的，卫生健康主管部门不予受理或者不予护士执业注册，并给予警告；已经注册的，应当撤销注册。

第二十三条　在内地完成护理、助产专业学习的香港、澳门特别行政区及台湾地区人员，符合本办法第六条、第七条、第九条规定的，可以申请护士执业注册。

第二十四条　计划生育技术服务机构护士的执业注册管理适用本办法的规定。

第二十五条　本办法下列用语的含义：教学医院，是指与中等职业学校、高等学校有承担护理临床实习任务的合同关系，并能够按照护理临床实习教学计划完成教学任务的医院。综合医院，是指依照《医疗机构管理条例》《医疗机构基本标准》的规定，符合综合医院基本标准的医院。

第二十六条　本办法自 2008 年 5 月 12 日起施行。

附录3 护士守则

（中华护理学会 2008 年版）

为了更好地贯彻落实《护士条例》，给全国护理工作者提供护理伦理及执业行为的基本规范，中华护理学会组织专家，在借鉴国内外经验和广泛征求意见的基础上，制定了《护士守则》。中华护理学会号召全国护理工作者贯彻执行《护理条例》和《护士守则》，恪尽职守，诚信服务，为维护和促进人民群众的健康努力工作。

第一条 护士应当奉行救死扶伤的人道主义精神，履行保护生命，减轻痛苦，增进健康的专业职责。

第二条 护士应当对患者一视同仁，尊重患者，维护患者的健康权益。

第三条 护士应当为患者提供医学照顾，协助完成诊疗计划，开展健康教育，提供心理支持。

第四条 护士应当履行岗位职责，工作严谨、慎独，对个人的护理判断及职业行为负责。

第五条 护士应当关心、爱护患者，保护患者的隐私。

第六条 护士发现患者的生命安全受到威胁时，应当积极采取保护措施。

第七条 护士应当积极参与公共卫生和健康促进活动，参与突发事件时的医疗救护。

第八条 护士应当加强学习，提高执业能力，适应医学科学和护理专业的发展。

第九条 护士应当积极加入护理专业团体，参与促进护理专业发展的活动。

第十条 护士应当与其他医务工作者建立良好关系。密切配合，团结协作。

附录4　住院患者身体约束护理

1. 范围

本标准规定了住院患者身体约束的基本要求、约束评估、约束实施和约束解除。

本标准适用于各级各类医院的注册护士，其他医疗机构可参照执行。

2. 规范性引用文件

下列文件对于本文件的应用是必不可少的。凡是注日期的引用文件，仅注日期的版本适用于本文件。凡是不注日期的引用文件，其最新版本（包括所有的修改单）适用于本文件。

《医疗机构消毒技术规范》（WS/T 367—2012）

3. 术语和定义

下列术语和定义适用于本文件。

3.1　身体约束 physical restraint

使用相关用具或设备附加在或临近于患者的身体，限制其身体或身体某部位自由活动和（或）触及自己身体的某部位。

3.2　最小化约束 minimizing restraint

最小范围或最短时间地限制患者身体或身体某部位的自由活动。

3.3　约束替代 restraint alternative

可用于代替约束用具、减少身体约束的干预措施，如环境改变、巡视、倾听、陪伴等。

3.4　约束用具 restraint device

用于限制患者身体或身体某部位自由活动的工具，如各种类型的约束带、约束手套、约束衣裤等。

4. 缩略语

下列缩略语适用于本文件。

GCS：格拉斯哥昏迷量表（Glasgow Coma Scale）

RASS：Richmond 躁动镇静评分（Richmond Agitation Sedation Scale）

5. 基本要求

5.1　应遵循最小化约束原则，当约束替代措施无效时实施约束。

5.2　应遵循患者有利原则，保护患者隐私及安全，对患者提供心理支持。

5.3　约束过程中应动态评估，医护患三方应及时沟通，调整约束决策。

6. 约束评估

6.1　应评估患者是否需要约束。

6.2　应告知患者或监护人或委托人约束的相关内容，共同决策并签署知情同意书。紧急情况下，可先实施约束，再行告知。

6.3　应根据评估结果和医嘱，选择约束方式和用具。

7. 约束实施

7.1 约束时应执行查对制度，并进行身份识别。

7.2 约束用具的使用应遵循产品使用说明。

7.3 保持约束肢体的功能位及一定活动度，约束用具松紧度以能容纳 1～2 横指为宜，约束部位应给予皮肤保护。

7.4 约束用具应固定在患者不可及处，不应固定于可移动物体上。

7.5 约束中宜使用床档，病床制动并降至最低位。

7.6 应动态观察患者约束松紧度、局部皮肤颜色、温度、感觉、局部血运等情况。一旦出现并发症，及时通知医师。

7.7 记录约束的原因、部位、用具、执行时间、实施者等。

8. 约束解除

8.1 约束解除指征

a. 患者意识清楚，情绪稳定，精神或定向力恢复正常，可配合治疗及护理，无攻击、拔管行为或倾向；

b. 患者深度镇静状态、昏迷、肌无力；

c. 支持生命的治疗/设备已终止；

d. 可使用约束替代措施。

8.2 如多部位约束，宜根据患者情况逐一解除并记录。

8.3 约束用具应专人专用，一次性约束用具使用后应按医疗废物处理，重复使用的约束用具使用后应按产品说明书处理，并符合《医疗机构消毒技术规范》（WS/T 367—2012）要求。

附录5 中国护士伦理准则

中华护理学会 中国生命关怀协会人文护理专业委员会

依据我国《护士条例》的宗旨，参照国际护士会《护士伦理守则》的内容，结合我国卫生健康事业发展需要，中华护理学会和中国生命关怀协会人文护理专业委员会共同制订了《中国护士伦理准则》。该伦理准则明确了护士职责和应遵循的伦理原则，旨在指导护士在专业行为、专业实践中作出符合伦理的决策，促进专业品格和人文素养的全面提升。

第一章 总 则

第一条 护理宗旨：保护生命、减轻痛苦、预防疾病、促进健康。

第二条 护理对象：个体、家庭、人群、社区。

第三条 护士职责：为护理对象提供专业的关怀照护、病情观察、专科护理，协同医师实施诊疗计划，及时与医疗团队沟通，开展健康教育、心理护理、康复指导，协调社会资源，提供全方位、全生命周期的身心整体护理。

第四条 伦理原则：尊重、关爱、不伤害、公正。

第二章 护士与护理对象

第五条 尊重权益：敬畏护理对象的生命权、健康权、身体权，维护生命尊严；尊重知情同意权、自主权、隐私权，维护个体尊严；理解护理对象的原生文化、生活习俗、个性特征，维护人格尊严。

第六条 关爱生命：悲悯仁爱、感同身受，将救护护理对象的生命安全放在第一位，护佑生命、守卫健康。为护理对象提供具有个性化的生理、心理、精神、社会、文化的人文关怀和多元文化的整体护理。

第七条 安全优质：恪尽职守、审慎无误、坚守良知，避免因不当的护理行为造成的不适、疼痛、痛苦、残疾、死亡等身心伤害和经济负担；在实施有创护理措施时，最大限度做到受益大于伤害。为护理对象提供安全、规范、高效、低耗、优质的专业护理。

第八条 公正合理：不论护理对象的性别、年龄、肤色、外貌、地域、国籍、种族、宗教、信仰、贫富、社会地位等一律平等对待；在卫生资源紧缺或其他极端特殊情况时，应遵循基于国家利益、医学标准、社会价值、家庭角色、余年寿命、个人意愿等综合权衡作出伦理决策。为护理对象提供公平正义、一视同仁的专业护理。

第九条 和谐共赢：全面掌握护患沟通技能，认真倾听护理对象主诉、深入分析、及时判断、合理解释，有效化解护患矛盾，在良性互动中分享职业荣誉感和执业动力，护士思想及人格得到升华，实现护患双赢，建立相互理解、信任、合作、愉悦和谐的护患关系。

第三章 护士与合作者

第十条 平等互尊：护士与护士、医师、药技、工勤人员以及卫生行政管理人员之间，相互尊重、保持人格平等、专业价值平等。

第十一条 团结合作：围绕护理宗旨和目标，相互学习、相互支持、理解宽容；共建诚信、团结、合作、高效、和谐的医护患命运共同体。

第四章　护士与专业

第十二条　依法行护：遵守国家法律、法规；遵守各级医疗行政机构颁发的法规和管理规范；遵守护理规章制度、诊疗护理技术规范和疾病护理指南，合法开展护理工作。

第十三条　以德施护：忠诚护理事业，爱岗敬业；加强人文社会科学知识学习，全面提升人文素养，提高人文关怀能力；将护理职业精神、护士伦理准则内化于心，外化于行，落实在每一个护理实践行为中。

第十四条　科教兴护：尊师重教、关爱学生、为人师表，重视传统文化，弘扬中华文明；促进学术交流，善于循证、勇于创新、拓展和深化专科护理实践；开展科学研究，坚守学术诚信，遵循科研与技术伦理规范，抵制学术不端，以科研和教学助力护理学理论体系和实践模式的创新与持续发展。

第十五条　学习强护：坚持终身学习，刻苦钻研，与时俱进，注重知识更新，强化专业素养，仁心仁术，精益求精，增强岗位胜任能力，始终确保为护理对象提供高质量的护理实践。

第五章　护士与社会

第十六条　国家使命：投身健康中国战略的国计民生工程，以"健康教育、个案管理、延续护理、护理服务＋互联网"等多种形式推进全民健康及社会发展，不忘初心，奉行国家使命。

第十七条　社会责任：在面对突发公共卫生事件时，以履行保护生命、维护公众健康为己任，以人民至上、生命至上，不计报酬、不论生死；主动请缨，勇敢担当，积极参加救护，承担社会赋予的责任。

第十八条　专业价值：积极参与医疗护理改革和社会公益活动，勇于开拓创新，敢于建言献策，促进医疗护理公平，展现专业内涵，维护职业尊严，彰显专业价值。

第六章　护士与环境

第十九条　患者环境：建立护理安全文化和持续护理质量改进机制，防范医源性损害和医疗废物污染，营造和提供安全、安静、整洁、舒适、舒心的物理环境与人文服务环境。

第二十条　执业环境：维护护士合法权益，坚守职业生涯持续发展目标，促进有利于护理事业发展的法律、法规、政策和制度的出台，有效预防职业危害、防范工作场所暴力，创建和维护健康、公平、诚信、和谐的执业环境。

第二十一条　网络环境：自觉遵守和维护国家、相关部门关于网络信息管理的法律、法规、制度；关注网络环境对人类健康的影响，制订相关护理对策；在医疗护理专业领域应用互联网时，注意个人隐私保密，共同维护健康、安全的网络环境。

第七章　护士自身修养

第二十二条　以德修身：坚守社会公德，善良正直，胸怀宽广；仪表端庄，言行优雅，自尊自爱，自信自强；严谨慎独，求真务实，至善尽美，陶冶良好的专业品质和人格特质。

第二十三条　身心健康：注意自身保健，保持良好的形象和身体状态；情绪稳定，精神饱满，直面困难，化解压力；积极进取，修炼良好的自控能力和社会适应能力，维护身心健康。

第二十四条　家国情怀：心怀天下，爱国爱家，以业报国，以情护家。维系亲情，尊老爱幼，互敬互爱，提升个人与家庭成员幸福感，平衡工作与家庭关系，促进事业与家庭的和谐发展。

附录6 医疗废物管理条例

2003年6月16日中华人民共和国国务院令第380号公布，根据2011年1月8日《国务院关于废止和修改部分行政法规的决定》修订。

第一章 总 则

第一条 为了加强医疗废物的安全管理，防止疾病传播，保护环境，保障人体健康，根据《中华人民共和国传染病防治法》和《中华人民共和国固体废物污染环境防治法》，制定本条例。

第二条 本条例所称医疗废物，是指医疗卫生机构在医疗、预防、保健以及其他相关活动中产生的具有直接或者间接感染性、毒性以及其他危害性的废物。

医疗废物分类目录，由国务院卫生行政主管部门和环境保护行政主管部门共同制订、公布。

第三条 本条例适用于医疗废物的收集、运送、贮存、处置以及监督管理等活动。

医疗卫生机构收治的传染病患者或者疑似传染病患者产生的生活垃圾，按照医疗废物进行管理和处置。

医疗卫生机构废弃的麻醉、精神、放射性、毒性等药品及其相关的废物的管理，依照有关法律、行政法规和国家有关规定、标准执行。

第四条 国家推行医疗废物集中无害化处置，鼓励有关医疗废物安全处置技术的研究与开发。

县级以上地方人民政府负责组织建设医疗废物集中处置设施。

国家对边远贫困地区建设医疗废物集中处置设施给予适当的支持。

第五条 县级以上各级人民政府卫生行政主管部门，对医疗废物收集、运送、贮存、处置活动中的疾病防治工作实施统一监督管理；环境保护行政主管部门，对医疗废物收集、运送、贮存、处置活动中的环境污染防治工作实施统一监督管理。

县级以上各级人民政府其他有关部门在各自的职责范围内负责与医疗废物处置有关的监督管理工作。

第六条 任何单位和个人有权对医疗卫生机构、医疗废物集中处置单位和监督管理部门及其工作人员的违法行为进行举报、投诉、检举和控告

第二章 医疗废物管理的一般规定

第七条 医疗卫生机构和医疗废物集中处置单位，应当建立、健全医疗废物管理责任制，其法定代表人为第一责任人，切实履行职责，防止因医疗废物导致传染病传播和环境污染事故。

第八条 医疗卫生机构和医疗废物集中处置单位，应当制订与医疗废物安全处置有关的规章制度和在发生意外事故时的应急方案；设置监控部门或者专（兼）职人员，负责检查、督促、落实本单位医疗废物的管理工作，防止违反本条例的行为发生。

第九条 医疗卫生机构和医疗废物集中处置单位，应当对本单位从事医疗废物收集、

运送、贮存、处置等工作的人员和管理人员，进行相关法律和专业技术、安全防护以及紧急处理等知识的培训。

第十条　医疗卫生机构和医疗废物集中处置单位，应当采取有效的职业卫生防护措施，为从事医疗废物收集、运送、贮存、处置等工作的人员和管理人员，配备必要的防护用品，定期进行健康检查；必要时，对有关人员进行免疫接种，防止其受到健康损害。

第十一条　医疗卫生机构和医疗废物集中处置单位，应当依照《中华人民共和国固体废物污染环境防治法》的规定，执行危险废物转移联单管理制度。

第十二条　医疗卫生机构和医疗废物集中处置单位，应当对医疗废物进行登记，登记内容应当包括医疗废物的来源、种类、重量或者数量、交接时间、处置方法、最终去向以及经办人签名等项目。登记资料至少保存 3 年。

第十三条　医疗卫生机构和医疗废物集中处置单位，应当采取有效措施，防止医疗废物流失、泄漏、扩散。

发生医疗废物流失、泄漏、扩散时，医疗卫生机构和医疗废物集中处置单位应当采取减少危害的紧急处理措施，对致病人员提供医疗救护和现场救援；同时向所在地的县级人民政府卫生行政主管部门、环境保护行政主管部门报告，并向可能受到危害的单位和居民通报。

第十四条　禁止任何单位和个人转让、买卖医疗废物。

禁止在运送过程中丢弃医疗废物；禁止在非贮存地点倾倒、堆放医疗废物或者将医疗废物混入其他废物和生活垃圾。

第十五条　禁止邮寄医疗废物。

禁止通过铁路、航空运输医疗废物。

有陆路通道的，禁止通过水路运输医疗废物；没有陆路通道必须经水路运输医疗废物的，应当经设区的市级以上人民政府环境保护行政主管部门批准，并采取严格的环境保护措施后，方可通过水路运输。

禁止将医疗废物与旅客在同一运输工具上载运。

禁止在饮用水源保护区的水体上运输医疗废物。

第三章　医疗卫生机构对医疗废物的管理

第十六条　医疗卫生机构应当及时收集本单位产生的医疗废物，并按照类别分置于防渗漏、防锐器穿透的专用包装物或者密闭的容器内。

医疗废物专用包装物、容器，应当有明显的警示标识和警示说明。

医疗废物专用包装物、容器的标准和警示标识的规定，由国务院卫生行政主管部门和环境保护行政主管部门共同制定。

第十七条　医疗卫生机构应当建立医疗废物的暂时贮存设施、设备，不得露天存放医疗废物；医疗废物暂时贮存的时间不得超过 2 天。

医疗废物的暂时贮存设施、设备，应当远离医疗区、食品加工区和人员活动区以及生活垃圾存放场所，并设置明显的警示标识和防渗漏、防鼠、防蚊蝇、防蟑螂、防盗以及预防儿童接触等安全措施。

医疗废物的暂时贮存设施、设备应当定期消毒和清洁。

第十八条　医疗卫生机构应当使用防渗漏、防遗撒的专用运送工具，按照本单位确定的内部医疗废物运送时间、路线，将医疗废物收集、运送至暂时贮存地点。

运送工具使用后应当在医疗卫生机构内指定的地点及时消毒和清洁。

第十九条　医疗卫生机构应当根据就近集中处置的原则，及时将医疗废物交由医疗废物集中处置单位处置。

医疗废物中病原体的培养基、标本和菌种、毒种保存液等高危险废物，在交医疗废物集中处置单位处置前应当就地消毒。

第二十条　医疗卫生机构产生的污水、传染病患者或者疑似传染病患者的排泄物，应当按照国家规定严格消毒；达到国家规定的排放标准后，方可排入污水处理系统。

第二十一条　不具备集中处置医疗废物条件的农村，医疗卫生机构应当按照县级人民政府卫生行政主管部门、环境保护行政主管部门的要求，自行就地处置其产生的医疗废物。自行处置医疗废物的，应当符合下列基本要求：

（一）使用后的一次性医疗器具和容易致人损伤的医疗废物，应当消毒并作毁形处理；

（二）能够焚烧的，应当及时焚烧；

（三）不能焚烧的，消毒后集中填埋。

第四章　医疗废物的集中处置

第二十二条　从事医疗废物集中处置活动的单位，应当向县级以上人民政府环境保护行政主管部门申请领取经营许可证；未取得经营许可证的单位，不得从事有关医疗废物集中处置的活动。

第二十三条　医疗废物集中处置单位，应当符合下列条件：

（一）具有符合环境保护和卫生要求的医疗废物贮存、处置设施或者设备；

（二）具有经过培训的技术人员以及相应的技术工人；

（三）具有负责医疗废物处置效果检测、评价工作的机构和人员；

（四）具有保证医疗废物安全处置的规章制度。

第二十四条　医疗废物集中处置单位的贮存、处置设施，应当远离居（村）民居住区、水源保护区和交通干道，与工厂、企业等工作场所有适当的安全防护距离，并符合国务院环境保护行政主管部门的规定。

第二十五条　医疗废物集中处置单位应当至少每2天到医疗卫生机构收集、运送一次医疗废物，并负责医疗废物的贮存、处置。

第二十六条　医疗废物集中处置单位运送医疗废物，应当遵守国家有关危险货物运输管理的规定，使用有明显医疗废物标识的专用车辆。医疗废物专用车辆应当达到防渗漏、防遗撒以及其他环境保护和卫生要求。

运送医疗废物的专用车辆使用后，应当在医疗废物集中处置场所内及时进行消毒和清洁。

运送医疗废物的专用车辆不得运送其他物品。

第二十七条　医疗废物集中处置单位在运送医疗废物过程中应当确保安全，不得丢弃、遗撒医疗废物。

第二十八条　医疗废物集中处置单位应当安装污染物排放在线监控装置，并确保监控装置经常处于正常运行状态。

第二十九条　医疗废物集中处置单位处置医疗废物，应当符合国家规定的环境保护、卫生标准、规范。

第三十条　医疗废物集中处置单位应当按照环境保护行政主管部门和卫生行政主管部门的规定，定期对医疗废物处置设施的环境污染防治和卫生学效果进行检测、评价。检测、评价结果存入医疗废物集中处置单位档案，每半年向所在地环境保护行政主管部门和卫生行政主管部门报告一次。

第三十一条　医疗废物集中处置单位处置医疗废物，按照国家有关规定向医疗卫生机构收取医疗废物处置费用。

医疗卫生机构按照规定支付的医疗废物处置费用，可以纳入医疗成本。

第三十二条　各地区应当利用和改造现有固体废物处置设施和其他设施，对医疗废物集中处置，并达到基本的环境保护和卫生要求。

第三十三条　尚无集中处置设施或者处置能力不足的城市，自本条例施行之日起，设区的市级以上城市应当在1年内建成医疗废物集中处置设施；县级市应当在2年内建成医疗废物集中处置设施。县（旗）医疗废物集中处置设施的建设，由省、自治区、直辖市人民政府规定。

在尚未建成医疗废物集中处置设施期间，有关地方人民政府应当组织制订符合环境保护和卫生要求的医疗废物过渡性处置方案，确定医疗废物收集、运送、处置方式和处置单位。

第五章　监督管理

第三十四条　县级以上地方人民政府卫生行政主管部门、环境保护行政主管部门，应当依照本条例的规定，按照职责分工，对医疗卫生机构和医疗废物集中处置单位进行监督检查。

第三十五条　县级以上地方人民政府卫生行政主管部门，应当对医疗卫生机构和医疗废物集中处置单位从事医疗废物的收集、运送、贮存、处置中的疾病防治工作，以及工作人员的卫生防护等情况进行定期监督检查或者不定期的抽查。

第三十六条　县级以上地方人民政府环境保护行政主管部门，应当对医疗卫生机构和医疗废物集中处置单位从事医疗废物收集、运送、贮存、处置中的环境污染防治工作进行定期监督检查或者不定期的抽查。

第三十七条　卫生行政主管部门、环境保护行政主管部门应当定期交换监督检查和抽查结果。在监督检查或者抽查中发现医疗卫生机构和医疗废物集中处置单位存在隐患时，应当责令立即消除隐患。

第三十八条　卫生行政主管部门、环境保护行政主管部门接到对医疗卫生机构、医疗废物集中处置单位和监督管理部门及其工作人员违反本条例行为的举报、投诉、检举和控告后，应当及时核实，依法做出处理，并将处理结果予以公布。

第三十九条　卫生行政主管部门、环境保护行政主管部门履行监督检查职责时，有权采取下列措施：

（一）对有关单位进行实地检查，了解情况，现场监测，调查取证；

（二）查阅或者复制医疗废物管理的有关资料，采集样品；

（三）责令违反本条例规定的单位和个人停止违法行为；

（四）查封或者暂扣涉嫌违反本条例规定的场所、设备、运输工具和物品；

（五）对违反本条例规定的行为进行查处。

第四十条　发生因医疗废物管理不当导致传染病传播或者环境污染事故，或者有证据证明传染病传播或者环境污染的事故有可能发生时，卫生行政主管部门、环境保护行政主管部门应当采取临时控制措施，疏散人员，控制现场，并根据需要责令暂停导致或者可能导致传染病传播或者环境污染事故的作业。

第四十一条　医疗卫生机构和医疗废物集中处置单位，对有关部门的检查、监测、调查取证，应当予以配合，不得拒绝和阻碍，不得提供虚假材料。

第六章　法律责任

第四十二条　县级以上地方人民政府未依照本条例的规定，组织建设医疗废物集中处置设施或者组织制订医疗废物过渡性处置方案的，由上级人民政府通报批评，责令限期建成医疗废物集中处置设施或者组织制订医疗废物过渡性处置方案；并可以对政府主要领导人、负有责任的主管人员，依法给予行政处分。

第四十三条　县级以上各级人民政府卫生行政主管部门、环境保护行政主管部门或者其他有关部门，未按照本条例的规定履行监督检查职责，发现医疗卫生机构和医疗废物集中处置单位的违法行为不及时处理，发生或者可能发生传染病传播或者环境污染事故时未及时采取减少危害措施，以及有其他玩忽职守、失职、渎职行为的，由本级人民政府或者上级人民政府有关部门责令改正，通报批评；造成传染病传播或者环境污染事故的，对主要负责人、负有责任的主管人员和其他直接责任人员依法给予降级、撤职、开除的行政处分；构成犯罪的，依法追究刑事责任。

第四十四条　县级以上人民政府环境保护行政主管部门，违反本条例的规定发给医疗废物集中处置单位经营许可证的，由本级人民政府或者上级人民政府环境保护行政主管部门通报批评，责令收回违法发给的证书；并可以对主要负责人、负有责任的主管人员和其他直接责任人员依法给予行政处分。

第四十五条　医疗卫生机构、医疗废物集中处置单位违反本条例规定，有下列情形之一的，由县级以上地方人民政府卫生行政主管部门或者环境保护行政主管部门按照各自的职责责令限期改正，给予警告；逾期不改正的，处2 000元以上5 000元以下的罚款：

（一）未建立、健全医疗废物管理制度，或者未设置监控部门或者专（兼）职人员的；

（二）未对有关人员进行相关法律和专业技术、安全防护以及紧急处理等知识的培训的；

（三）未对从事医疗废物收集、运送、贮存、处置等工作的人员和管理人员采取职业卫生防护措施的；

（四）未对医疗废物进行登记或者未保存登记资料的；

（五）对使用后的医疗废物运送工具或者运送车辆未在指定地点及时进行消毒和清洁的；

（六）未及时收集、运送医疗废物的；

（七）未定期对医疗废物处置设施的环境污染防治和卫生学效果进行检测、评价，或者未将检测、评价效果存档、报告的。

第四十六条　医疗卫生机构、医疗废物集中处置单位违反本条例规定，有下列情形之一的，由县级以上地方人民政府卫生行政主管部门或者环境保护行政主管部门按照各自的职责责令限期改正，给予警告，可以并处 5 000 元以下的罚款；逾期不改正的，处 5 000 元以上 3 万元以下的罚款：

（一）贮存设施或者设备不符合环境保护、卫生要求的；

（二）未将医疗废物按照类别分置于专用包装物或者容器的；

（三）未使用符合标准的专用车辆运送医疗废物或者使用运送医疗废物的车辆运送其他物品的；

（四）未安装污染物排放在线监控装置或者监控装置未经常处于正常运行状态的。

第四十七条　医疗卫生机构、医疗废物集中处置单位有下列情形之一的，由县级以上地方人民政府卫生行政主管部门或者环境保护行政主管部门按照各自的职责责令限期改正，给予警告，并处 5 000 元以上 1 万元以下的罚款；逾期不改正的，处 1 万元以上 3 万元以下的罚款；造成传染病传播或者环境污染事故的，由原发证部门暂扣或者吊销执业许可证件或者经营许可证件；构成犯罪的，依法追究刑事责任：

（一）在运送过程中丢弃医疗废物，在非贮存地点倾倒、堆放医疗废物或者将医疗废物混入其他废物和生活垃圾的；

（二）未执行危险废物转移联单管理制度的；

（三）将医疗废物交给未取得经营许可证的单位或者个人收集、运送、贮存、处置的；

（四）对医疗废物的处置不符合国家规定的环境保护、卫生标准、规范的；

（五）未按照本条例的规定对污水、传染病患者或者疑似传染病患者的排泄物，进行严格消毒，或者未达到国家规定的排放标准，排入污水处理系统的；

（六）对收治的传染病患者或者疑似传染病患者产生的生活垃圾，未按照医疗废物进行管理和处置的。

第四十八条　医疗卫生机构违反本条例规定，将未达到国家规定标准的污水、传染病患者或者疑似传染病患者的排泄物排入城市排水管网的，由县级以上地方人民政府建设行政主管部门责令限期改正，给予警告，并处 5 000 元以上 1 万元以下的罚款；逾期不改正的，处 1 万元以上 3 万元以下的罚款；造成传染病传播或者环境污染事故的，由原发证部门暂扣或者吊销执业许可证件；构成犯罪的，依法追究刑事责任。

第四十九条　医疗卫生机构、医疗废物集中处置单位发生医疗废物流失、泄漏、扩散时，未采取紧急处理措施，或者未及时向卫生行政主管部门和环境保护行政主管部门报告的，由县级以上地方人民政府卫生行政主管部门或者环境保护行政主管部门按照各自的职责责令改正，给予警告，并处 1 万元以上 3 万元以下的罚款；造成传染病传播或者环境污染事故的，由原发证部门暂扣或者吊销执业许可证件或者经营许可证件；构成犯罪的，依法追究刑事责任。

第五十条　医疗卫生机构、医疗废物集中处置单位，无正当理由，阻碍卫生行政主管部门或者环境保护行政主管部门执法人员执行职务，拒绝执法人员进入现场，或者不配合执法部门的检查、监测、调查取证的，由县级以上地方人民政府卫生行政主管部门或者环境保护行政主管部门按照各自的职责责令改正，给予警告；拒不改正的，由原发证部门暂扣或者吊销执业许可证件或者经营许可证件；触犯《中华人民共和国治安管理处罚法》，构成违反治安管理行为的，由公安机关依法予以处罚；构成犯罪的，依法追究刑事责任。

第五十一条　不具备集中处置医疗废物条件的农村，医疗卫生机构未按照本条例的要求处置医疗废物的，由县级人民政府卫生行政主管部门或者环境保护行政主管部门按照各自的职责责令限期改正，给予警告；逾期不改正的，处 1 000 元以上 5 000 元以下的罚款；造成传染病传播或者环境污染事故的，由原发证部门暂扣或者吊销执业许可证件；构成犯罪的，依法追究刑事责任。

第五十二条　未取得经营许可证从事医疗废物的收集、运送、贮存、处置等活动的，由县级以上地方人民政府环境保护行政主管部门责令立即停止违法行为，没收违法所得，可以并处违法所得 1 倍以下的罚款。

第五十三条　转让、买卖医疗废物，邮寄或者通过铁路、航空运输医疗废物，或者违反本条例规定通过水路运输医疗废物的，由县级以上地方人民政府环境保护行政主管部门责令转让、买卖双方、邮寄人、托运人立即停止违法行为，给予警告，没收违法所得；违法所得 5 000 元以上的，并处违法所得 2 倍以上 5 倍以下的罚款；没有违法所得或者违法所得不足 5 000 元的，并处 5 000 元以上 2 万元以下的罚款。

承运人明知托运人违反本条例的规定运输医疗废物，仍予以运输的，或者承运人将医疗废物与旅客在同一工具上载运的，按照前款的规定予以处罚。

第五十四条　医疗卫生机构、医疗废物集中处置单位违反本条例规定，导致传染病传播或者发生环境污染事故，给他人造成损害的，依法承担民事赔偿责任。

第七章　附　　则

第五十五条　计划生育技术服务、医学科研、教学、尸体检查和其他相关活动中产生的具有直接或者间接感染性、毒性以及其他危害性废物的管理，依照本条例执行。

第五十六条　军队医疗卫生机构医疗废物的管理由中国人民解放军卫生主管部门参照本条例制订管理办法。

第五十七条　本条例自公布之日起施行。

附录7　湖南省医疗机构抢救车药品配备与管理技术规范

（第1版）

（2021年4月29日湖南省卫生健康委员会、湖南省中医药管理局印发；湘卫函〔2021〕100号）

抢救车是医疗机构为救治危急重症患者，预先存放部分急救药品和急救物品的可移动装置，是医疗工作场所最基本的抢救设备之一。科学配备抢救车内的药品对于确保抢救质量、提升抢救效率具有重要的意义。目前，医疗机构抢救车内急救药品的配备目录尚不统一。医疗机构大多根据医院性质、专科特点、医生的用药习惯和经验自行配备。为保障医疗质量的同质化，有效规范急救药品管理，实现抢救车内急救药品的精准配备，更好地满足临床需求，特制定本规范。

本规范适用于各级各类医疗机构，为各级各类医疗机构、医疗工作场所不同区域抢救车的药品配置及管理提供重要参考。同时，抢救车药品配置及管理将作为医院评审、评价、医疗质量与安全管理、药品使用与管理等督查考核指标的重要评价标准。

一、药品遴选原则

抢救车内配备的急救药品主要用于急危重症患者紧急抢救时床旁使用。抢救车内配备的急救药品遴选应遵循以下原则：1. 根据临床诊疗指南推荐在紧急情况下优先使用的药品，兼顾符合医生用药习惯的传统抢救药品。2. 易于保存、方便取用、保质期较长的注射剂，但不包括内服、外用、麻醉、一类精神类药品，也不包括剧毒药品、大输液以及需要在冰箱保存的注射剂等。3. 优先在国家基本药物目录中遴选。4. 价格合理，兼顾紧急抢救生命的需要。同时，需满足医疗机构不同医疗工作场所抢救车药品配置的最低需求，即每种药品配备数量需满足2人抢救时的常用量（不少于最小包装数量）。

二、推荐药品

各级各类医疗机构抢救车应根据《湖南省医疗机构抢救车药品配备清单》（见附件1）配备15种急救药品。根据各级各类医疗机构的不同需求，二级以下医疗机构可配备12种急救药品（各级各类医疗机构还可根据实际需求，在抢救车内选配硝酸甘油、25％硫酸镁、地尔硫䓬、50％葡萄糖、急救中成药等，在救护车内还可增配溶栓、解痉平喘等急救药品）。

三、抢救车管理

1. 抢救车须保持性能良好，方便移动，停放于指定区域（位置），注意防潮，防晒。抢救车内药品须标记清楚，按照药品摆放平面图进行摆放、取用和归位。药品摆放平面图须粘贴于抢救车表面醒目位置。

2. 抢救车内药品必须规范管理，做到专人保管、定位放置、定量储存，严禁任意挪动或外借。同时，药品的种类和数量需确保满足临床急救需要。

3. 抢救车药品储存按效期排列。如有不同批次药品，其补充和使用须遵循"左进右出、近效期先用"的原则。近效期药品要及时联系药房报损或者更换并登记。

4. 抢救车应配备管理登记本，并如实记录药品种类、数量、有效期、标签及质量等情况。抢救结束后，及时补充抢救车药品，确保抢救车时刻处于备用状态。药品清点完毕后，应使用一次性锁扣或封条封锁抢救车，并在管理登记本上注明清点时间及清点人员姓名。抢救车原则上应每月清点一次。其中，使用频率较高的抢救车，应每日进行清点，可不使用一次性锁扣或者封条。

5. 医务人员须熟练掌握抢救车内药品的使用方法（药品临床应用详见附件2）。各级各类医疗机构应定期检查抢救车管理情况，确保规范管理，进一步节约抢救时间，提高抢救成功率。

附件：
1. 湖南省医疗机构抢救车药品配备清单
2. 抢救车药品临床应用

附件：

1. 湖南省医疗机构抢救车药品配备清单

序号	药物	剂型	规格	数量	贮藏	备注
1	肾上腺素	注射剂	1 mL：1 mg	10 支	遮光，密闭，阴凉	
2	异丙肾上腺素	注射剂	2 mL：1 mg	2 支	遮光、密闭、阴凉处保存	
3	去甲肾上腺素	注射剂	1 mL：2 mg	2 支	遮光，密闭，阴凉	
4	多巴胺	注射剂	2 mL：20 mg	10 支	遮光，密闭保存	
5	利多卡因	注射剂	5 mL：0.1 g	5 支	密闭处保存	
6	去乙酰毛花苷	注射剂	2 mL：0.4 mg	2 支	遮光，密闭处保存	二级以下医院选配
7	阿托品	注射剂	1 mL：0.5 mg	10 支	遮光，密闭，阴凉处保存	
8	地塞米松	注射剂	1 mL：5 mg	10 支	遮光，密闭处保存	
9	呋塞米	注射剂	2 mL：20 mg	10 支	遮光，密封保存处保存	
10	10%葡萄糖酸钙	注射剂	10 mL：1 g	5 支	密闭保存	
11	艾司洛尔	注射剂	10 mL：0.1 g	5 支	遮光，密封保存	二级以下医院选配
12	氨甲环酸	注射剂	5 mL：0.5 g、10 mL：1 g、2 mL：0.2 g	5 支	遮光，密闭处保存	
13	胺碘酮	注射剂	3 mL：150 mg	6 支	遮光，25 ℃以下保存	二级以下医院选配
14	地西泮	注射剂	2 mL：10 mg	10 支	遮光，密闭处保存	
15	纳洛酮	注射剂	1 mL：0.4 mg、2 mL：2 mg	2 支	密闭，干燥处保存	

2. 抢救车药品临床应用

急救药物的临床应用应结合患者基本情况，根据诊疗规范、指南、共识和药品说明书使用。

1. 盐酸肾上腺素 Epinephrine

【急救适应证】

（1）过敏性休克。

（2）心脏骤停。

（3）成人有脉搏心动过缓。

注：心源性哮喘禁用。

【用法用量】

（1）过敏性休克：大腿中外侧肌内注射 0.5～1 mg，也可用 0.1～0.5 mg 缓慢静脉注射（以 0.9% 氯化钠注射液稀释到 10 mL）。如疗效不好，可改用 4～8 mg 静脉滴注（溶于 5% 葡萄糖注射液 500～1000 mL）。

（2）心脏骤停：静脉注射或骨内注射 1 mg，每 3～5 分钟重复给药，配合心脏按压、人工呼吸和电除颤使用。采用外周静脉注射时，每次注射完后还要静脉推注 20 mL 生理盐水，以保证肾上腺素能到达心脏发挥作用。

（3）成人有脉搏心动过缓如阿托品无效，且经皮起搏不可行，可予肾上腺素 2～10 $\mu g/min$ 输注。

2. 异丙肾上腺素 Isoprenaline

【急救适应证】

（1）心源性或感染性休克。

（2）Ⅲ度房室传导阻滞且不存在明显心肌缺血。

【用法用量】

（1）心源性或感染性休克：补充血容量基础上，以 0.5～1 mg 加入 5% 葡萄糖溶液 200 mL 中静脉滴注，滴速 0.5～2 $\mu g/min$。

（2）Ⅲ度房室传导阻滞：心率低于 40 次/min 时，以本品 0.5～1 mg 加在 5% 葡萄糖注射液 200～300 mL 内缓慢静脉滴注。

3. 去甲肾上腺素 Norepinephrine

【急救适应证】

（1）各种休克（除出血性休克外），升高血压保证重要器官的血液灌注。

（2）上消化道出血止血治疗。

【用法用量】

（1）休克：

成人常用量：应以低剂量开始 0.1 $\mu g/(kg \cdot min)$，调整滴速以达到血压升到理想水平 MAP65～70 mmHg；但需注意保持或补足血容量。如果去甲肾上腺素达到极量［超过 2 $\mu g/(kg \cdot min)$］仍不能让 MAP 达标则应考虑机械循环支持。

小儿常用量：开始按体重以每分钟 0.02～0.1 $\mu g/kg$ 速度滴注，按需要调节滴速。

（2）上消化道出血：1～3 mg 稀释于冷生理盐水，分次口服。

4. 多巴胺 Dopamine

【急救适应证】

（1）适用于各种类型休克。

（2）用于洋地黄和利尿剂无效的心功能不全。

【用法用量】

多巴胺受体效应为剂量依赖性。

（1）小剂量时（每分钟按体重 0.5～2 µg/kg），主要作用于多巴胺受体，使肾及肠系膜血管扩张，肾血流量及肾小球滤过率增加，尿量及钠排泄量增加。

（2）小到中等剂量（每分钟按体重 2～10 µg/kg），能直接激动 β₁ 受体及间接促使去甲肾上腺素自储藏部位释放，对心肌产生正性应力作用，使心肌收缩力及心搏量增加，最终使心排血量增加、收缩压升高、脉压可能增大，舒张压无变化或有轻度升高，外周总阻力常无改变，冠脉血流及耗氧改善。

（3）大剂量时（每分钟按体重大于 10 µg/kg），激动 α 受体，导致周围血管阻力增加，肾血管收缩，肾血流量及尿量反而减少。由于心排血量及周围血管阻力增加，致使收缩压及舒张压均增高。

（4）成人常用量，静脉注射，开始时按体重 1～5 µg/(kg·min)，10 分钟内以每分钟 1～4 µg/kg 速度递增，以达到最大疗效。极量为每分钟 20 µg/kg；危重病例先按 5 µg/(kg·min) 滴注，然后以 5～10 µg/(kg·min) 递增至 20～50 µg/(kg·min)，以达到满意效应。或本品 20 mg 加入 5% 葡萄糖注射液 200～300 mL 中静脉滴注，开始时按 75～100 µg/min 滴入，以后根据血压情况调整滴速和浓度，但最大剂量不超过 500 µg/min。

5. 利多卡因 Lidocaine

【急救适应证】

（1）急性心肌梗死。

（2）洋地黄类中毒。

（3）心脏外科手术及心导管检查后出现的室性早搏和室性心动过速、心室颤动。

【用法用量】

（1）静脉注射：按 1～2 mg/kg（一般用 50～100 mg）作为首次负荷量静脉注射，必要时每 5 分钟重复 1～2 次。

（2）静脉滴注：用负荷量后，可以 0.1% 利多卡因溶液静脉滴注，每小时不超过 100 mg。

6. 去乙酰毛花苷 Deslanoside

【急救适应证】

（1）急性心衰或慢性心衰急性加重。

（2）控制心房颤动、心房扑动伴快速心室率患者的心室率。

【用法用量】

（1）成人常用量：用 5% 葡萄糖注射液稀释后缓慢注射，首剂 0.4～0.8 mg（1～2 支），以后每 2～4 小时可再给 0.2～0.4 mg（0.5～1 支），24 小时总量 1～1.6 mg（2.5～4 支）。

（2）儿童每天 20～40 µg/kg，分 1～2 次给药。

7. 阿托品 Atropine

【急救适应证】

（1）各种内脏绞痛，如胃肠绞痛、胆绞痛、肾绞痛。

（2）迷走神经过度兴奋所致的窦房阻滞、房室阻滞等缓慢型心律失常，也可用于继发于窦房结功能低下而出现的室性异位节律；锑剂中毒引发的阿-斯综合征。

（3）感染中毒所致休克。

（4）解救有机磷农药中毒。

【用法用量】

（1）皮下、肌内或静脉注射：

成人常用量，每次 0.3～0.5 mg，每天 0.5～3 mg；极量，一次 2 mg。儿童皮下注射，每次 0.01～0.02 mg/kg，每天 2～3 次。

（2）成人缓慢型心律失常：成人静脉注射，0.5～1 mg，按需可 1～2 小时一次，最大量为 3 mg。

（3）解毒：①用于锑剂引起的阿-斯综合征，每次 0.03～0.05 mg/kg，必要时 15 分钟重复 1 次，直至面色潮红、循环好转、血压回升、延长间隔时间至血压稳定。②用于有机磷中毒时，肌内注射或静脉注射 1～2 mg（严重有机磷中毒时可加大 5～10 倍），每 10～20 分钟重复，直到青紫消失，继续用药至病情稳定，然后用维持量，有时需用 2～3 天。

（4）抗休克改善循环：成人每次 1～2 mg，小儿每次 0.03～0.05 mg/kg，静脉注射，每 15～30 分钟。

8. 地塞米松 Dexamethasone

【急救适应证】

（1）主要用于过敏性疾病。

（2）某些严重感染及中毒急救治疗。

【用法用量】

（1）一般剂量，静脉注射每次 2～20 mg；静脉滴注时，应以 5％葡萄糖注射液稀释，可 2～6 小时重复给药至病情稳定，但大剂量连续给药一般不超过 72 小时。

（2）用于缓解恶性肿瘤所致的脑水肿，首剂静脉推注 10 mg，随后每 6 小时肌内注射 4 mg，一般 12～24 小时患者可有所好转，2～4 天后逐渐减量，5～7 天停药。

（3）对不宜手术的脑肿瘤，首剂可静脉推注 50 mg，以后每 2 小时重复给予 8 mg，数天后再减至每天 2 mg，分 2～3 次静脉给予。

9. 呋塞米 Furosemide

【急救适应证】

（1）用于严重水肿性疾病，包括充血性心力衰竭、肝硬化、急/慢性肾衰竭，在其他利尿药效果不佳时，应用本药可能有效。本药也可与其他药物合用于治疗急性肺水肿和急性脑水肿等。

（2）治疗高血压危象。本药不作为治疗原发性高血压的首选药物，但当噻嗪类药物疗效不佳，或伴有肾功能不全时，本药尤为适用。

（3）用于高钾血症、高钙血症和稀释性低钠血症。

（4）用于急性药物、毒物中毒，如巴比妥类药物中毒等。

【用法用量】

（1）水肿性疾病：

一般剂量：开始剂量为 20～40 mg，必要时每 2 小时追加剂量，直至出现满意疗效。维持用药阶段可分次给药。

儿童：起始剂量为 1 mg/kg，必要时每 2 小时追加 1 mg/kg。一日最大剂量可达 6 mg/kg。

（2）急性左心衰竭：起始剂量为 40 mg，必要时每 1 小时追加 80 mg，直至出现满意疗效。

（3）慢性肾功能不全：一天剂量一般为 40～120 mg。

（4）急性肾衰竭：以本药 200～400 mg 加入氯化钠注射液 100 mL 中静脉滴注，滴注速度不超过 4 mg/min。有效者可按原剂量重复应用或酌情调整剂量，一日总量不超过 1 g。利尿效果差时不宜再增加剂量，以免出现肾毒性，对急性肾衰竭功能恢复不利。

（5）高血压危象：起始剂量为 40～80 mg，伴急性左心衰竭或急性肾衰竭时，可酌情增加用量。

（6）高钾血症、高钙血症和稀释性低钠血症：一次 20～80 mg。

10. 10％葡萄糖酸钙 Calcium Gluconate

【急救适应证】

（1）急性血钙过低、碱中毒及甲状旁腺功能低下所致的手足搐搦症。

（2）过敏性疾病。

（3）高镁血症、高钾血症的解救。

（4）氟中毒的解救。

（5）高血钾或低血钙，或钙通道阻滞引起的心功能异常的解救。

【用法用量】

用 10％葡萄糖注射液稀释后缓慢注射，每分钟不超过 5 mL。成人用于低钙血症，一次 1 g，需要时可重复；用于高镁血症，一次 1～2 g；用于氟中毒解救，静脉注射本品 1 g，1 小时后重复，如搐搦可静注本品 3 g；如有皮肤组织氟化物损伤，每平方厘米受损面积应用 10％葡萄糖酸钙 50 mg。小儿用于低钙血症（慎用），按 25 mg/kg 缓慢静脉注射。

11. 艾司洛尔 Esmolol

【急救适应证】

（1）心房颤动、心房扑动时控制心室率。

（2）围手术期高血压。

（3）窦性心动过速。

【用法用量】

（1）控制心房颤动、心房扑动时心室率：成人先静脉注射负荷量，0.5 mg/(kg·min)，约 1 分钟，随后静滴维持量；自 0.05 mg/(kg·min) 开始，4 分钟后若疗效理想则继续维持，若疗效不佳可重复给予负荷量并将维持量以 0.05 mg/(kg·min) 的幅度递增。维持量最大可加至 0.3 mg/(kg·min)。

（2）围手术期高血压或心动过速：①即刻控制剂量为 1 mg/kg，30 秒内静脉注射，继续予 0.15 mg/(kg·min) 静脉滴注，最大维持量为 0.3 mg/(kg·min)；②逐渐控制剂量同室上性心动过速治疗；③治疗高血压用量通常较治疗心律失常用量大。

12. 氨甲环酸 Tranexamic Acid

【急救适应证】

（1）全身纤溶亢进所致的出血，以及手术中和手术后的异常出血。

（2）局部纤溶亢进所致的异常出血，如肺出血、鼻出血、生殖器出血、肾出血、前列腺手术中和术后的异常出血。

【用法用量】

一般成人每天为 0.75～2 g，分 2～4 次静脉滴注，根据年龄和症状可适当增减剂量。

13. 胺碘酮 Amiodarone

【急救适应证】

（1）房性心律失常伴快速室性心律。

（2）WPW 综合征（预激综合征）的心动过速。

（3）严重的室性心律失常。

（4）体外电除颤无效的室颤相关心脏停搏的心肺复苏。

【用法用量】

本品个体差异较大，需要给予负荷剂量来抑制危及生命的心律失常，随后进行个体化剂量调整。通常初始剂量为 24 小时内给予 1 000 mg 胺碘酮。

第一个 24 小时，负荷滴注，输注开始前 10 分钟给药 150 mg（15 mg/min）滴注 10 分钟。随后 6 小时给药 360 mg（1 mg/min）。维持滴注，剩余 18 小时给药 540 mg（0.5 mg/min）。

第一个 24 小时后，维持滴注速度 0.5 mg/min（720 mg/24 h），浓度在 1～6 mg/ mL（胺碘酮注射液浓度超过 2 mg/ mL，需通过中心静脉导管给药），需持续滴注。

当发生室颤或血流动力学不稳定的室速，首剂胺碘酮注射液 300 mg，溶于 20～30 mL 生理盐水或葡萄糖液内快速推注，3～5 分钟后再推注 150 mg，维持剂量为 1 mg/min，持续静脉滴注 6 小时。对于成人有脉搏的室性心动过速，推荐在 10 分钟内注射 150 mg 胺碘酮，如果再次发生室速，必要时可重复一次，然后在 6 小时内以 1 mg/min 速度维持输注。

第一个 24 小时的剂量可以根据患者个体化给药。然而，每日平均剂量在 2100 mg 以上，与增加低血压的危险性相关。初始滴注速度不宜超过 30 mg/min。

14. 地西泮 Diazepam

【急救适应证】

（1）抗癫痫，静脉注射为治疗癫痫持续状态的首选药。

（2）抗惊厥，对破伤风轻度阵发性惊厥也有效。

【用法用量】

（1）癫痫持续状态和严重频发性癫痫，开始静脉注射 10 mg，每隔 10～15 分钟可按需增加甚至达最大限用量。破伤风可能需要较大剂量。静脉注射宜缓慢，每分钟 2～5 mg。

（2）小儿常用量：抗癫痫、癫痫持续状态和严重频发性癫痫，出生 30 天～5 岁，先以静脉注射为宜，每 2～5 分钟 0.2～0.5 mg，最大限用量为 5 mg。5 岁以上每 2～5 分钟 1 mg，最大限用量 10 mg。如需要，2～4 小时后可重复治疗。用于重症破伤风解痉时，出生 30 天到 5 岁 1～2 mg，必要时 3～4 小时后可重复注射，5 岁以上注射 5～10 mg。小儿静脉注射宜缓慢，3 分钟内按体重不超过 0.25 mg/kg，间隔 15～30 分钟可重复。新生儿慎用。

15. 纳洛酮 Naloxon

【急救适应证】

（1）阿片类药物复合麻醉药术后，拮抗该类药物所致的呼吸抑制，促使患者苏醒。

（2）阿片类药物过量，完全或部分逆转阿片类药物引起的呼吸抑制。

（3）解救镇静催眠类药物和急性乙醇中毒。

（4）急性阿片类药物过量的诊断。

【用法用量】

成人：静脉注射 0.4～0.8 mg（小儿用量与成人同）。治疗阿片类、镇静催眠类药物与酒精中毒，首剂 0.4～0.8 mg，无效时可重复一次。

16. 硝酸甘油 Nitroglycerin

【急救适应证】

（1）冠心病急性心绞痛的治疗。

（2）控制性降压或治疗充血性心力衰竭。

【用法用量】

用 5% 葡萄糖注射液或氯化钠注射液稀释后静脉滴注，开始剂量为 5 μg/min，建议用输液泵恒速输入。用于降低血压或治疗心力衰竭，可每 3～5 分钟增加 5 μg/min，如在 20 μg/min 时无效，建议 10 μg/min 递增，稳定后维持 20 μg/min。患者对本药的个体差异很大，应根据个体的血压、心率和其他血流动力学参数来调整用量。

17. 25% 硫酸镁 Magnesium Sulfate

【急救适应证】

（1）中重度妊娠高血压综合征、先兆子痫和子痫。

（2）早产。

【用法用量】

（1）治疗中重度妊娠高血压症、先兆子痫和子痫：首次剂量为 2.5～4 g，用 25％葡萄糖注射液 20 mL 稀释后，5 分钟内缓慢静脉注射，以 1～2 g/h 静脉滴注维持。24 小时总量为 30 g，根据膝腱反射、呼吸次数和尿量监测。

（2）治疗早产与治疗妊娠高血压：用药剂量和方法相似，首次负荷量为 4 g；用 25％葡萄糖注射液 20 mL 稀释后 5 分钟内缓慢静脉注射，以后用 25％硫酸镁注射液 60 mL，加于 5％葡萄糖注射液 1 000 mL 中静脉滴注，速度为 2 g/h，直到宫缩停止后 2 小时，以后口服 β 肾上腺受体激动药维持。

18. 葡萄糖（50％）Glucose

【急救适应证】

（1）低血糖。

（2）补充能量和体液：用于各种原因引起的进食不足或大量体液丢失（如呕吐、腹泻等），全静脉内营养，饥饿性酮症。

【用法用量】

补充热能：患者因某些原因进食减少或不能进食时，一般可予 25％葡萄糖注射液静脉注射，并同时补充体液。葡萄糖用量根据所需热能计算。

19. 地尔硫䓬 Diltiazem

【急救适应证】

（1）室上性心动过速。

（2）手术时异常高血压的急救处置。

（3）高血压急症。

（4）不稳定型心绞痛。

【用法用量】

将注射用盐酸地尔硫䓬用 5 mL 以上的生理盐水或葡萄糖注射液溶解。

（1）室上性心动过速：单次静脉注射，通常成人剂量为盐酸地尔硫䓬 10 mg，约 3 分钟缓慢静脉注射，据年龄和症状适当增减。

（2）手术时异常高血压的急救处置：单次静脉注射，通常成人 1 次约 1 分钟内缓慢静脉注射盐酸地尔硫䓬 10 mg，并可根据患者年龄和症状适当增减。静脉滴注，通常成人以 5～15 μg/(kg·min) 速度静脉滴注盐酸地尔硫䓬。当血压降至目标值以后，根据血压调整滴速。

（3）高血压急症通常成人以 5～15 μg/(kg·min) 速度静脉滴注盐酸地尔硫䓬，当血压降至目标值以后，边监测血压边调节滴速。

（4）不稳定型心绞痛通常成人以 1～5 μg/(kg·min) 速度静脉滴注盐酸地尔硫䓬，应先从小剂量开始，然后可根据病情适当增减，最大用量为 5 μg/(kg·min)。

附录 8 新入职护士培训大纲（试行）

(国家卫生计生委办公厅 2016 年 1 月 22 日)

一、适用范围

三级综合医院，其他医疗卫生机构参照执行。

二、培训目标

根据《护士条例》等，结合推进优质护理服务工作要求，开展新入职护士的规范化培训。通过培训，新入职护士能够掌握从事临床护理工作的基础理论、基本知识和基本技能；具备良好的职业道德素养、沟通交流能力、应急处理能力和落实责任制整体护理所需的专业照顾、病情观察、协助治疗、心理护理、健康教育、康复指导等护理服务能力；增强人文关怀和责任意识，能够独立、规范地为患者提供护理服务。

三、培训对象

院校毕业后新进入护理岗位工作的护士。

四、培训方式、方法

（一）培训方式
培训采取理论知识培训和临床实践能力培训相结合的方式。

（二）培训方法
可采用课堂讲授、小组讨论、临床查房、操作示教、情景模拟、个案护理等培训方法。

五、培训时间

（一）基础培训
包括基本理论知识及常见临床护理操作技术培训，培训时间为 2 周～1 个月。

（二）专业培训
包括各专科轮转培训，培训时间为 24 个月（具体培训时间分配见附件 1）。

六、培训内容及要求

（一）基本理论知识培训
1. 法律法规规章：熟悉《护士条例》《侵权责任法》《医疗事故处理条例》《传染病防治法》《医疗废物管理条例》《医院感染管理办法》《医疗机构临床用血管理办法》等相关法律法规规章。
2. 规范标准：掌握《临床护理实践指南》《静脉输液操作技术规范》《护理分级》《临床

输血操作技术规范》等规范标准。

3. 规章制度：掌握护理工作相关规章制度、护理岗位职责及工作流程。如患者出入院管理制度、查对制度、分级护理制度、医嘱执行制度、交接班制度、危重症患者护理管理制度、危急值报告及处置制度、病历书写制度、药品管理制度、医院感染管理制度、职业防护制度等。熟悉医院相关工作流程、规章制度等。

4. 安全管理：掌握患者安全目标、患者风险（如压疮、跌倒/坠床、非计划拔管等）的评估观察要点及防范护理措施、特殊药物的管理与应用、各类应急风险预案、护患纠纷预防与处理、护理不良事件的预防与处理等。

5. 护理文书：掌握体温单、医嘱单、护理记录单、手术清点记录单等护理文书的书写规范。

6. 健康教育：掌握患者健康教育的基本原则与方法。健康教育主要内容包括：出入院指导、常见疾病康复知识、常用药物作用与注意事项、常见检验检查的准备与配合要点等。

7. 心理护理：掌握患者心理特点、常见心理问题（如应激反应、焦虑、情感障碍等）识别和干预措施，不同年龄阶段患者及特殊患者的心理护理。护士的角色心理和角色适应、护士的工作应激和心理保健等。

8. 沟通技巧：掌握沟通的基本原则、方式和技巧，与患者、家属及其他医务人员之间的有效沟通。

9. 职业素养：熟悉医学伦理、医学人文、医德医风、护理职业精神、职业道德和职业礼仪等。

（二）常见临床护理操作技术培训

掌握并熟练运用常用临床护理操作技术（具体名称见附件2）。

（三）专业理论与实践能力培训

掌握并熟练运用专业理论知识与技能（具体内容见附件3）。

七、考核方式和内容

考核分为培训过程考核与培训结业考核。

（一）培训过程考核

对培训对象在接受规范化培训过程中各种表现的综合考评。考核内容主要包括医德医风、职业素养、人文关怀、沟通技巧、理论学习和临床实践能力的日常表现，基础培训结束后和专业培训的各专科轮转结束后的考核等。

（二）培训结业考核

对培训对象在培训结束后实施的专业考核，包括理论知识考核、临床实践能力考核。

1. 理论知识考核内容：包括法律法规、规范标准、规章制度、安全管理、护理文书、健康教育、心理护理、沟通技巧、医学人文、职业素养等基本理论知识和内、外、妇、儿、急诊、重症、手术等专业理论知识。

2. 临床实践能力考核内容：以标准化病人或个案护理的形式，抽取临床常见病种的3

份病例（内科系统、外科系统及其他科室各1例）。根据患者的病情及一般情况，要求护士对患者进行专业评估，提出主要的护理问题，从病情观察、协助治疗、心理护理、人文沟通及教育等方面提出有针对性的护理措施，并评估护理措施的有效性，考核其中2项常见临床护理操作技术以及现场提问。

附件1

新入职护士理论与实践能力培训时间分配表

项目	内容		时间	要求
基础培训（基本理论知识及常见临床护理操作技术培训）	基本理论知识	法律法规	2周～1个月	医院可根据实际，进行具体安排。
		规范标准		
		规章制度		
		安全管理		
		护理文书		
		沟通技巧		
		医学人文		
		职业素养		
	常用临床护理操作技术			
专业培训（专业理论与实践能力培训）	内科系统	心血管内科	6个月	任选1～2个专科，每个专科培训3～6个月。
		呼吸内科		
		消化内科		
		血液内科		
		肾脏内科		
		内分泌科		
		风湿免疫科		
		感染科		
		神经内科		
	外科系统	普外科	6个月	任选1～2个专科，每个专科培训3～6个月。
		骨科		
		泌尿外科		
		胸外科		
		心外科		
		血管外科		
		神经外科		

项目	内容	时间	要求
专业培训 （专业理论与实 践能力培训）	急诊科、重症监护病房	6个月	医院可根据实际，进行具体安排。
	妇产科、儿科、手术室、肿瘤科等其他科室	6个月	医院可根据实际，进行具体安排。

附件 2

常见临床护理操作技术名称

一、洗手法

二、无菌技术

三、生命体征测量技术

四、标本采集法

五、穿脱隔离衣技术

六、物理降温法

七、血糖监测

八、口腔护理技术

九、经鼻/口腔吸痰法

十、雾化吸入技术

十一、氧气吸入技术

十二、导尿技术

十三、心肺复苏术（CPR）

十四、心电监测技术

十五、除颤技术

十六、口服给药法

十七、胃肠减压技术

十八、密闭式静脉输液技术

十九、密闭式静脉输血技术

二十、静脉采血技术

二十一、静脉注射法

二十二、肌内注射技术

二十三、皮内注射技术

二十四、皮下注射技术

二十五、患者约束法

二十六、轴线翻身法

二十七、患者搬运法

附件3

专业理论与实践能力培训内容及要求

一、内科培训内容

（一）培训内容

1. 心血管内科

（1）相关知识：熟悉科室情况、规章制度、岗位职责、工作流程、应急预案等。

（2）专业知识：

1）掌握心血管系统常见疾病（如高血压病、冠心病、心力衰竭、心律失常、心肌病等）的病因、临床症状、体征、处理原则。

2）掌握心血管系统常见疾病的护理评估、病情观察、治疗要点、护理措施。

3）掌握心血管内科心导管检查术、心血管介入治疗、心脏起搏治疗术、射频消融术等术前（后）的护理要点。

4）熟悉典型心律失常的心电图特点。

5）熟悉心血管内科常用药物（如血管活性药物、利尿药物、抗凝药物、抗心律失常药物、急救药物等）相关知识。

6）熟悉心血管内科常用化验检查（如血常规、血生化、凝血四项、血电解质、心肌坏死标记物等）结果的临床意义。

7）熟悉心血管内科常见急危重症患者的急救配合要点。

8）了解心脏起搏器的工作原理及应用；了解心血管内科常用检查（如动态心电图、影像学检查）的临床意义。

（3）专业技术：

1）掌握心血管内科常用护理操作技术，如心电监护技术、除颤技术、CPR等。

2）了解心血管内科常用仪器使用方法，如心电图机等。

3）了解起搏器的工作原理及应用。

（4）健康指导：掌握高血压病、冠心病、心力衰竭、急性心肌梗死、心律失常、心血管介入术等患者的健康教育。

2. 呼吸内科

（1）相关知识：熟悉科室情况、规章制度、岗位职责、工作流程、应急预案等。

（2）专业知识：

1）掌握呼吸系统常见疾病（如慢性阻塞性肺疾病、支气管扩张、肺心病、肺炎、呼吸衰竭、支气管哮喘等）的病因、临床症状、体征、处理原则。

2）掌握呼吸系统常见疾病的护理评估、病情观察、治疗要点、护理措施。

3）掌握气管切开的护理要点。

4）熟悉胸腔穿刺的配合要点、呼吸机（有创/无创）辅助治疗。

5）熟悉呼吸内科常用药物（如止咳药物、祛痰药物、平喘药物、抗菌药物、急救药物等）相关知识。

6）熟悉呼吸内科常用化验检查（如血常规、血生化、血气分析、痰液检查等）结果的临床意义。

7）熟悉呼吸内科常见急危重症患者的急救配合要点。

8) 了解肺功能检查、支气管镜检查的目的和方法。

（3）专业技术：

1) 掌握缩唇呼吸、腹式呼吸等呼吸功能锻炼的方法。

2) 掌握吸痰、胸部物理治疗等有效排痰的方法。

3) 掌握呼吸内科常用护理操作技术，如心电监护技术、雾化吸入、氧疗、体位引流等。

（4）健康指导：

1) 掌握慢性阻塞性肺疾病、肺心病、肺炎、支气管哮喘、支气管扩张、咯血等患者的健康教育。

2) 掌握常用吸入剂的使用及健康教育。

3) 熟悉纤维支气管镜检查技术和胸腔穿刺技术的配合及健康教育。

3. 消化内科

（1）相关知识：熟悉科室情况、规章制度、岗位职责、工作流程、应急预案等。

（2）专业知识：

1) 掌握消化系统常见疾病（如慢性胃炎、消化性溃疡、肝硬化、上消化道出血、急性胰腺炎等）的病因、症状、体征、处理原则。

2) 掌握消化系统常见疾病的护理评估、病情观察、治疗要点、护理措施。

3) 掌握胃肠内镜诊查和治疗术护理要点。

4) 掌握消化道出血量的估计方法。

5) 熟悉消化内科常用药物（抑酸、生长抑素、止血药物及急救药物）的相关知识。

6) 熟悉消化内科常用化验检查（如血常规、血生化、大便潜血试验等）结果的临床意义。

7) 熟悉消化内科常见急危重症患者的急救配合要点。

（3）专业技术：掌握胃肠减压、三腔二囊管、灌肠、腹围测量方法、营养泵的使用方法等。

（4）健康指导：

1) 掌握慢性胃炎、消化性溃疡、上消化道出血、急性胰腺炎、肝硬化等患者的健康教育。

2) 掌握胃肠内镜检查技术的患者配合要点和健康教育。

3) 掌握留置胃肠减压、鼻肠营养管的护理要点和健康教育。

4. 血液内科

（1）相关知识：熟悉科室情况、规章制度、岗位职责、工作流程、应急预案等。

（2）专业知识：

1) 掌握血液系统常见疾病（如急性白血病、慢性白血病、再生障碍性贫血、特发性血小板减少性紫癜、淋巴瘤、血友病等）的病因、症状、体征、处理原则。

2) 掌握血液系统常见疾病的护理评估、病情观察、治疗要点、护理措施。

3) 掌握贫血分级、骨髓抑制分级、静脉炎分级及护理要点。

4) 掌握骨髓穿刺术前、术后的护理要点。

5) 掌握成分输血的护理要点。

6) 掌握经外周静脉置入中心静脉导管（PICC）的目的和护理要点。

7) 掌握化疗药物外渗的预防与护理。

8) 熟悉血液内科常用药物（化疗药物、止血药、抗菌药物、激素、免疫抑制剂、急救药物等）的相关知识。

9) 熟悉血液内科常用化验检查（如血常规、血生化、骨髓穿刺检验等）结果的临床意义。

10) 熟悉血液内科常见急危重症患者的急救配合要点。

（3）专业技术：

1）掌握化疗药物配制及输注注意事项。

2）掌握血液内科常用护理操作技术，如输血技术、经外周静脉置入中心静脉导管（PICC）维护技术、保护性隔离技术、手卫生等。

（4）健康指导：

1）掌握急（慢）性白血病、再生障碍性贫血、血友病淋巴瘤等患者的健康教育。

2）掌握化疗引起口腔黏膜炎、肛周感染等的健康教育。

3）掌握血液肿瘤患者及家属的心理护理要点。

5. 肾脏内科

（1）相关知识：熟悉科室情况、规章制度、岗位职责、工作流程、应急预案等。

（2）专业知识：

1）掌握肾脏系统常见疾病（如肾病综合征、急/慢性肾衰竭、原发性肾小球肾炎、继发性肾小球疾病、尿路感染等）的病因、症状、体征、处理原则。

2）掌握肾脏系统常见疾病的护理评估、病情观察、治疗要点、护理措施。

3）掌握肾穿刺活检术、血液透析、腹膜透析的护理要点。

4）熟悉肾脏内科常用药物（利尿药、降压药、免疫抑制剂、糖皮质激素及急救药物等）的相关知识。

5）熟悉肾脏内科常用化验检查（如血常规、血生化、肾功能、尿常规、尿培养、24 小时尿蛋白定量等）结果的临床意义。

6）熟悉肾脏内科常见急危重症患者的急救配合要点。

（3）专业技术：

1）熟悉动静脉内瘘及血液透析导管的护理要点。

2）了解腹膜透析的操作技术。

3）了解腹膜平衡试验的操作技术。

4）了解血液透析的操作技术。

（4）健康指导：

1）掌握肾病综合征、急/慢性肾衰竭、尿路感染、血液透析等患者的健康教育。

2）熟悉肾穿刺活检术、动静脉内瘘成形术、深静脉置管术和腹膜透析置管术的患者配合要点及健康教育。

6. 内分泌科

（1）相关知识：熟悉科室情况、规章制度、岗位职责、工作流程、应急预案等。

（2）专业知识：

1）掌握内分泌系统常见疾病（如糖尿病、甲状腺功能亢进症、甲状腺功能减退症、皮质醇增多症等）的病因、症状、体征、处理原则。

2）掌握内分泌系统常见疾病的护理评估、病情观察、治疗要点、护理措施。

3）掌握内分泌功能试验的观察及护理要点。

4）掌握内分泌科常见急危重症（低血糖、高渗性昏迷、酮症酸中毒等）的处理原则与抢救配合。

5）熟悉内分泌科常用药物（降血糖药、神经营养药物、激素、急救药物等）的相关知识。

6）熟悉内分泌科常用化验检查（如血常规、血生化、血糖、尿糖、尿酮体、糖化血红蛋白、12 小时尿微量白蛋白等）结果的临床意义。

7）熟悉内分泌科常见急危重症患者的急救配合要点。

（3）专业技术：

1）掌握内分泌科常用护理操作技术，如胰岛素注射技术、动态血糖监测技术等。

2）掌握糖尿病足的护理要点。

3）掌握微量泵、胰岛素泵的使用与观察。

（4）健康指导：掌握糖尿病、甲状腺功能亢进症、甲状腺功能减退症等患者的健康教育。

7.风湿免疫科

（1）相关知识：熟悉科室情况、规章制度、岗位职责、工作流程、应急预案等。

（2）专业知识：

1）掌握风湿免疫系统常见疾病（如系统性红斑狼疮、类风湿关节炎、骨关节炎、强直性脊柱炎等）的病因、症状、体征、处理原则。

2）掌握风湿免疫系统常见疾病的护理评估、病情观察、治疗要点、护理措施。

3）熟悉风湿免疫科常用药物（止痛类药物、激素类药物、免疫抑制剂、急救药物）的相关知识。

4）熟悉风湿免疫科常用化验检查（如血常规、血生化、红细胞沉降率、C反应蛋白、凝血四项等）结果的临床意义。

5）熟悉关节腔穿刺术的护理配合。

6）熟悉风湿免疫科常见急危重症患者的急救配合要点。

（3）专业技术：掌握风湿免疫科常用护理操作技术。

（4）健康指导：

1）掌握类风湿关节炎、系统性红斑狼疮、强直性脊柱炎等患者的健康指导。

2）掌握免疫抑制剂应用的健康教育。

8.感染科

（1）相关知识：熟悉科室情况、规章制度、岗位职责、工作流程、应急预案等。

（2）专业知识：

1）掌握感染科常见疾病（如病毒性肝炎、细菌性痢疾、发热待查、流感、败血症、感染性休克、伤寒、疟疾等）的病因、症状、体征、处理原则。

2）掌握感染科常见疾病的护理评估、病情观察、治疗要点、护理措施。

3）熟悉感染科常用药物（抗菌药物、抗病毒药物等）的相关知识。

4）熟悉感染科常用化验检查（如血常规、血生化、大便常规、乙肝及丙肝病毒检测等）结果的临床意义。

5）熟悉医院感染控制、职业安全防护等相关知识、传染病法定类别及其上报流程和时间限制。

6）熟悉感染科常见急危重症患者的急救配合要点。

（3）专业技术：掌握标准预防措施的应用、各种隔离及防护技术。

（4）健康指导：

1）掌握病毒性肝炎、发热、腹泻、伤寒、疟疾等患者的健康指导。

2）掌握感染性疾病的预防宣教。

9.神经内科

（1）相关知识：熟悉科室情况、规章制度、岗位职责、工作流程、应急预案等。

（2）专业知识：

1）掌握神经内科常见疾病（如脑膜炎、缺血性/出血性脑血管病、癫痫、重症肌无力等）的病因、症状、体征、处理原则。

2）掌握神经内科常见疾病的护理评估、病情观察、治疗要点、护理措施。

3）掌握意识判断、肌力分级及吞咽功能评估相关知识。

4）熟悉腰椎穿刺术的配合及护理要点。

5）熟悉脑卒中二级、三级预防相关知识。

6）熟悉神经内科常用药物（溶栓药、抗凝药、抗癫痫药、脱水药、急救药等）的相关知识。

7）熟悉神经内科常用化验检查（如血常规、血生化、脑脊液常规、脑脊液生化、凝血常规等）结果的临床意义。

8）熟悉神经内科常见急危重症患者的急救配合要点。

（3）专业技术：

1）掌握神经内科常用护理操作技术，如吸痰技术、瞳孔观察、气道护理、约束法、心电监护技术、微量泵使用等。

2）掌握偏瘫患者良肢位的摆放方法及意义。

3）了解颅内压监测、肌力测量、吞咽功能评定、认知筛查等技术。

（4）健康指导：

1）掌握脑出血、脑梗死、癫痫、脑膜炎、重症肌无力等患者的健康教育。

2）掌握吞咽、认知康复、肢体康复护理的健康教育。

（二）培训要求

每个科室轮转期间，在上级护士的指导下，新护士全程管理（从患者入院到出院）本专科常见疾病一级护理和二级护理的患者至少各5名。护士能够掌握所管患者的病情，并能给予正确评估、及时观察、协助治疗、心理护理、健康教育等，能够为患者提供专业规范的护理服务。

二、外科培训内容

（一）培训内容

1. 普外科

（1）相关知识：熟悉科室情况、规章制度、岗位职责、工作流程、应急预案等。

（2）专业知识：

1）掌握普外科常见疾病（如甲状腺疾病、乳腺疾病、腹外疝、肠梗阻、胃肠道肿瘤、肝脏肿瘤、肛管疾病、胆道、胰腺疾病、急腹症等）的病因、症状、体征、处理原则。

2）掌握普外科常见疾病患者的护理评估、病情观察、治疗要点、围手术期护理措施、手术后并发症观察与处理、出院指导。

3）掌握各种引流管及引流装置的护理要点。

4）掌握肠内、外营养护理要点。

5）熟悉普外科常用药物（解痉镇痛药、抗菌药物、抗凝药、营养支持药、止血药、急救药物等）的相关知识。

6）熟悉普外科常用化验检查（如血常规、血生化、血培养、尿便常规、潜血、尿淀粉酶、肿瘤标记物等）结果的临床意义。

7）熟悉普外科常见急危重症患者的急救配合要点。

（3）专业技术：

1）掌握普外科常用护理操作技术，如胃肠减压技术、更换引流袋、引流技术、造口护理技术、灌肠、留置导尿、乳腺癌手术后功能锻炼等。

2）掌握肠内、外营养支持技术。

3）熟悉肠内营养泵的使用。

（4）健康指导：掌握普外科常见疾病的健康教育。

2. 骨科

（1）相关知识：熟悉科室情况、规章制度、岗位职责、工作流程、应急预案等。

（2）专业知识：

1）掌握骨科常见疾病（如骨折、关节脱位、骨肿瘤、腰椎间盘突出症、颈椎病等）的病因、症状、体征、处理原则。

2）掌握骨科常见疾病的护理评估、病情观察、治疗要点、围手术期护理措施、手术后并发症观察与处理、出院指导。

3）掌握骨科常用治疗技术（如牵引、石膏外固定等）的配合与护理要点。

4）掌握肌力的评定。

5）掌握下肢深静脉血栓的预防及护理。

6）熟悉骨科常用药物（如抗菌药物、止痛药、抗凝药、急救药物等）的相关知识。

7）熟悉骨科常用化验检查（如血常规、血生化、尿便常规、肿瘤标记物等）结果的临床意义。

8）熟悉骨科常见急危重症患者的急救配合要点。

（3）专业技术：

1）掌握骨折患者体位的安置。

2）掌握骨科常用护理操作技术，如移动和搬运、轴线翻身、助行器的使用、冷敷、压疮预防与护理、伤口护理、引流护理等。

3）掌握骨牵引、皮牵引技术的护理要点。

4）熟悉间歇充气压力装置的使用方法。

（4）健康指导：掌握骨科常见疾病患者的功能锻炼、康复促进及健康教育。

3. 泌尿外科

（1）相关知识：熟悉科室情况、规章制度、岗位职责、工作流程、应急预案等。

（2）专业知识：

1）掌握泌尿外科常见疾病（如尿路结石、前列腺增生症、肾癌、膀胱癌、前列腺癌等）的病因、症状、体征、处理原则。

2）掌握泌尿外科常见疾病的护理评估、病情观察、治疗要点、围手术期护理措施、手术后并发症观察与处理、出院指导。

3）掌握留置导尿、膀胱冲洗及尿路造口的护理。

4）掌握泌尿外科常见管路（膀胱造瘘管、肾造瘘管、输尿管支架管等）的护理。

5）熟悉泌尿外科常用药物（如抗菌药物、解痉止痛药物、抗凝药物、急救药物等）的相关知识。

6）熟悉泌尿外科常用化验检查（如血常规、血生化、尿常规等）结果的临床意义。

7）熟悉膀胱镜检查及体外震波碎石术的护理。

8）熟悉泌尿外科常见急危重症患者的急救配合要点。

（3）专业技术：掌握泌尿外科常用护理操作技术，如膀胱冲洗、更换尿袋、更换造口袋等。

（4）健康指导：掌握泌尿外科常见疾病患者的健康教育。

4. 胸外科

（1）相关知识：熟悉科室情况、规章制度、岗位职责、工作流程、应急预案等。

（2）专业知识：

1）掌握胸外科常见疾病（如气胸、多发肋骨骨折、肺癌、食管癌、纵隔肿瘤等）的病因、症状、体征、处理原则。

2）掌握胸外科常见疾病的护理评估、病情观察、治疗要点、围手术期护理措施、手术后并发症观察与处理、出院指导。

3）掌握胸腔闭式引流术的配合与护理要点。

4）掌握肠内营养管的护理。

5）熟悉胸外科常用药物（如抗菌药物、止痛药、镇咳祛痰药、止血药、急救药物等）的相关知识。

6）熟悉胸外科常用化验检查（如血常规、血生化、血气分析、肺功能、肿瘤标记物等）结果的临床意义。

7）熟悉胸外科常见急危重症患者的急救配合要点。

（3）专业技术：掌握胸外科常用护理操作技术，如胸腔闭式引流的护理、胃肠减压技术、心电监护技术、更换引流袋、有效咳嗽、排痰、雾化吸入等。

（4）健康指导：掌握胸外科常见疾病患者的健康教育。

5. 心外科

（1）相关知识：熟悉科室情况、规章制度、岗位职责、工作流程、应急预案等。

（2）专业知识：

1）掌握心外科常见疾病（如先天性心脏病、心脏瓣膜病、冠心病、胸主动脉瘤等）的病因、症状、体征、处理原则。

2）掌握心外科常见疾病的护理评估、病情观察、治疗要点、围手术期护理措施、手术后并发症观察与处理、出院指导。

3）掌握心包引流、纵隔引流、胸腔闭式引流术的配合与护理要点。

4）熟悉心外科常用药物（如血管活性药物、抗凝药物、镇咳祛痰药物、镇静催眠药物、急救药物等）的相关知识。

5）熟悉心外科常用化验检查（如血常规、血生化、凝血功能、血气分析等）结果的临床意义。

6）熟悉心外科常见急危重症患者的急救配合要点。

（3）专业技术：

1）掌握心外科常用护理操作技术，如胸腔闭式引流、更换引流袋、动脉血标本采集技术、呼吸功能锻炼等。

2）掌握血管活性药物的特殊配制方法及应用，掌握补钾原则及方法。

（4）健康指导：掌握心外科常见疾病患者的健康教育。

6. 血管外科

（1）相关知识：熟悉科室情况、规章制度、岗位职责、工作流程、应急预案等。

（2）专业知识：

1）掌握血管外科常见疾病（如急性动脉栓塞、下肢动脉硬化闭塞、下肢静脉曲张、下肢深静脉血栓等）的病因、症状、体征、处理原则。

2）掌握血管外科常见疾病的护理评估、病情观察、治疗要点、围手术期护理措施、手术后并发症观察与处理、出院指导。

3）熟悉血管外科常用药物（如血管活性药物、抗凝药物、急救药物等）的相关知识。

4）熟悉血管外科常用化验检查（如血常规、血生化、凝血功能、血糖、血液黏稠度等）结果的临床意义。

5）熟悉血管外科常见急危重症患者的急救配合要点。

（3）专业技术：

1）掌握医用弹力袜的使用方法。

2）了解间歇充气压力装置的使用方法。

3）了解足底静脉泵的使用方法。

（4）健康指导：掌握血管外科常见疾病的健康教育。

7．神经外科

（1）相关知识：熟悉科室情况、规章制度、岗位职责、工作流程、应急预案等。

（2）专业知识：

1）掌握神经外科常见疾病（如颅脑损伤、颅脑肿瘤、脑血管疾病、脊柱脊髓病变等）的病因、症状、体征、处理原则。

2）掌握神经外科常见疾病的护理评估、病情观察、治疗要点、围手术期护理措施、手术后并发症观察与处理、出院指导。

3）掌握脑血管介入治疗的护理要点。

4）掌握腰椎穿刺的配合与护理要点。

5）掌握脑室引流的护理要点、瞳孔检查方法、GCS评分方法。

6）熟悉神经外科常用药物（如抗癫痫药、脱水药、神经营养类药、急救药物等）的相关知识。

7）熟悉神经外科常用化验检查（如血常规、血生化、脑脊液检查等）结果的临床意义。

8）熟悉神经外科常见急危重症患者的急救配合要点。

9）熟悉颅内压监测的护理要点。

（3）专业技术：

1）掌握神经外科常用护理操作技术，如脑室引流护理技术、更换引流袋、瞳孔观察、气道护理、约束法。

2）了解颅内压监护仪的使用方法、肌力的评估等。

（4）健康指导：掌握神经外科常见疾病患者的健康教育。

（二）培训要求

每个科室轮转期间，在上级护士的指导下，新护士全程管理（从患者入院到出院）本专科常见疾病一级护理和二级护理的患者至少各5名。护士能够掌握所管患者的病情，并能给予正确评估、及时观察、协助治疗、心理护理、健康教育和康复指导等，能够为患者提供专业规范的护理服务。

三、急诊科培训内容

（一）培训内容

（1）相关知识：熟悉科室情况、规章制度、岗位职责、工作流程、应急预案、突发事件上报流程等。

（2）专业知识：

1）掌握急诊科常见病的病因、症状、体征、处理原则。

2）掌握急诊科常见疾病的护理评估、病情观察、治疗要点、护理措施。

3）掌握检验危急值、危重患者转运流程和观察要点。

4）熟悉急诊科常用药物（如止血药、血管活性药、抗菌药物、急救药物、镇静镇痛药等）的相关知识。

5）熟悉急诊科常用化验检查（如血常规、血生化、血气分析、凝血功能等）结果的临床意义。

6）熟悉急诊科常见急危重症患者的急救流程和配合要点。

7）了解常见急症的分诊和分诊技巧，根据患者主诉、主要症状和体征，分清疾病的轻重缓急及隶属专科，进行初步诊断，安排救治程序及分配专科就诊。

（3）专业技术：

1）掌握急诊科常用仪器（如心电监护仪、简易呼吸器、洗胃机）等的使用。

2）掌握急诊科常用护理操作技术，如除颤技术、心肺复苏技术、洗胃技术、氧疗工具使用、气管插管配合技术等。

（4）健康指导：

1）掌握常见急症患者的健康教育。

2）掌握急诊患者心理特点和沟通技巧。

3）了解突发事件和群伤的急诊急救配合、协调和管理。

（二）培训要求

轮转期间，在上级护士指导下，参与并完成急诊患者的急救配合及护理至少 10 例，为患者提供专业规范的护理服务。

四、重症医学科培训内容

（一）培训内容

（1）相关知识：熟悉科室情况、规章制度、岗位职责、工作流程、感染控制、应急预案等。

（2）专业知识：

1）熟悉重症医学科常见疾病的病因、症状、体征、治疗处理原则、抢救配合要点。

2）掌握重症医学科常见疾病的护理评估、病情观察、治疗要点、护理措施。

3）掌握中心静脉管路、氧疗及各种引流管的护理要点。

4）掌握危重患者转运流程和处理要点。

5）熟悉重症医学科常用药物（如抢救药物、血管活性药、止血药、镇静镇痛药、抗凝药、抗菌药物、肌肉松弛药等）的相关知识。

6）熟悉重症医学科常用化验检查（如血常规、血生化、血气分析、凝血功能等）结果的临床意义。

7）熟悉重症医学科常见急危重症患者的急救配合要点。

8）熟悉气管插管、气管切开、心肺脑复苏等护理配合和护理要点。

（3）专业技术：

1）掌握重症医学科常用护理操作技术，如生命体征监测技术、氧疗、吸痰、气道护理、雾化吸入、动脉血标本采集技术、输液泵、微量泵、营养泵的使用、管路护理、基本生命支持技术（BLS）、除颤、简易呼吸器的使用等。

2）熟悉重症医学科常用仪器的使用方法，如监护仪、呼吸机的使用、心电图机、排痰仪等。

3）熟悉血流动力学中心静脉压、动脉血压的监测方法。

4）熟悉肺部物理疗法：拍背咳痰、缩唇腹式呼吸、体位引流的方法。

5）了解纤维支气管镜吸痰的护理要点。

（4）健康指导：做好重症医学科患者及家属的健康教育。

（二）培训要求

轮转期间，在上级护士指导下，参与并管理本科室患者至少 5 例，能够为患者提供专业规范的护理服务。

五、妇产科培训内容

（一）培训内容

1. 妇科

（1）相关知识：熟悉科室情况、规章制度、岗位职责、工作流程、应急预案等。

（2）专业知识：

1）掌握妇科常见疾病（如子宫肌瘤、宫颈癌、子宫内膜癌、卵巢肿瘤、异位妊娠、子宫内膜异位症、功能失调性子宫出血、卵巢过度刺激征等）的病因、症状、体征、处理原则。

2）掌握妇科常见疾病的护理评估、病情观察、治疗要点、护理措施。

3）掌握妇科腹腔镜手术、宫腔镜手术、开腹手术、阴式手术等围手术期护理要点。

4）掌握腹腔引流护理要点。

5）熟悉妇科常用药物（如止血药物、化疗药物、激素药物、急救药物等）的相关知识。

6）熟悉妇科常用化验检查（如血常规、血生化、尿常规、妇科肿瘤标志物等）结果的临床意义。

7）熟悉妇科常见急危重症患者的急救配合要点。

（3）专业技术：掌握妇科常用护理操作技术，如阴道灌洗技术、会阴擦洗、坐浴等。

（4）健康指导：

1）掌握经腹及经阴道子宫切除术、腹腔镜手术、宫腔镜手术等患者的健康教育。

2）掌握盆底肌肉功能锻炼的方法。

2. 产科

（1）相关知识：熟悉科室情况、规章制度、岗位职责、工作流程、应急预案等。

（2）专业知识：

1）掌握正常分娩的观察和护理，产科常见疾病（如胎膜早破、胎盘早剥、前置胎盘、胎儿窘迫、先兆早产、多胎妊娠、妊娠高血压、妊娠合并糖尿病、瘢痕子宫妊娠、产后出血等）的病因、症状、体征、处理原则。

2）掌握产科常见疾病的护理评估、病情观察、治疗要点、围手术期和产褥期的护理措施。

3）掌握新生儿护理及观察要点。

4）掌握母乳喂养相关知识与技巧。

5）熟悉产科常用药物（如子宫收缩类药物、解痉药、降压药、止血药、急救药物）的相关知识。

6）熟悉产科常用化验检查（如血常规、尿常规、血糖、凝血功能、24 小时尿蛋白定量等）结果的临床意义。

7）熟悉产科常见急危重症患者的急救配合要点。

8）了解妊娠合并其他内科疾病（贫血、心脏病等）的治疗及护理。

（3）专业技术：掌握产科常用护理操作技术，如四步触诊、阴道检查、按摩子宫、听诊胎心、胎心监测技术、胎动计数、宫缩观察、会阴擦洗、新生儿断脐、母婴皮肤接触、母乳喂养技巧、新生儿沐浴、脐部护理、臀部护理、抚触技术等。

（4）健康指导：

1）掌握妊娠期营养、饮食、运动指导。

2）掌握产科常见疾病（妊娠合并糖尿病、妊娠合并高血压）的健康教育。

3）掌握妊娠期、分娩期、产褥期的健康教育。

4）掌握母乳喂养相关知识及新生儿的健康指导。

（二）培训要求

轮转期间，在上级护士的指导下，新护士全程管理（从患者入院到出院）本专科常见疾病一级护理和二级护理的患者至少各 5 名。护士能够掌握所管患者的病情，并能给予正确评估、及时观察、协助治疗、心理护理、健康教育等，能够为患者提供专业规范的护理服务。

六、儿科培训内容

（一）培训内容

（1）相关知识：熟悉科室情况、规章制度、岗位职责、工作流程、应急预案、医院感染相关知识等。

（2）专业知识：

1）掌握儿童生长发育及儿童保健方面的知识。

2）掌握早产儿、正常新生儿的护理。

3）掌握新生儿常见疾病，如早产、新生儿黄疸、新生儿缺血缺氧性脑病、新生儿肺炎、脐炎等的病因、症状、体征、处理原则。

4）掌握儿科常见疾病（儿科呼吸系统、消化系统、血液系统、免疫系统等疾病，如小儿支气管肺炎、小儿支气管哮喘、小儿高热惊厥、小儿脑炎、儿童心脏病、小儿心力衰竭、川崎病、小儿腹泻、小儿贫血、小儿肾病、肠套叠、先天性巨结肠、小儿麻疹、水痘、猩红热等）的病因、症状、体征、处理原则。

5）掌握儿科常见疾病的护理评估、病情观察、治疗要点、护理措施。

6）熟悉儿科常用药物（如祛痰药物、镇静药物、抗感染药物、解痉药物、急救药物等）的相关知识及药物剂量换算。

7）熟悉儿科常用化验检查（如血常规、尿便常规、血生化、血培养、血胆红素等）结果的临床意义。

8）熟悉儿科常见急危重症患儿的急救配合要点。

（3）专业技术：

1）掌握小儿静脉输液、静脉采血、雾化吸入、氧疗、吸痰、灌肠、新生儿及小儿心肺复苏等操作。

2）掌握更换尿布法、人工喂养法、新生儿沐浴法、新生儿气道护理、脐部护理、臀部护理等。

3）掌握暖箱、辐射抢救台、蓝光治疗仪、经皮黄疸仪的使用及消毒方法。

（4）健康指导：

1）掌握与患儿及家属的沟通技巧。

2）掌握早产儿、支气管肺炎、腹泻、意外伤害等患儿的健康教育。

（二）培训要求

轮转新生儿病房和儿童病房期间，在上级护士的指导下，能够参与并负责护理新生儿和儿童疾病患者，规范提供基础护理、专科护理、心理护理和健康指导等。

七、手术室培训内容

（一）培训内容

（1）相关知识：熟悉科室情况、规章制度、岗位职责、工作流程、应急预案、医院感染预防与控制等。

（2）专业知识：

1）掌握手术室布局与流程，各洁净级别手术间适用手术范围及管理要求。

2）掌握常见手术患者的术前准备、手术方式、切口位置、麻醉方式及器械配备。

3）掌握各种常见手术体位的安置原则、常见并发症及注意事项。

4）掌握手术室常用药物（如麻醉药、解痉止痛药、扩容升压药、急救药物等）的相关知识。

5）掌握无菌概念及各种灭菌方法。

6）掌握特殊感染手术的处理流程。

7）掌握手术室接送患者流程、急诊手术接待与抢救流程。

8）掌握中、小手术的器械护士工作，熟悉基础外科手术开腹手术配合。

9）熟悉各类一次性用物，掌握术后敷料器械的回收、清洗、处理流程。

（3）专业技术：

1）掌握手术室基础无菌技术操作，包括外科手消毒、取用无菌物品、穿无菌手术衣、戴无菌手套、协助医师穿手术衣及戴无菌手套、开无菌包、器械台的一次整理与清点、各专科器械台的二次摆台等。

2）掌握手术皮肤消毒方法和铺巾方法、穿针、带线、敷料打包方法等。

3）熟悉手术室基础仪器设备（如电刀、无影灯、吸引器、手术床、手术对接床等）的安全操作与维护保养。

（4）健康指导：掌握手术前、手术后访视技巧，与手术患者的沟通技巧。

八、肿瘤科培训内容

（一）培训内容

（1）相关知识：熟悉科室情况、规章制度、岗位职责、工作流程、应急预案、医院感染预防与控制等。

（2）专业知识：

1）掌握肿瘤科常见疾病（如胃癌、肺癌、肠癌、食管癌、乳腺癌、淋巴瘤等）的病因、症状、体征、处理原则。

2）掌握肿瘤科常见疾病的护理评估、病情观察、治疗要点、护理措施。

3）掌握肿瘤科常见疾病化疗方案的临床应用及护理要点。

4）掌握常用化疗药物的配制方法，化疗药物不良反应观察及注意事项。

5）掌握经外周静脉置入中心静脉导管（PICC）的目的和护理要点。

6）掌握化疗药物外渗的预防及护理。

7）掌握放疗患者放射野皮肤的护理。

8）熟悉化疗泵、镇痛泵的护理要点及注意事项。

9）熟悉化疗、放疗常见并发症及护理要点。

10）熟悉肿瘤科常用药物（化疗药物、止血药、激素药、免疫抑制剂、急救药物等）的相关知识。

11）熟悉肿瘤科常用化验检查（如血常规、血生化、骨髓穿刺检验等）结果的临床意义。

12）熟悉肿瘤科常见急危重症患者的急救配合要点。

（3）专业技术：

1）掌握化疗药物配制及输注注意事项。

2）掌握肿瘤科常用护理操作技术，如输血技术、经外周静脉置入中心静脉导管（PICC）维护技术等。

3）熟悉化疗泵的操作技术及使用方法。

4）了解植入式静脉输液港的维护及护理要点。

（4）健康指导：

1）掌握肿瘤科常见疾病患者的健康教育与康复指导。

2）掌握放化疗后引起放射性皮炎、口腔黏膜炎、肛周感染等的健康教育。

3）掌握肿瘤患者及家属的心理护理要点。

（二）培训要求

轮转期间，在上级护士的指导下，新护士全程管理（从患者入院到出院）本专科常见疾病一级护理和二级护理的患者至少各5名。护士能够掌握所管患者的病情，并能给予正确评估、及时观察、协助治疗、心理护理、健康教育等，能够为患者提供专业规范的护理服务。

参考文献

[1] 国家卫生健康委办公厅. 国家卫生健康委办公厅关于进一步加强医疗机构护理工作的通知［R/OL］.（2020 - 09 - 02）［2023 - 03 - 13］. http://www.nhc.gov.cn/yzygj/s7653pd/202009/67aba592ab854891b97c61a06c1058a6.shtml.

[2] 国家卫生计生委办公厅. 国家卫生计生委关于开展爱婴医院复核的通知［R/OL］.（2014 - 06 - 19）［2023 - 03 - 13］. http://www.nhc.gov.cn/fys/s3585/201406/556c0b7673e8470f9641c28d119a9f31.shtml.

[3] 国家卫生健康委办公厅. 关于印发《加强医疗护理员培训和规范管理工作实施方案》的通知［R/OL］.（2019 - 08 - 28）［2023 - 03 - 13］. https://www.yanglaocn.com/shtml/20190828/1566963309120588.html.

[4] 张青, 钱黎明. 消毒供应中心管理与技术指南（2021版）［M］. 北京: 人民卫生出版社, 2021.

[5] 卫生部办公厅. 重症医学科建设与管理指南（试行）［R/OL］.（2009 - 09 - 23）［2023 - 03 - 13］. https://wenku.so.com/d/e9b89b2fff2791f685b9ae472031aaf0.

[6] 中关村肾病血液净化创新联盟. 关于发布《血液净化室设置指南》团体标准的公告［R/OL］.（2019 - 08 - 16）［2023 - 03 - 13］. https://www.sohu.com/a/334286429_738256.

[7] 国家卫生计生委办公厅. 关于开展优质护理服务评价工作的通知［EB/OL］.（2014 - 07 - 10）［2023 - 03 - 13］. http://www.nhc.gov.cn/yzygj/s3593/201407/8c99ec14e65f4289894a66c279edd08b.shtml.

[8] 国家卫生健康委办公厅. 国家卫生健康委关于印发医疗机构设置规划指导原则（2021—2025年）的通知［EB/OL］.（2022 - 01 - 29）［2023 - 03 - 13］. http://www.nhc.gov.cn/yzygj/s3594q/202201/2156670fb665406ea98f9c1a6329954d.shtml.

[9] 国家卫生健康委办公厅. 国家卫生健康委关于印发《全国护理事业发展规划（2021—2025年）》的通知［EB/OL］.（2022 - 05 - 07）［2023 - 03 - 13］. http://www.nhc.gov.cn/yzygj/s7653pd/202205/441f75ad347b4ed68a7d2f2972f78e67.shtml.

[10] 卫生部医政司. 卫生部关于印发《新生儿病室建设与管理指南（试行）》的通知［EB/OL］.（2010 - 01 - 13）［2023 - 03 - 13］. http://www.nhc.gov.cn/bgt/s10695/201001/56307c3f4ad14bb494c01410c44f8adc.shtml.

[11] 国家卫生计生委办公厅. 国家卫生计生委办公厅关于印发危重孕产妇和新生儿救治中心建设与管理指南的通知［EB/OL］.（2018 - 01 - 08）［2023 - 03 - 13］. http://www.nhc.gov.cn/fys/s3581/201801/1048948966a44067974a44187c6a8912.shtml.

[12] 国家卫生健康委办公厅. 国家卫生健康委办公厅关于印发老年医学科建设与管理指南（试行）的通知［EB/OL］.（2019 - 12 - 06）［2023 - 03 - 13］. http://www.nhc.gov.cn/yzygj/s7655/201912/de6d5fe0b5b8446d993f4c9129424885.shtml.

[13] 国家卫生健康委员会. 关于印发《医疗机构血液透析室管理规范》的通知［EB/OL］.（2012 - 06 - 05）［2023 - 03 - 13］. http://www.nhc.gov.cn/wjw/ywfw/201306/011a11e520404555a74d0932a7bf59fd.shtml.

[14] 卫生部、国家食品药品监督管理局和国家中医药管理局. 关于印发医疗机构从业人员行为规范的通知［EB/OL］.（2012 - 07 - 18）［2023 - 03 - 13］. http://www.nhc.gov.cn/jcj/s7692/201207/27d9285303924b37aaf80d98fa5d5fa5.shtml.

[15] 国家卫生健康委员会. 关于印发麻醉科医疗服务能力建设指南（试行）的通知［EB/OL］.（2019 - 12 - 09）［2023 - 03 - 13］. http://www.nhc.gov.cn/yzygj/s3594q/201912/7b8bee1f538e459081c5b3d4d9b8ce1a.shtml.

[16] 国家卫生健康委员会、国家发展改革委、教育部、民政部、财政部、人力资源社会保障部、国家市

场监督管理总局、中国银行保险监督管理委员会、国家中医药管理局、中国残联以及中央军委后勤保障部. 关于印发促进护理服务业改革与发展指导意见的通知［EB/OL］.（2018－06－21）［2023－03－13］. http://www.nhc.gov.cn/yzygj/s7659/201807/1a71c7bea4a04d5f82d1aea262ab465e.shtml.

［17］湖南省卫生健康委员会. 关于印发湖南省护理事业发展规划（2021—2025）的通知［EB/OL］.（2022－11－24）［2023－03－13］. http://wjw.hunan.gov.cn/wjw/xxgk/ghjh/202211/t20221124_29136519.html.

［18］李小寒，尚少梅. 基础护理学［M］. 7 版. 北京：人民卫生出版社，2021.

［19］岳丽青，陶子荣，李育，等. 神经内科专科护理［M］. 北京：化学工业出版社，2021.

［20］中华人民共和国住房和城乡建设部，中华人民共和国国家质量监督检验检疫总局. 综合医院建筑设计规范：GB 51039—2014［S］. 北京：中国计划出版社，2014.

［21］戴文君. 6S 管理模式在神经内科病区护理管理中的应用［J］. 实用临床护理学电子杂志，2019，4（18）：182，192.

［22］李洛锋，叶政琴，谢玉婷. 合力保护"头顶上的安全"：浅谈高空抛物坠物的反思［J］. 法制博览，2021（7）：159－160.

［23］中华护理学会. 护士守则［M］. 北京：人民卫生出版社，2008.

［24］余艳红，陈叙. 助产学［M］. 北京：人民卫生出版社，2017.

［25］国家卫生健康委员会. 危重孕产妇救治中心建设与管理指南［EB/OL］.（2017－12－08）［2014－01－26］. www.nhc.gov.cn/fys/s3581/201801/1048948966a44067974944187aba8912.shtml.

［26］湖南省卫生计生委妇幼处. 关于印发湖南省新生儿听力筛查工作规范的通知［R/OL］.（2012－09－19）［2023－03－13］. https://www.doc88.com/p-384629117141.html.

［27］姜梅，卢契. 助产士专科培训［M］. 北京：人民卫生出版社，2019.

［28］中国医师协会新生儿科医师分会. 中国新生儿病房分级建设与管理指南（建议案）［J］. 发育医学电子杂志，2015，3（4）：193－202.

［29］邵肖梅，叶鸿瑁，丘小汕. 实用新生儿学［M］. 5 版. 北京：人民卫生出版社，2019：243－245.

［30］张玉侠，胡晓静，陈建军，等. 实用新生儿护理学［M］. 北京：人民卫生出版社，2015：31－41.

［31］郭钰慧，林嘉铭，汪慧珍，等. 最新新生儿优质护理临床实践与临床护理评价指导及护理告知程序［M］. 北京：人民卫生出版社，2014：30－47.

［32］曹云，李正红，韩树萍，等. 新生儿加强监护病房母乳使用专家共识［J］. 中国循证儿科杂志，2021，16（3）：171－178.

［33］高红梅，张琳琪. 儿科分册［M］. 长沙：湖南科学技术出版社，2014：7－9.

［34］石小毛. 儿科护理手册［M］. 北京：人民卫生出版社，2016：2.

［35］崔焱，张玉侠. 儿科护理学［M］. 7 版. 北京：人民卫生出版社，2021：107.

［36］李乐之. 外科护理学［M］. 7 版. 北京：人民卫生出版社，2021.

［37］国家卫生计生委. 关于印发安宁疗护中心基本标准和管理规范（试行）的通知［EB/OL］.（2017－02－09）［2023－03－13］. http://www.nhc.gov.cn/yzygj/s3593/201702/2f50fdc62fa84cdd9d9a09d5162a661f.shtml.

［38］徐波，陆宇晗. 肿瘤专科护理［M］. 北京：人民卫生出版社，2018：21－22.

［39］中华人民共和国国家卫生健康委员会. 医院隔离技术标准：WS/T 311—2023［J］. 中国感染控制杂志，2023，22（11）：1398－1410.

［40］中华人民共和国国家卫生和计划生育委员会. 口腔器械消毒灭菌技术操作规范：WS 506—2016

［S］．北京：中国标准出版社，2016.

［41］ 占巧利，黄冬喜．口腔科门诊规范医院感染管理［J］．中华医院感染学杂志，2008，18（5）：683－683.

［42］ 中华人民共和国国家卫生健康委员会．放射诊断放射防护要求：GBZ 130—2020［S］．北京：中华人民共和国国家卫生健康委员会，2020.

［43］ 中华人民共和国国家卫生和计划生育委员会．经空气传播疾病医院感染预防与控制规范：WS/T 511—2016［S］．北京：中国标准出版社，2016.

［44］ 中华人民共和国国家卫生和计划生育委员会．病区医院感染管理规范：WS/T 510—2016［S］．北京：中国标准出版社，2016.

［45］ 联防联控机制综合组．关于印发新型冠状病毒肺炎防控方案（第九版）的通知［EB/OL］．（2022－06－28）［2023－03－13］．http://www.nhc.gov.cn/jkj/s3577/202206/de224e7784fe4007b7189c1f1c9d5e85.shtml.

［46］ 中华人民共和国卫生部．医疗机构消毒技术规范：WS/T 367—2012［S］．北京：中国标准出版社，2012.

［47］ 中华人民共和国国家卫生和计划生育委员会．医疗机构环境表面清洁与消毒管理规范：WS/T 512—2016［S］．北京：中国标准出版社，2016.

［48］ 中华人民共和国国家卫生和计划生育委员会．医院医用织物洗涤消毒技术规范：WS/T 508—2016［S］．北京：中国标准出版社，2016.

［49］ 中华人民共和国国家质量监督检验检疫总局，中国国家标准化管理委员会．疫源地消毒总则：GB 19193—2015［S］．北京：中国标准出版社，2015.

［50］ 中华人民共和国住房和城乡建设部，中华人民共和国国家质量监督检验检疫总局．传染病医院建筑设计规范：GB 50849—2014［S］．北京：中国计划出版社，2014.

［51］ 中华人民共和国国家质量监督检验检疫总局，中国国家标准化管理委员会．医院负压隔离病房环境控制要求：GB/T 35428—2017［S］．北京：中国标准出版社，2017.

［52］ 中华人民共和国国家卫生健康委员会办公厅，中华人民共和国住房和城乡建设部办公厅．新冠肺炎应急救治设施负压护理单元建筑技术导则（试行）［EB/OL］．（2020－02－28）［2023－03－13］．http://www.nhc.gov.cn/guihuaxxs/s7824/202002/87bdfb96d0374970927c9895c829ab80.shtml.

［53］ 汤明文，张燕红，刘寿娟，等．新型冠状病毒肺炎疫情下封闭式精神科病房应急管理策略及成效［J］．护理学报，2021，28（5）：55－58.

［54］ 王金爱．精神科护士手册［M］．北京：人民卫生出版社，2013.

［55］ 国家卫生健康委办公厅．国家卫生健康委办公厅关于印发老年医学科建设与管理指南（试行）的通知［EB/OL］．（2019－12－06）［2023－03－13］．http://www.nhc.gov.cn/yzygj/s7655/201912/de6d5fe0b5b8446d993f4c9129424885.shtml.

［56］ 湖南省卫生健康委员会，湖南省中医药管理局．关于印发《湖南省老年友善医疗机构工作方案》的通知［EB/OL］．（2021－06－18）［2023－03－13］．http://www.hunan.gov.cn/hnszf/szf/hnzb_18/2021/2012111/szfbmwj_98721_88_1urmmqrurrdbvpccutqhrmsteguug/202106/t20210618_19659922.html.

［57］ 李阔，李晓燕，金哲，等．老年人失能与友善医院建设［J］．中华老年医学杂志，2019，38（10）：1104－1106.

［58］ 中国医学装备协会．日间手术中心设施建设标准：T/CAME 21—2020［S/OL］．［2024－01－26］．

https://www.biaozhuns.com./archives/20210323/show-281774-108-1.html.

[59] 中国医院协会. 中国医院质量安全管理：T/CHAD10-2-25-2018 [2]. 第2-25部分：患者服务 日间手术：T/CHAS 10-2-25—2018 [S/OL]. [2024-01-26]. https://www.cloc.88.com/p-59239243135345.html.

[60] 马洪升，李大江. 日间手术管理规范 [M]. 成都：四川科学技术出版社，2021：93-101.

[61] 国务院办公厅. 国务院办公厅关于改革完善全科医生培养与使用激励机制的意见 [EB/OL]. (2018-01-14)[2023-03-13]. http://www.nhc.gov.cn/qjjys/s7949/201801/345c0eb20c4347fa9f8d5e6725b1dda8.shtml.

[62] 国家卫生健康委办公厅. 关于印发住院医师规范化培训基地（综合医院）全科医学科设置指导标准（试行）的通知 [EB/OL]. (2018-09-03)[2023-03-13]. http://www.nhc.gov.cn/qjjys/s3593/201809/951a65647c41459b858ccf1c26fc1acb.shtml.

[63] 湖南省人民政府办公厅. 湖南省人民政府办公厅关于改革完善全科医生培养与使用激励机制的实施意见：湘政办发〔2018〕52号 [EB/OL]. (2018-09-18)[2023-03-13]. http://www.hunan.gov.cn/hnszf/xxgk/wjk/szfbgt//201809/t20180918_5103333.html.

[64] 中国医师协会. 中国医师协会关于印发全科专业住院医师规范化培训基地标准（2019年修订版）和全科专业住院医师规范化培训内容与标准（2019年修订版）的通知 [EB/OL]. (2019-11-11)[2023-03-13]. http://www.cmda.net/ggtz/13333.jhtml.

[65] 中国医师协会. 关于印发《全科专业住院医师规范化培训全科教学查房规范（试行）》和《全科专业住院医师规范化培训全科教学门诊规范（试行）》的通知 [EB/OL]. (2021-07-30)[2023-03-13]. http://www.cmda.net/ggtz/14203.jhtml.

[66] 国家药监局核查中心. 关于发布《药品注册核查工作程序（试行）》等5个文件的通告 [EB/OL]. (2021-12-20)[2023-03-13]. https://www.cfdi.org.cn/resource/news/14200.html.

[67] 国家药监局、国家卫生健康委员会. 关于发布药物临床试验质量管理规范的公告 [EB/OL]. (2020-04-27)[2023-03-13]. http://www.nhc.gov.cn/yzygj/s7659/202004/1d5d7ea301f04adba4c4e47d2e92eb96.shtml.

[68] 国家食品药品监督管理局. 药物I期临床试验管理指导原则（试行）[EB/OL]. (2011-12-02)[2023-03-13]. https://www.nmpa.gov.cn/xxgk/fgwj/gzwj/gzwjyp/20111202113101617.html.

[69] 刘业娜，刘韬，王艺，等. I期临床试验的规范化管理 [J]. 今日药学，2017，27（4）：130-132.

[70] 李倩，张晓娟，张迅，等. I期药物临床试验护理中存在的问题及解决对策浅析 [J]. 中国药物与临床，2018，18（9）：21-23.

[71] 吴芳芳，王俊丽，苗文静，等. I期药物临床试验中研究护士的工作职责探讨 [J]. 中国妇幼健康研究，2017，28（4）：440-443.

[72] 肖秀容，杨惠玉. 门诊换药室的护理要点及预防感染方式分析 [J]. 中国卫生标准管理，2017，8（22）：161-162.

[73] 国家卫生健康委办公厅. 关于加强重点地区重点医院发热门诊管理及医疗机构内感染防控工作的通知 [EB/OL]. (2020-02-04)[2023-03-13]. http://www.nhc.gov.cn/yzygj/s7659/202002/485aac6af5d54788a05b3bcea5a22e34.shtml.

[74] 联防联控机制综合组. 关于印发医疗机构内新型冠状病毒感染预防与控制技术指南（第三版）的通知 [EB/OL]. (2021-09-13)[2023-03-13]. http://www.nhc.gov.cn/yzygj/s7659/202109/c4082ed2db674c6eb369dd0ca58e6d30.shtml.

[75] 联防联控机制综合组. 关于印发《发热门诊设置管理规范》《新冠肺炎定点救治医院设置管理规范》的通知 ［EB/OL］. （2020－02－04）［2023－03－13］. http://www.nhc.gov.cn/xcs/zhengcwj/202002/485aac6af5d54788a05b3bcea5a22e34.shtml.

[76] 中华人民共和国国家卫生健康委员会. 医务人员手卫生规范：WS/T 313—2019 ［S］. 北京：中华人民共和国国家卫生健康委员会，2019.

[77] 谢飚，叶高阳，谢沛霖. "常态化防控"下综合医院门急诊楼建筑布局 ［J］. 华中建筑，2020，38 （12）：63－65.

[78] 蒋风萍. 浅谈肠道门诊规范化管理 ［J］. 中国校医，2019，33 （3）：234－235.

[79] 中华医学会感染病学分会艾滋病丙型肝炎学组，中国疾病预防控制中心. 中国艾滋病诊疗指南 （2021年版）［J］. 协和医学杂志，2022，13 （2）：203－226.

[80] 国家卫生健康委办公厅. 关于印发《三级医院评审标准（2020年版）实施细则》的通知 ［EB/OL］. （2021－10－21）［2023－03－13］. http://www.nhc.gov.cn/yzygj/s7657/202110/b9fceda937184f259ecae7ece8522d24.shtml.

[81] 湖南省卫生健康委员会，湖南省中医药管理局. 湖南省医疗机构抢救车药品配备与管理技术规范 （第1版）［J］. 中南药学，2021，19 （6）：1031－1036.

[82] 急诊预检分诊专家共识组. 急诊预检分诊专家共识 ［J］. 中华急诊医学杂志，2018，27 （6）：599－604.

[83] 中华人民共和国卫生部. 关于印发《急诊科建设与管理指南（试行）》的通知 ［EB/OL］. （2009－02－10）［2023－03－13］. http://www.nhc.gov.cn/bgt/s9509/200906/1239a65af0d04b64af703e9704cf856e.shtml.

[84] 中华医学会急诊医学分会儿科学组，中华医学会儿科学分会急救学组. 儿科急诊室建设与管理专家建议 ［J］. 中国小儿急救，2018，25 （3）：190－192.

[85] 李忱. 疫情防控下儿科门诊就诊流程的服务优化设计 ［J］. 山东工艺美术学院学报，2021 （2）：48－51.

[86] 中华人民共和国国家卫生和计划生育委员会. 儿童医院建设标准：建标 174—2016 ［S］. 北京：中国计划出版社，2016.

[87] 李颖. 浅析新建综合医院门诊空间设计的关注点 ［J］. 中国医院建筑与装备，2020，21 （8）：65－66.

[88] 张晓丽. 人性化服务在儿科门诊护理管理中的临床应用观察 ［J］. 智慧健康，2020，6 （2）：16－17.

[89] 杨云，康冰瑶，吴平平. 儿科门诊不同年龄段候诊患儿病情变化特征分析 ［J］. 实用临床护理学电子杂志，2017，2 （23）：111－114.

[90] 中华医学会急诊医疗分会儿科学组，中华医学会儿科学分会急救学组. 儿科急诊室建设与管理专家建议 ［J］. 中国小儿急救医学，2018，25 （3）：190－192.

[91] 中华护理会急诊护理专业委员会，浙江省急诊医学质量控制中心. 儿科急诊预检分诊标准及解读 ［J］. 中华危重症护理杂志，2020，1 （2）：147－150.

[92] 国家卫生健康委办公厅. 关于印发发热门诊建筑装备技术导则（试行）的通知 ［EB/OL］. （2020－08－31）［2023－03－13］. http://www.nhc.gov.cn/guihuaxxs/s7824/202008/e2376a4b7645479da68f752b640ef99a.shtml.

[93] 中华人民共和国国家卫生健康委员会. 医疗机构门急诊医院感染管理规范：WS/T 591—2018

[J]. 中国感染控制杂志，2018，17（9）：848－852.

[94] 应艳琴，温宇，赵瑾珠，等. 2019 新型冠状病毒病流行期间儿童分级防控建议 [J]. 中国儿童保健杂志，2020，28（3）：237－241.

[95] 汪晖，王颖，吴新娟，等. 新型冠状病毒肺炎发热门诊护理管理专家共识 [J]. 中华护理杂志，2020，55（6）：844－845.

[96] 彭镜，王霞，杨明华，等. 中南大学湘雅医院儿童新型冠状病毒肺炎防控方案 [J]. 中国当代儿科杂志，2020，22（2）：100－105.

[97] 罗双红，舒敏，温杨，等. 中国 0 至 5 岁儿童病因不明急性发热诊断和处理若干问题循证指南（标准版）[J]. 中国循证儿科杂志，2016，11（2）：81－96.

[98] 中华人民共和国国家质量监督检验检疫总局，中国国家标准化管理委员会. 医院消毒卫生标准：GB 15982—2012 [S]. 北京：中国标准出版社，2012.

[99] 中华人民共和国卫生部. 重症医学科建设与管理指南：卫办医政发〔2009〕23 号 [EB/OL]. (2009－02－26)[2023－03－13]. http://www. nhc. gov. cn/yzygj/s3577/200902/349983b6ac9844a 7a4b2f1ebc75e45fc. shtml.

[100] 中华人民共和国卫生部. 医院感染监测标准：WS/T 312—2023 [S]. 北京：中国标准出版社，2009.

[101] 中华人民共和国国家卫生和计划生育委员会. 重症监护病房医院感染预防与控制规范：WS/T 509—2016 [S]. 北京：中国标准出版社，2016.

[102] 中华人民共和国国家卫生健康委员会，关于印发《医院手术部（室）管理规范（试行）》的通知 [EB/OL]. (2013－06－05)[2023－03－13]. http://www. nhc. gov. cn/zwgkzt/glgf/201306/ 4cb8bcbf4b4e497099b2021c8fbd1492. shtml.

[103] 中华人民共和国住房和城乡建设部，中华人民共和国国家质量监督检验检疫总局. 医院洁净手术部建筑技术规范：GB 50333—2013 [S]. 北京：中国建筑工业出版社，2013.

[104] 中华人民共和国国家卫生和计划生育委员会. 医院消毒供应中心 第 2 部分：清洗消毒及灭菌技术操作规范：WS/T 310. 2—2016 [S]. 北京：中国标准出版社，2016.

[105] 中华人民共和国卫生部. 医院空气净化管理规范：WS/T 368—2012 [S]. 北京：中国标准出版社，2012.

[106] 中华人民共和国卫生部. 医院感染管理办法 [EB/OL]. (2006－07－25)[2023－03－13]. http:// www. gov. cn/ziliao/flfg/2006-07/25/content＿344886. htm?msclkid＝7217d716cea711ecb0f7aa597ca b9a9b.

[107] 郭莉. 手术室护理实践指南：2021 年版 [M]. 北京：人民卫生出版社，2021.

[108] 郭曲练，程智刚，胡浩. 麻醉后监测治疗专家共识 [J]. 临床麻醉学志，2021，37（1）：89－94.

[109] 国家卫生健康委员会办公厅. 关于印发麻醉科医疗服务能力建设指南（试行）的通知 [EB/OL]. (2019－12－26)[2023－03－13]. http://www. nhc. gov. cn/yzygj/s3594q/201912/7b8bee1f 538e459081c5b3d4d9b8ce1a. shtml.

[110] 马涛洪，韩文军. 麻醉护理工作手册 [M]. 北京：人民卫生出版社，2017.

[111] 陈香美. 血液净化标准操作规程 [M]. 北京：人民军医出版社，2021.

[112] 国家食品药品监督管理总局. 关于批准发布 YY 0572—2015《血液透析及相关治疗用水》等 90 项医疗器械行业标准的公告 [EB/OL]. (2015－03－02)[2023－03－13]. https://www. nmpa. gov. cn/xxgk/ggtg/ylqxhybzhgg/20150302144501642. html.

[113] 国家卫生计生委. 关于印发血液透析中心基本标准和管理规范（试行）的通知 [EB/OL]. (2016 - 12 - 21) [2023 - 03 - 13]. http://www.nhc.gov.cn/yzygj/s3594q/201612/69a95ec0335c4a4588371 3094c8ef10d.shtml.

[114] 国家环境保护总局, 国家质量监督检验检疫总局. 医疗机构水污染物排放标准: GB 18466—2005 [S]. 北京: 中国环境科学出版社, 2005.

[115] 毛燕君, 秦月兰, 刘雪莲. 介入手术室实用管理手册 [M]. 上海: 第二军医大学出版社, 2017.

[116] 徐克, 龚启勇, 韩萍. 医学影像学 [M]. 8 版. 北京: 人民卫生出版社, 2019.

[117] 李萌, 樊先茂. 医学影像技术 [M]. 3 版. 北京: 人民卫生出版社, 2018.

[118] 李雪, 曾登芬. 医学影像科护理工作手册 [M]. 北京: 人民军医出版社, 2014.

[119] 秦月兰, 郑淑梅, 刘雪莲. 影像护理学 [M]. 北京: 人民卫生出版社, 2020.

[120] 刘平, 汪茜, 王琳, 等. 实用影响护理学 [M]. 北京: 科学技术文献出版社, 2019.

[121] 国家卫生和计划生育委员会. 关于发布《医院消毒供应中心 第1部分: 管理规范》等10项卫生行业标准的通告 [EB/OL]. (2012 - 01 - 05) [2023 - 03 - 13]. http://www.nhc.gov.cn/fzs/s7852d/201701/b11cdd47e5624d698f0d1f3e25e0c9b8.shtml.

[122] 彭争荣. 高压氧医学 [M]. 北京: 人民卫生出版社, 2022: 128 - 130.

[123] 柏素芬, 吴峰静. 高压氧医学 [M]. 北京: 人民卫生出版社, 2022: 177 - 194.

[124] 国家市场监督管理总局, 中国国家标准化管理委员会. 氧舱: GB/T 12130—2020 [S]. 北京: 中国标准出版社, 2020.

[125] 肖平田. 高压氧治疗学 [M]. 北京: 人民卫生出版社, 2009: 112 - 114.

[126] 国家消化内镜专业质控中心, 中国医师协会内镜医师分会, 中华医学会消化内镜委员会. 中国消化内镜诊疗中心安全运行指南（2021）[J] 中华消化内镜杂志, 2021, 38 (6): 421 - 425.

[127] 国家卫生健康委员会办公厅. 国家卫生健康委办公厅关于印发内镜诊疗技术临床应用管理规定及呼吸内镜诊疗技术等13个内镜诊疗技术临床应用管理规范的通知 [EB/OL]. (2019 - 12 - 12) [2023 - 03 - 13]. http://www.nhc.gov.cn/yzygj/s3585/201912/994f74193202417e957adbc1fc601fb 5.shtml.

[128] 中华人民共和国卫生和计划生育委员会. 医院消毒供应中心 第1部分: 管理规范: WS 310.1—2016 [S]. 北京: 中国标准出版社, 2016.

[129] 中华人民共和国卫生和计划生育委员会. 医院消毒供应中心 第3部分: 清洗消毒及灭菌效果监测标准: WS 310.3—2016 [S]. 北京: 中国标准出版社: 2016.

[130] 国家卫生健康委员会. 关于印发医疗消毒供应中心等三类医疗机构基本标准和管理规范（试行）的通知 [EB/OL]. (2018 - 06 - 11) [2023 - 03 - 13]. http://www.nhc.gov.cn/yzygj/s7655/201806/0ccfff20a9b1494593a6eec779330c0c.shtml.

[131] 吴胜辉. 健康管理中心设计布局与建设重点 [J]. 中国医院建筑与装备, 2021, 22 (5): 43 - 45.

[132] 徐园, 焦静, 曹晶, 等. 以核心能力为理论框架的新护士岗前培训 [J]. 中华护理杂志, 2015, 50 (7): 860 - 863.

[133] 国家卫生计生委办公厅. 关于印发《新入职护士培训大纲（试行）》的通知 [EB/OL]. (2016 - 02 - 16) [2023 - 03 - 13]. http://www.nhc.gov.cn/yzygj/s3593/201602/91b5a8fa3c9a45859b0365 58a5073875.shtml.

[134] 吴欣娟, 丁炎明. 专科护士培训大纲 [M]. 北京: 人民卫生出版社, 2021.

[135] 湖南省人力资源和社会保障厅. 印发《湖南省事业单位工作人员培训实施细则（试行）》的通知

[EB/OL]. (2019 - 09 - 29) [2023 - 03 - 13]. http://rst. hunan. gov. cn/rst/xxgk/zcfg/zxzc/202009/t20200929_29172839. html.

[136] 国家卫生健康委员会. 突发公共卫生事件应急条例（2011 修订）[EB/OL]. (2018 - 08 - 30) [2023 - 03 - 13]. http://www. nhc. gov. cn/fzs/s3576/201808/2052b89971ce4855b62fdbdac0be40a7. shtml.

[137] 吴欣娟，孙红. 应对突发公共卫生事件中的护理精细化管理 [J]. 协和医学杂志，2020，11 (6)：645 - 648.

[138] 国家卫生健康委员会办公厅.《医疗机构麻醉药品第一类精神药品管理规定》[EB/OL]. (2005 - 11 - 14) [2023 - 03 - 13]. https://wenku. baidu. com/view/82e65c8ab3717fd5360cba1aa8114431b90d8e15. html.

[139] 湖南省卫生和计划生育委员会. 湖南省常用护理操作技术规范 [M]. 长沙：湖南科学技术出版社，2017：66.

[140]《规范专家共识》起草小组. 上海市《医疗机构输血标本配送与废血袋回收管理规范》专家共识 [J]. 临床输血与检验，2020，22 (6)：587 - 589.

[141] 中华人民共和国国务院. 护士条例 [EB/OL]. (2020 - 03 - 27) [2023 - 03 - 13]. https://www. mayiwenku. com/p -30928078. html.

[142] 中华人民共和国卫生和计划生育委员会. 护理分级：WS/T 431—2013 [S]. 北京：中国标准出版社，2013.

[143] 国家卫生健康委员会办公厅. 关于印发 2021 年国家医疗质量安全改进目标的通知 [EB/OL]. (2021 - 02 - 09) [2023 - 03 - 13]. http://www. niha. org. cn/hwaciis/ueditor/jsp/upload/file/20211022/1634873312077066285. pdf.

[144] 中国医院协会. 医疗安全不良事件管理标准 [EB/OL]. (2018 - 07 - 01) [2023 - 03 - 13]. https://www. doc88. com/p -7078435144018. html.

[145] 国家卫生健康委员会. 新冠肺炎疫情疫源地消毒技术指南（第九版）[EB/OL]. (2022 - 03 - 15) [2023 - 03 - 13]. https://www. doc88. com/p -40329709778543. html?r=1.

[146] 杨海燕，翟雪琴，李秀琴，等. 探视陪护制度在住院患者病房管理中的实践 [J]. 当代护士（上旬刊），2018，25 (6)：183 - 184.

[147] 陈文娟. 规范化护理告知在急诊加强监护病房患者家属中的应用效果 [J]. 中国高等医学教育，2019 (4)：142 - 143.

[148] 胡俊纯. 全程健康教育在肝病科优质护理病房中的应用效果分析 [J]. 现代养生，2021，21 (16)：89 - 91.

[149] 张祖峰，余娟，张玉芝，等. 出院指导加随访对慢性心力衰竭患者出院 30 天内再次入院的影响 [J]. 中国继续医学教育，2016，8 (26)：91 - 92.

[150] 第六届全国人民代表大会.《中华人民共和国药品管理法》（2019 年国家主席令第 31 号）[EB/OL]. (2019 - 12 - 01) [2023 - 03 - 13]. https://baike. so. com/doc/4532344-4742546. html.

[151] 湖南省卫生健康委员会. 关于印发三级医院评审标准（2022 年版）湖南省实施细则的通知 [EB/OL]. (2021 - 01 - 19) [2023 - 03 - 13]. http://wjw. hunan. gov. cn/wjw/xxgk/tzgg/202301/t20230119_29189602. html.

[152] 国家卫生健康委员会、教育部、财政部、人力资源社会保障部、国家医保局、国家药监局.《关于加强医疗机构药事管理，促进合理用药的意见的通知》[EB/OL]. (2020 - 02 - 21) [2023 - 03 -

13］．http://www.nhc.gov.cn/wjw/tia/202209/029be1b07f544d188bf81d94e98bc353.shtml.

［153］　国家卫生健康委员会．《国家卫生健康委办公厅关于加强医疗机构麻醉药品和第一类精神药品管理的通知》［EB/OL］．（2020 - 09 - 15）［2023 - 03 - 13］．http://www.nhc.gov.cn/yzygj/s7659/202009/ee4a21c2756f440e98f78d2533d7539a.shtml.

［154］　国家市场监督管理总局．《麻醉药品和精神药品管理条例》《国务院关于修改部分行政法规的决定》第二次修订［EB/OL］．（2012 - 02 - 16）［2023 - 03 - 13］．https://gkmL.samr.gov.cn/nsjg/bgt/202106/t20210611_330612.html.

［155］　国家卫生计生委办公厅．《禁止非医学需要的胎儿性别鉴定和选择性别人工终止妊娠的规定》［EB/OL］．（2010 - 04 - 20）［2023 - 03 - 13］．http://www.nhc.gov.cn/fzs/s3576/201701/59cbff372e7d437c8ee2dcec259ef8db.shtml.

［156］　国家卫生健康委员会．医疗废物管理条例2011修订［EB/OL］．（2018 - 08 - 30）［2023 - 03 - 13］．http://www.nhc.gov.cn/fzs/s3576/201808/e881cd660adb4ccf951f9a91455d0d11.shtml.

［157］　国家卫生健康委员会．关于印发医疗废物分类目录（2021年版）的通知［EB/OL］．（2021 - 12 - 01）［2023 - 03 - 13］．http://www.nhc.gov.cn/yzygj/s7659/202111/a41b01037b1245d8bacf9acf2cd01c13.shtml.

［158］　中华人民共和国国家卫生健康委员会．关于印发医疗质量安全核心制度要点的通知：国卫医发〔2018〕8号［EB/OL］．（2018 - 4 - 21）［2023 - 03 - 13］．http://www.nhc.gov.cn/yzygj/s3585/201804/aeafaa4fab304bdd88a651dab5a4553d.shtml.

［159］　中国胸痛中心总部．中国胸痛中心（标准版）工具包模板3.0版本［R/OL］．（2020 - 07 - 14）［2023 - 03 - 13］．https://www.chinacpc.org/home/learning/download.

［160］　彭斌，吴波．中国急性缺血性脑卒中诊治指南2018［J］．中华神经科杂志，2018，51（9）：666 - 682.

［161］　中华护理学会．缺血性脑卒中静脉溶栓护理团体标准：T/CNAS 13—2020［S］．（2021 - 03 - 10）［2024 - 01 - 26］．http://www.zhhl.org.co/chawebsa/article:3236-.

［162］　中华人民共和国国家卫生健康委员会．关于进一步提升创伤救治能力的通知［EB/OL］．（2018 - 07 - 02）［2023 - 03 - 13］．http://www.nhc.gov.cn/cms-search/xxgk/getManuscriptXxgk.htm?id=79daad75e4c746118fb7d0237c7588bd.

［163］　中华医学会消化内镜学分会儿科协作组，中国医师协会内镜医师分会儿科消化内镜专业委员会．中国儿童消化道异物管理指南（2021）［J］．中华消化内镜杂志，2022，39（1）：19 - 34.401 - 414.

［164］　陈丽娟，孙林利，刘丽红，等．2019版《压疮/压力性损伤的预防和治疗：临床实践指南》解读［J］．护理学杂志，2020，35（13）：41 - 43，51.

［165］　中华人民共和国卫生部．血源性病原体职业接触防护导则：GBZ/T 213—2008［S］．北京：人民卫生出版社，2008.

［166］　国家卫生健康委员会办公厅医政医管局．血管导管相关感染预防与控制指南（2021版）．中国感染控制杂志［J］．2021，20（4）：387 - 388.

［167］　国家卫生健康委员会．预防血管内导管相关血流感染过程质控工具包［EB/OL］．（2022 - 04 - 23）［2023 - 03 - 13］．https://max.book118.com/htmL/2022/0422/5002002102004220.shtm.

［168］　国家卫生健康委员会．导尿管相关尿路感染预防与控制技术指南［EB/OL］．（2021 - 10 - 30）［2023 - 03 - 13］．https://www.renrendoc.com/paper/159604882.html.

[169]　蔡虻，高凤莉. 导管相关感染防控最佳护理实践专家共识［M］. 北京：人民卫生出版社，2018.

[170]　中华护理学会. 气管切开非机械通气患者气道护理：T/CNAS 03—2019［S］.［2023 － 03 － 13］. http://www.cna-cast.org.cn/cnaWebcn/article/2386.

[171]　国家卫生健康委员会. 呼吸机安全管理：WS/T 655—2019［S］.（2020 － 03 － 03）［2023 － 03 － 13］. http://www.nhc.gov.cn/wjw/s9495/202003/b58664f1dcaf4f349caed80820800c08/files/af323f 6cdf0e422d83d2ada4359e7359.pdf.

[172]　国家环境保护总局，卫生部. 医疗废物专用包装袋、容器和警示标志标准：HJ 421—2008 ［S］. 北京：中国环境科学出版社，2008.

[173]　国家卫生健康委员会. 关于印发医疗废物分类目录（2021 年版）的通知［EB/OL］.（2021 － 12 － 01）［2023 － 03 － 13］. http://www.nhc.gov.cn/yzygj/s7659/202111/a41b01037b1245d8bacf9acf2cd 01c13.shtml.

[174]　国家卫生健康委员会. 关于进一步加强医疗机构感染预防与控制工作的通知［EB/OL］.（2019 － 05 － 23）［2023 － 03 － 13］. http://www.nhc.gov.cn/yzygj/s7659/201905/d831719a5ebf450f991ce47 baf944829.shtml.

[175]　中华人民共和国卫生和计划生育委员会. 软式内镜清洗消毒技术规范：WS 507—2016［S］. 北京：中国标准出版社，2016.

[176]　国家卫生健康委办公厅. 关于印发血液净化标准操作规程（2021 版）的通知［EB/OL］.（2021 － 11 － 09）［2023 － 03 － 13］. http://www.nhc.gov.cn/yzygj/s7659/202111/6e25b8260b214c55886d6f 0512c1e53f.shtml.

[177]　联防联控机制综合组. 关于进一步完善医疗机构感染预防与控制工作机制的通知［EB/OL］. （2021 － 08 － 16）［2023 － 03 － 13］. http://www.nhc.gov.cn/yzygj/s7659/202108/deaf108f7f0e42879 849d264543bd1b3.shtml.

[178]　联防联控机制综合组. 关于进一步加强医疗机构感控人员配备管理相关工作的通知［EB/OL］. （2021 － 08 － 23）［2023 － 03 － 13］. http://www.nhc.gov.cn/xcs/zhengcwj/202108/bfd52f600b4d41 4991f617a027ffd034.shtml.

[179]　李小寒，尚少梅. 基础护理学［M］. 6 版. 北京：人民卫生出版社，2020：211 － 234.

[180]　国家卫生计生委办公厅. 国家中医药管理局. 电子病历应用管理规范［EB/OL］（2017 － 12 － 15）［2023 － 09 － 19］.

[181]　国家卫生部医政司. 病历书写基本规范［M］. 北京：科学出版社，2010.

[182]　国家卫生部医政司. 卫生部办公厅关于在医疗机构推行表格式护理文书的通知［EB/OL］.（2020 － 07 － 23）［2024 － 2 － 12］. http://wwww.nhc.gov.cn/yzygj/s3593/2010085.f920fd75534d4f986f658 09fc27acs.shtml.

[183]　中华护理学会手术室护理专业委员会. 手术室护理实践指南（2020 年版）［M］. 北京：人民卫生出版社，2020.

[184]　湖南省卫生厅. 湖南省医院护理工作规范［M］. 长沙：湖南科学技术出版社，2011.

[185]　安力彬，陆虹. 妇产科护理学［M］. 7 版. 北京：人民卫生出版社，2022：35 － 36.

[186]　邵肖梅，叶鸿瑁，丘小汕. 实用新生儿学［M］. 5 版. 北京：人民卫生出版社，2019：411 － 443.

[187]　张琳琪，王天有. 实用儿科护理学［M］. 北京：人民卫生出版社，2018：124 － 166.

[188]　张玉侠. 实用新生儿护理学［M］. 北京：人民卫生出版社，2015：148 － 195.

[189]　杨靓，谢红珍，谢玉茹. 最新护理文书书写基本规范［M］. 沈阳：辽宁科学技术出版社，2018.

［190］《中国血栓性疾病防治指南》专家委员会. 中国血栓性疾病防治指南［J］. 中华医学杂志，2018，98（36）：2861－2888.

［191］张通. 脑血管病康复指南［M］. 北京：人民卫生出版社，2021.

［192］王辰. 肺血栓栓塞症诊治与预防指南［J］. 中华医学杂志，2018，98（14）：1060－1087.

［193］李海燕，张玲娟，陆清声. 静脉血栓栓塞症防治护理指南［M］. 北京：人民卫生出版社，2021.

［194］陆清声，张伟，王筱慧，等. 上海长海医院院内静脉血栓栓塞症预防指南［J］. 解放军医院管理杂志，2018，25（11）：1032－1037.

［195］BARBAR S，NOVENTA F，ROSSETTO V，et al. A risk assessment model for the identification of hospitalized medicalpatients at risk for venous thromboembolism：the Padua Prediction Score［J］. J Thromb Haemost，2010，8（11）：2450－2457.

［196］国务院. 关于修改和废止部分行政法规的决定［EB/OL］. （2022－04－27）［2023－03－13］. http://www. gov. cn/zhengce/content/2022-04/07/content_5683886. htm.

［197］国家卫生健康委员会. 关于修改和废止《母婴保健专项技术服务许可及人员资格管理办法》等3件部门规章的决定［EB/OL］. （2021－01－29）［2023－03－13］. http://www. nhc. gov. cn/fzs/s7846/202101/8d8b677d9a384188834b1e36c90f36e9. shtml.

体温单（举例）

姓名：刘×× 　科别：普外科 　床号：26 　入院日期：2015-04-30 　住院病历号：×××××××

日　期	2015-04-30	05-01	02	03	04	05	06
住院天数	1	2	3	4	5	6	7
手术后日数	—	—	1	1/2	2/3	3/4	4/5
时　间	3 7 11 15 19 23	3 7 11 15 19 23	3 7 11 15 19 23	3 7 11 15 19 23	3 7 11 15 19 23	3 7 11 15 19 23	3 7 11 15 19 23

脉搏/ 体温/
（次/min） ℃

入院九时二十分　手术九时二十分　手术二　出院九时十分

41
40
39
38
37
36

180
170
160
150
140
130
120

体温单（护理记录单）

项目								
日期/时间	18 18 20	20 20 22	24 24	A A A 24 26	24 24 20 18 20	20 20 18 18	18 18 20 22 20	☆
呼吸/(次/min)								
大便次数	2	0	1/2E	※	2/2E	0		+
小便量	0	+	+	+	+	+	+	+
体重/kg	平车							
身高/cm	170							
血压/mmHg	120/70							
总出量/mL	850（10小时）	2450		2000		0		
总入量/mL	1100（10小时）	2370	2160		2860			
药物过敏	青霉素	碘	头孢曲松					